Wszystko jest w twojej głowie

seria z linią

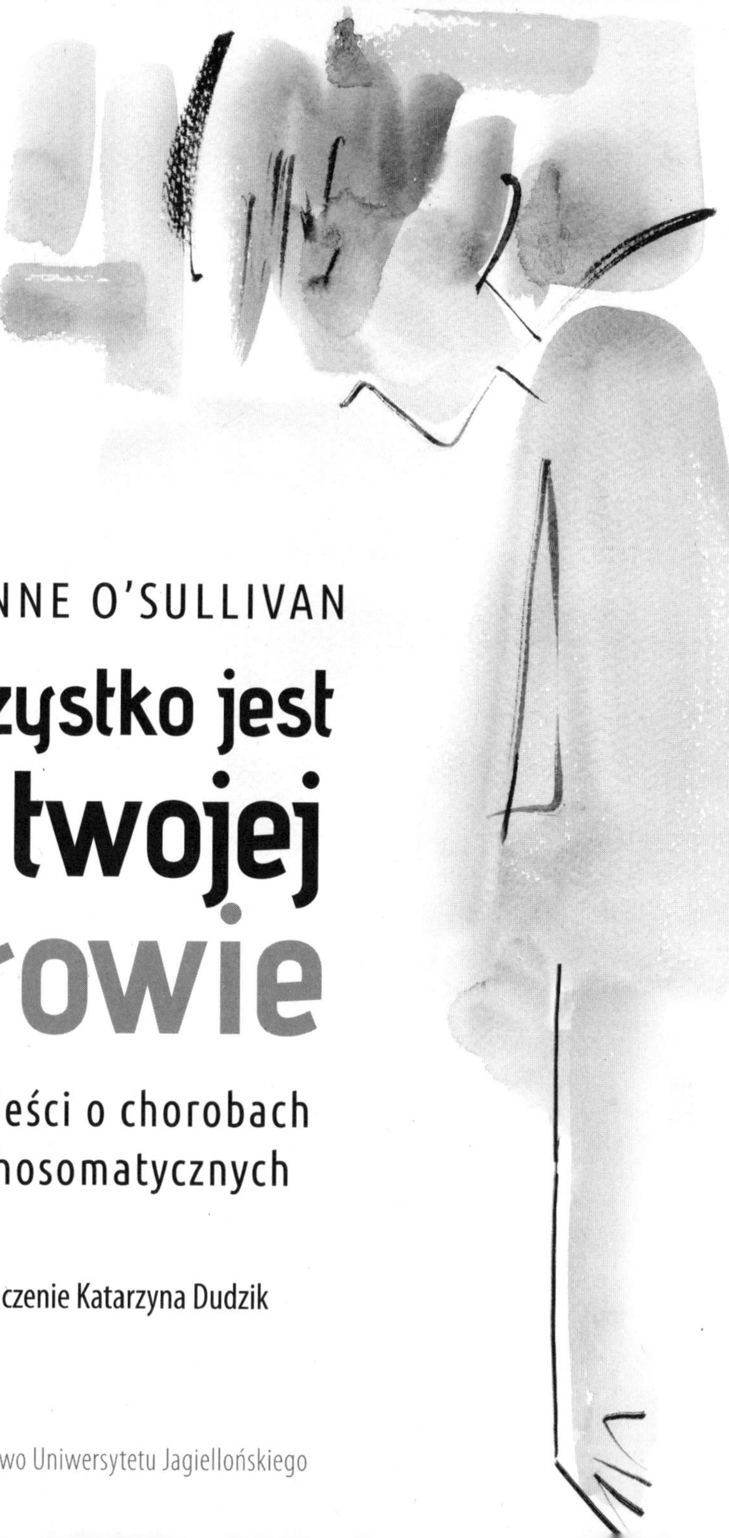

SUZANNE O'SULLIVAN

Wszystko jest w twojej głowie

opowieści o chorobach psychosomatycznych

Tłumaczenie Katarzyna Dudzik

Wydawnictwo Uniwersytetu Jagiellońskiego

Seria z Linią

Projekt okładki
Małgorzata Flis

Tytuł oryginału: *It's All in Your Head. Stories from the Frontline of Psychosomatic Illness*

Wydanie I, Kraków 2017

ISBN 978-83-233-4323-3

WYDAWNICTWO
UNIWERSYTETU JAGIELLOŃSKIEGO

www.wuj.pl

Wydawnictwo Uniwersytetu Jagiellońskiego
Redakcja: ul. Michałowskiego 9/2, 31-126 Kraków
tel. 12 663-23-80, 12 663-23-82, fax 12 663-23-83
Dystrybucja: tel. 12 631-01-97, tel./fax 12 631-01-98
tel. kom. 506-006-674, e-mail: sprzedaz@wuj.pl
Konto: PEKAO SA, nr 80 1240 4722 1111 0000 4856 3325

Dla E.H.

Spis treści

1 Łzy 9

2 Pauline 31

3 Matthew 66

4 Shahina 105

5 Yvonne 134

6 Alice 181

7 Rachel 220

8 Camilla 267

9 Śmiech 310

Podziękowania 325

Indeks 327

1
Łzy

> Byłem przekonany, że tę kobietę trapi przypadłość nie tyle fizyczna, ile emocjonalna. Kiedy tylko ją zbadałem, moje przypuszczenia się potwierdziły. Ktoś, kto wrócił właśnie z teatru, wspomniał, że podczas przedstawienia widział taniec Pyladesa. Natychmiast zmienił się wyraz i kolor jej twarzy. Położyłem dłoń na nadgarstku kobiety i wyczułem, że jej nieregularny puls nagle gwałtownie przyśpieszył, co niewątpliwie wskazywało na wzburzenie.
>
> Galen, około 150 r. n.e.

Dyplom lekarza uzyskałam w 1991 roku. Pierwszy poważny dylemat, przed którym stają świeżo upieczeni medycy, to wybór specjalizacji. Pewne rzeczy wiecie od razu. Chcecie operować ludzi albo nie. Chcecie pomagać w nagłych sytuacjach zagrożenia życia lub zdrowia albo wolicie inny rodzaj pracy. Niektórzy chcą pracować w laboratoriach jako naukowcy. Inni wolą bezpośredni kontakt z pacjentami. Medycyna przyjmie z otwartymi ramionami każdą z tych osób. A jednak nie wszystkie zawodowe decyzje, które musicie podjąć, są tak oczywiste. Marzycie o chirurgii, ale którą dokładnie częścią ludzkiego ciała chcecie się zajmować? Może sercem? To fascynujący i bardzo ważny narząd – jeśli zatrzyma się choćby na chwilę, już stanowi to zagrożenie dla życia pacjenta.

A może wolicie doświadczyć wzlotów i upadków walki z komórkami nowotworowymi?

Pomimo całego ogromu możliwości od wczesnych lat studiów wiedziałam, jaka będzie moja decyzja. Chciałam być neurologiem. Dokonując tego wyboru, myślałam, że wiem, co to oznacza i dokąd mnie zaprowadzi. Pragnęłam naśladować moich nauczycieli – ludzi, którzy byli dla mnie inspiracją. Podobał mi się detektywistyczny aspekt tej pracy, odszyfrowywanie zagadkowych komunikatów wysyłanych przez system nerwowy, odkrywanie wszystkich możliwych błędów naszego umysłu. Wyobraźcie sobie mężczyznę, który nie może podnieść prawej nogi i stracił czucie w lewej. W którym miejscu uszkodzony jest jego system nerwowy? Co to za choroba? Albo wyobraźcie sobie kobietę, która czuje się zupełnie dobrze, ale nie potrafi pisać i nie rozpoznaje swoich palców. Jeśli poprosicie ją, żeby powiedziała, który z jej palców jest palcem wskazującym, nie będzie w stanie tego zrobić. Uszkodzenie której części mózgu jest tego przyczyną? Choroby neurologiczne przejawiają się w osobliwy i niejednoznaczny sposób. Szczotkowanie zębów może wywołać pewnego rodzaju napad padaczkowy. Zjedzenie czegoś słonego może spowodować dziwny, przemijający paraliż.

Pierwszy staż specjalizacyjny w zakresie neurologii rozpoczęłam w 1995 roku. Spodziewałam się, że pod moją opiekę trafią pacjenci, których mózgi, nerwy i mięśnie nie funkcjonują prawidłowo – ludzie cierpiący na stwardnienie rozsiane, udar, migrenę, padaczkę. Nie mogłam wtedy przewidzieć, jak bardzo zaangażuję się w leczenie chorób, których źródło tkwi nie w ciele, lecz w umyśle.

Przykłady tego, jak umysł wpływa na ciało, można dostrzec wszędzie. Niektóre z nich są tak powszechne, że nie widzimy w nich niczego niezwykłego. Łzy to słona woda produkowana przez znajdujące się w oku kanaliki. Są fizjologiczną odpowiedzią na doświadczane przez nas uczucia. Płaczę, kiedy odczuwam smutek, ale także wtedy, gdy jestem szczęśliwa. Wspomnienie, kilka taktów jakiegoś utworu, malowidło – wszystko to może doprowadzić nas do łez. Płaczemy ze złości lub ze śmiechu. Natychmiastowość tego zjawiska zawsze mnie zdumiewała.

Nasze ciało wyraża emocje na wiele różnych sposobów. Rumienimy się, kiedy naczynia krwionośne głowy oraz szyi rozszerzają się i napływa do nich więcej krwi niż zwykle. To natychmiastowa, widoczna na zewnątrz zmiana fizyczna, która odzwierciedla wewnętrzne uczucie zażenowania lub szczęścia. Kiedy coś takiego mi się przytrafia, nie umiem tego kontrolować. To ważne spostrzeżenie. Rumieńce zdradzają moje uczucia i chociaż same w sobie powiększają moje zażenowanie, nie potrafię im zapobiec.

Czasami ciało reaguje gwałtowniej niż tylko krótkotrwałym zarumienieniem czy niestosownymi łzami. W odpowiednich okolicznościach łatwo zaakceptować nawet przesadne reakcje ciała na doświadczane emocje. Dziewiętnastowieczny pisarz francuski Stendhal w książce pod tytułem *Rzym, Neapol i Florencja* opisał, jak się czuł, kiedy po raz pierwszy zobaczył wspaniałe florenckie freski: „Poczułem gwałtowne kołatanie serca, wyschło we mnie źródło życia; szedłem, bojąc się, że za chwilę upadnę na ziemię". Być może niektórym z nas opis Stendhala wyda się nieco przesadzony, ale dla innych będzie zupełnie oczywiste, że pod człowiekiem, który po raz pierwszy widzi freski Giotta, uginają się nogi, a jego serce gubi rytm.

Także współcześnie zdarzają się przypadki zasłabnięcia z powodu silnego przypływu emocji. Pomyślcie na przykład o młodych ludziach mdlejących na koncertach muzyki pop. Oczywiście, wiele takich omdleń można wytłumaczyć, odwołując się jedynie do procesów fizjologicznych. Młoda dziewczyna pośrodku tłumu ludzi, ścisk, upał; jej naczynia krwionośne rozszerzają się, żeby obniżyć temperaturę ciała, krew odpływa z głowy i gromadzi się w żyłach, przez chwilę jej mózg jest pozbawiony tlenu, dziewczyna opada więc z sił i traci przytomność. Jej omdlenie to nic więcej niż tylko fizyczna odpowiedź na fizyczny bodziec.

Kiedy jednak naukowcy przyjrzeli się dokładniej temu zjawisku, odkryli, że nie każdy przypadek chwiejącego się, omdlewającego nastolatka można wytłumaczyć w ten sposób. W 1995 roku „New England Journal of Medicine" opublikował artykuł, którego autorzy przeprowadzili wywiady z młodymi ludźmi, którym zdarzyło się zemdleć w trakcie koncertu. Z czterystu osób, którym udzielono pomocy medycznej, przebadano czterdzieści. Szesnaście przypadków utraty przytomności było spowodowanych wyłącznie przyczynami fizycznymi – przegrzaniem i odwodnieniem, które doprowadziły do spadku ciśnienia tętniczego i odpływu krwi z mózgu, co w rezultacie wywołało omdlenie. Inne osoby wpadły w panikę, kiedy uświadomiły sobie, że są uwięzione w tłumie; panika wywołała u nich hiperwentylację, a hiperwentylacja spowodowała obkurczenie naczyń krwionośnych prowadzących do mózgu, co także doprowadziło do krótkiego omdlenia. Lekarze zauważyli jednak, że nie każde zasłabnięcie było spowodowane przegrzaniem, odwodnieniem lub tłokiem. Niektóre z nich można było przypisać tylko jednemu czynnikowi – niezwykle silnym emocjom. Okazało się więc, że istnieją także zasłabnięcia na tle emocjonalnym, w których czynniki fizyczne nie mają żadnego udziału.

Większość z nas bez trudu przyjmuje do wiadomości istnienie tego typu zjawisk. Wiemy, że dłoń może zadrżeć, kiedy podpisujemy akt zawarcia małżeństwa, i że na czoło mogą nam wystąpić krople potu, kiedy jesteśmy zmuszeni do wygłoszenia przemówienia. To fizjologiczna odpowiedź naszego ciała na stres. Takie reakcje mają zawsze jakiś cel, choć nie zawsze jest on oczywisty. Impuls tego samego rodzaju powodował, że serce jaskiniowca zaczynało bić szybciej, żeby mógł uciec przed włochatym mamutem. Ale co się dzieje, gdy fizyczne reakcje naszego ciała na emocje nie są prawidłowe? W końcu w każdej chwili funkcjonowanie dowolnego układu czy narządu naszego ciała może ulec zakłóceniu. Każda żywa komórka może zacząć się dzielić w niekontrolowany sposób i ulec zrakowaceniu. Albo w ogóle przestać się dzielić, jak ma to miejsce w przypadku wypadania włosów. Każdej wytwarzanej przez nasze ciało substancji może być za dużo lub za mało, tak jak dzieje się to w przypadku nadczynności lub niedoczynności tarczycy. Fizyczna odpowiedź naszego ciała na stres także bywa czasami przesadna. Gdy do tego dochodzi, coś, co było normalne, przestaje takie być i mamy do czynienia z chorobą.

Słowo „psychosomatyczny" odnosi się do objawów fizycznych, których przyczyna leży w sferze psychiki. Przykładem reakcji psychosomatycznych może być pojawienie się łez lub czerwienienie się; są to jednak normalne zjawiska, które nie świadczą o chorobie. O chorobie psychosomatycznej możemy mówić tylko wtedy, gdy objawy są niezwykłe, upośledzają nasze funkcjonowanie lub pogarszają nasz stan zdrowia. We współczesnym społeczeństwie popularny jest pogląd, że możemy poprawić nasze samopoczucie pozytywnym myśleniem. Kiedy jesteśmy chorzy, przekonujemy sami siebie, że odpowiednie nastawienie zwiększy nasze szanse na powrót do zdrowia. Jestem pewna, że to prawda. Większość z nas nie zdaje sobie jednak sprawy, jak często ludzie robią coś wręcz przeciwnego – nieświadomie wpędzają się w chorobę. Oczywiście istnieje kilka schorzeń, które powszechnie wiążemy ze stresem. Większość z nas wie, że stres podnosi ciśnienie krwi i zwiększa naszą podatność na wrzody żołądka. Ale ile osób jest świadomych tego, że emocje mogą doprowadzić nas do poważnej niepełnosprawności, której nie da się wytłumaczyć żadną chorobą fizyczną?

Zaburzenia psychosomatyczne to stan, w którym osoba doświadcza uciążliwych objawów fizycznych – wywołujących cierpienie i upośledzających jej funkcjonowanie – nieznajdujących wystarczającego wyjaśnienia w wynikach badań medycznych. To zaburzenia, które nie przypominają żadnych innych chorób. Nie obowiązują tu żadne zasady. Każda część ciała może zachorować. U niektórych osób zaburzenia te wywołują ból (pomyślcie o dzieciach, które boli brzuch, kiedy są prześladowane w szkole). U niektórych wpływają z kolei na pracę serca. Całkiem często zdarza się, że człowiek poddany długotrwałemu stresowi doświadcza palpitacji serca. Tego rodzaju objawy są dość powszechne, choroby psychosomatyczne mogą jednak manifestować się także w dużo bardziej drastyczny sposób: poprzez paraliż, drgawki czy niemal każdy rodzaj niepełnosprawności. To choroby, które rodzą się w umyśle i spektrum ich objawów jest ograniczone jedynie kreatywnością ludzkiego umysłu. Pomyślcie teraz o dowolnym objawie fizycznym – możecie być pewni, że jest gdzieś osoba, której umysł wyprodukował ten objaw.

Mniej więcej jedna trzecia pacjentów zgłasza się do internistów z objawami niemającymi medycznego uzasadnienia. Oczywiście niewyjaśniony objaw nie musi być objawem psychosomatycznym. Część z tych osób cierpi na przemijające choroby, których nie da się wykryć za pomocą standardowych badań. Wiele wirusowych infekcji jest niewykrywalnych. Pojawiają się i znikają. Nie wiemy, z czym dokładnie mieliśmy do czynienia, ale skoro czujemy się lepiej, nie ma to dla nas większego znaczenia. W innych przypadkach złemu samopoczuciu towarzyszą nieprawidłowe wyniki badań i objawy, które może dostrzec lekarz, a jednak przyczyna dolegliwości wciąż pozostaje nieznana. Zawsze będziemy mieli do czynienia z chorobami stanowiącymi wyzwanie dla nauki. Każdego roku naukowcy odkrywają przyczyny wcześniej niewyjaśnionych schorzeń, niektórzy pacjenci zdążą więc otrzymać prawidłową diagnozę na czas. Ale wśród osób doświadczających objawów fizycznych, którym nie przypisano żadnej diagnozy, jest spora grupa ludzi, u których nigdy nie rozpozna się żadnej choroby somatycznej, bo po prostu nie ma czego rozpoznawać. U osób tych niemające medycznego wytłumaczenia objawy pojawiają się wyłącznie lub częściowo z powodów psychologicznych lub behawioralnych.

Choroby psychosomatyczne to zjawisko o światowym zasięgu, na które kultura czy system opieki zdrowotnej wpływają w niewielkim stopniu. W 1997 roku Światowa Organizacja Zdrowia przeprowadziła badanie dotyczące częstości zgłaszania objawów psychosomatycznych lekarzom podstawowej opieki zdrowotnej w piętnastu miastach w różnych zakątkach świata - w Stanach Zjednoczonych, Nigerii, Niemczech, Chile, Japonii, Włoszech, Brazylii oraz w Indiach. W każdym z miast zmierzono częstotliwość występowania „medycznie niewyjaśnionych objawów" (to znaczy objawów o przyczynie psychosomatycznej). Okazało się, że ciężkie przypadki zaburzeń psychosomatycznych są rzadkie, ale już te łagodniejsze występują całkiem często. Dwadzieścia procent pacjentów doświadczyło przynajmniej sześciu niewyjaśnionych objawów, co wystarczało do znacznego pogorszenia jakości ich życia. Co ciekawe, kraje rozwinięte i rozwijające się były bardzo podobne pod względem wskaźnika niewyjaśnionych objawów. Różnice w dostępności opieki zdrowotnej nie wpłynęły na częstość występowania zaburzeń. Ludzie dotknięci tymi zaburzeniami często korzystali z usług zdrowotnych i z powodu swojej niepełnosprawności opuścili wiele godzin pracy.

Zaburzenia, które występują tak często (dotykają dwudziestu procent pacjentów na całym świecie), muszą mieć finansowy wpływ na system opieki zdrowotnej, ale bardzo trudno go zmierzyć. Ci, którzy próbowali to zrobić, otrzymali zaskakujące wyniki. Z przeprowadzonego w 2005 roku w Bostonie badania wynika, że pacjenci z objawami psychosomatycznymi kosztują system opieki zdrowotnej dwa razy więcej niż pacjenci bez takich objawów. Otrzymane wyniki ekstrapolowano, żeby oszacować, ile pieniędzy wydaje się rocznie na leczenie zaburzeń psychosomatycznych w USA. Okazało się, że jest to 256 miliardów dolarów. Dla porównania w 2002 roku na leczenie cukrzycy, szeroko rozpowszechnionej choroby z wieloma zagrażającymi życiu komplikacjami, wydano w Stanach 132 miliardy dolarów.

Zaburzenia psychosomatyczne to coś innego niż zaburzenia neurologiczne. Są przedmiotem badań psychologii i psychiatrii. Ja nie jestem psychiatrą, jestem neurologiem. Na pierwszy rzut oka moje zainteresowanie zaburzeniami psychosomatycznymi i to, jak często się z nimi stykam, może się wydawać niezrozumiałe. Wszystko staje się jednak jasne, kiedy uświadomicie sobie, że właśnie dlatego, iż nie jestem psychiatrą, spotykam tak wielu pacjentów z tego typu problemami. Koniec końców, gdybyście zemdleli lub cierpieli na silne bóle głowy, to czy poszlibyście do psychiatry? W zaburzeniach psychosomatycznych objawy fizyczne maskują problemy emocjonalne. Skoro objawy te ukrywają emocjonalne napięcie będące ich źródłem, to siłą rzeczy osoby, u których te objawy występują, szukają jakiejś choroby somatycznej tłumaczącej ich stan. Po diagnozę idą do lekarzy zajmujących się chorobami somatycznymi, a nie do psychiatrów. Ci, których boli brzuch, udają się do gastroenterologów, ci, którzy doświadczają kołatania serca, idą do kardiologów, a ci, którzy przestali wyraźnie widzieć, korzystają z pomocy okulisty i tak dalej. Ponieważ każdy z tych specjalistów styka się z trochę innymi zaburzeniami niż pozostali oraz inaczej je kategoryzuje i leczy, trudno w pełni dostrzec skalę problemu.

Dwa najczęstsze objawy psychosomatyczne to zmęczenie i ból. Trudno ocenić natężenie tych objawów, ponieważ nie da się ich obiektywnie zmierzyć, pacjent może o nich jedynie opowiedzieć. Psychosomatyczne dolegliwości, z jakimi mają do czynienia neurolodzy, najczęściej objawiają się utratą funkcji, na przykład paraliżem albo utratą słuchu. Pacjent subiektywnie doświadcza tego rodzaju deficytów, ale istnieją sposoby, dzięki którym można, przynajmniej częściowo, zweryfikować te doniesienia i dokonać obiektywnego pomiaru funkcji. Neurolodzy mają narzędzia, aby odróżnić niepełnosprawność o podłożu organicznym od tej o przyczynach psychologicznych. Dlatego też dużo częściej niż inni specjaliści stawiają pacjentom diagnozę zaburzenia psychosomatycznego. Stąd wzięło się moje zainteresowanie tym tematem.

Mniej więcej jedna trzecia pacjentów poradni neurologicznych prezentuje objawy neurologiczne, dla których lekarze nie znajdują wyjaśnienia. W takich przypadkach często się podejrzewa, że przyczyna dolegliwości ma podłoże emocjonalne. Sytuacja, w której pacjent słyszy, że jego fizyczne dolegliwości mają psychologiczne przyczyny, jest dla niego trudna. Trudno mu taką diagnozę zrozumieć, a co dopiero zaakceptować. Lekarze również nie lubią stawiać tego typu diagnozy, bo, po pierwsze, boją się wzbudzić złość pacjenta, a po drugie, boją się, że mogli coś przeoczyć. Pacjenci często czują się uwięzieni w szarej strefie pomiędzy światem medycyny somatycznej a światem psychiatrii, w której nikt z przedstawicieli obu tych dziedzin nie bierze za nich pełnej odpowiedzialności. Ci, którzy nie potrafią zaakceptować diagnozy, często szukają opinii kolejnych lekarzy, mając nadzieję, że uzyskają inne wyjaśnienie, a także potwierdzenie własnego cierpienia. Pacjenci są tak zdesperowani w swoich poszukiwaniach, że z rozczarowaniem przyjmują kolejne prawidłowe wyniki badań. Niektórzy zaczynają uważać samych siebie za niezdiagnozowanych, a inni za nieuleczalnie chorych, ponieważ wszystko jest dla nich lepsze niż upokarzająca diagnoza zaburzenia psychicznego. Społeczeństwo surowo osądza chorych psychicznie i pacjenci zdają sobie z tego sprawę.

Na początku kariery medycznej miałam nieco inne poglądy na temat zaburzeń psychosomatycznych. Praca z pacjentami psychosomatycznymi, w odróżnieniu od pracy z pacjentami cierpiącymi na *prawdziwe* choroby, nie była zgodna z moimi oczekiwaniami. Moje zainteresowanie zaburzeniami tego typu budziło się powoli, głównie dzięki temu, że coraz częściej stykałam się z podobnymi przypadkami. Później, kiedy na nowym stanowisku rzucono mnie na głęboką wodę, moje zainteresowanie tym tematem szybko wzrosło.

Tak jak większość lekarzy, pierwsze doświadczenia z zaburzeniami psychosomatycznymi zdobyłam jeszcze jako studentka. Kiedy poznajecie pierwszego pacjenta zgłaszającego dolegliwości fizyczne, których nie da się wyjaśnić żadną chorobą somatyczną, odsyłacie go do innego lekarza. Chcecie przecież zdobywać wiedzę na temat chorób somatycznych, a taki pacjent niczego was o nich nie nauczy. Potem kończycie studia medyczne i zostajecie lekarzem stażystą. Jesteście wtedy czymś w rodzaju maszynki do oceny stanu zdrowia pacjentów. Działacie na pierwszej linii frontu, próbujecie postawić właściwą diagnozę, a potem przedstawić ją lekarzowi specjaliście i uzyskać jego aprobatę. Dzielicie pacjentów na tych bardziej i mniej chorych. Osoba z chronicznymi, niewyjaśnionymi dolegliwościami bólowymi ląduje na końcu waszej listy. Jeśli nikt inny nie znalazł przyczyn jej bólu, to wam też raczej się to nie uda. Szeregujecie choroby nie według tego, jak wiele cierpienia przysparzają pacjentowi, ale według własnych kryteriów oceny powagi schorzenia. A to właśnie powaga choroby jest tą kwestią, w której lekarz i pacjent nierzadko miewają zupełnie odmienne zdanie.

Kiedy zaczęłam specjalizację z neurologii, miałam dużo częściej do czynienia z zaburzeniami psychosomatycznymi. Stawałam się coraz bardziej świadoma tego, że ogromna liczba osób przekraczających próg naszej przychodni ma objawy, których przyczyną nie jest choroba nerwów ani mózgu, tylko stres. Mimo to podobnie jak wielu moich kolegów uważałam, że moja rola ogranicza się do wykluczenia choroby neurologicznej. Stawiałam diagnozę i umywałam ręce. Na skutek rotacyjnego charakteru stanowisk szkoleniowych danego pacjenta mogłam zobaczyć zaledwie raz w życiu, było mi więc łatwo przyjąć taką postawę. *Mam dobre wiadomości. Nie ma pan guza mózgu. Pański ból głowy nie ma żadnych poważnych przyczyn.* I na tym koniec.

Jakiś czas później poznałam Brendę. Była nieprzytomna podczas naszego pierwszego spotkania, a także podczas większości kolejnych spotkań. Brenda trafiła na izbę przyjęć po serii napadów drgawek. Dyżurujący lekarz zbadał ją i zarządził przyjęcie jej do szpitala. Byliśmy na oddziale, kiedy ją przywieziono. Cofnęliśmy się z przestrachem, kiedy łóżko na kółkach przemknęło obok nas. Na izbie przyjęć stan Brendy był stabilny, ale kiedy portier wiózł ją na oddział, zaczął się kolejny atak. Portier i pielęgniarka, która mu towarzyszyła, zaczęli biec. Na oddziale szybko nałożono Brendzie na twarz maskę tlenową, a dwie pielęgniarki bezskutecznie próbowały ułożyć ją na boku. Łóżko z Brendą stanęło chwilowo obok dyżurki pielęgniarek, inni pacjenci i ich rodziny wytężali więc wzrok, żeby zobaczyć, co się dzieje. Pielęgniarka podała mi strzykawkę wypełnioną roztworem diazepamu. Próbowałam wbić igłę w młócące powietrze ramię, ale wciąż mi się ono wymykało.

Przyszedł kolejny lekarz, który pomógł mi unieruchomić Brendę. Powoli wstrzyknęłam lek do żyły. Cofnęliśmy się i czekaliśmy, aż zastrzyk zacznie działać, ale nic się nie zmieniło. Czułam na karku spojrzenia przyglądających mi się osób. Odetchnęłam z ulgą, kiedy usłyszałam, jak bardziej doświadczony ode mnie lekarz krzyczy, żeby wezwać anestezjologa. Przez kolejnych dziesięć minut Brenda na przemian uspokajała się i dostawała drgawek. Wreszcie pojawili się lekarze i ratownicy z oddziału intensywnej terapii. Dwukrotnie zaaplikowali jej jedyny lek, jaki można było zastosować na oddziale neurologicznym bez narażania pacjentki na niebezpieczeństwo, ale nie osiągnęli żadnego rezultatu. Cały oddział z zapartym tchem przyglądał się, jak portier i anestezjolog w pośpiechu wyprowadzają łóżko, na którym leżała Brenda.

Kiedy zobaczyłam Brendę następnego dnia, z trudem ją rozpoznałam. Leżała na oddziale intensywnej terapii, była zaintubowana, respirator kontrolował jej oddech. Drugą rurkę włożono jej przez nos do żołądka. Oczy miała zaklejone taśmą, włosy mocno związane z tyłu. Nie udało się opanować jej ataków, dlatego wprowadzono ją w stan śpiączki medycznej. Za każdym razem, gdy lekarze próbowali odstawić leki i wybudzić ją ze śpiączki, napady powracały. W ciągu następnych dwóch dni Brenda otrzymywała coraz większe dawki leków przeciwpadaczkowych. Zmieniła się w tym okresie nie do poznania. Jej skóra stała się blada i woskowata, brzuch był strasznie rozdęty, ale ataki nie ustąpiły.

Piątego dnia wszyscy staliśmy wokół łóżka Brendy i obserwowaliśmy ją. Neurolożka poprosiła nas wcześniej, żebyśmy byli obecni przy następnej próbie odstawienia leków usypiających. Już po dziesięciu minutach zauważyliśmy pierwsze oznaki tego, że Brenda się budzi. Zakaszlała pomimo rurki intubacyjnej w gardle, a jej dłonie zaczęły zaciskać się na wszystkim, co znalazło się w ich zasięgu.

– Jak się pani czuje? Znajduje się pani w szpitalu, ale wszystko jest w porządku – pielęgniarka ścisnęła dłoń Brendy.

Brenda zamrugała oczami i pociągnęła za rurkę intubacyjną.

– Czy możemy to już wyjąć? – zapytała pielęgniarka, ale lekarz z oddziału intensywnej terapii odpowiedział, że jeszcze na to za wcześnie.

Brenda spojrzała prosto w oczy pielęgniarki, bezbłędnie rozpoznając w niej najżyczliwszą osobę w pokoju. Zakaszlała, a po jej twarzy zaczęły spływać łzy.

– Miała pani napad, ale teraz wszystko jest już w porządku.

Lewa noga Brendy zaczęła się trząść.

– Nadchodzi kolejny atak. Czy powinniśmy znów podać leki usypiające? – zapytał ktoś.

– Nie – odpowiedziała neurolożka.

Drgawki objęły drugą nogę i stał się bardziej gwałtowne. Oczy Brendy, przez chwilę otwarte i przytomne, teraz znów powoli się zamykały. Kiedy drgawki zaczęły obejmować kolejne części jej ciała, zapiszczało znajdujące się z tyłu urządzenie do pomiaru poziomu tlenu.

– Teraz? – zapytał pełen napięcia głos. Strzykawka była już przygotowana.

– To nie jest napad – powiedziała neurolożka.

Wymieniliśmy spojrzenia.

– Proszę wyjąć rurkę intubacyjną.

– Obniżył jej się poziom nasycenia tlenem.

– Owszem, ponieważ wstrzymuje oddech. Zaraz zacznie oddychać z powrotem.

Twarz Brendy poczerwieniała, plecy wygięły się w łuk, a jej kończynami wstrząsnęły gwałtowne drgawki. Pełni współczucia wstrzymaliśmy oddech.

– To nie jest napad padaczkowy. To napad rzekomopadaczkowy – stwierdziła neurolożka. Kiedy wypowiedziała te słowa, Brenda, ku naszej wielkiej uldze, gwałtownie zaczerpnęła powietrza.

Pół godziny później Brenda siedziała na łóżku, a po jej policzkach płynęły wielkie łzy. Wtedy widziałam ją po raz ostatni. Był to też jedyny raz, kiedy widziałam ją całkowicie przytomną. Nigdy nie zamieniłam z nią nawet słowa.

Później tego samego dnia spotkałam się z innymi stażystami w pokoju socjalnym i opowiedziałam im o Brendzie. – Słyszeliście o tej kobiecie, którą przez niemal tydzień utrzymywano w śpiączce na oddziale intensywnej terapii? Okazało się, że nie ma padaczki. Jest zupełnie zdrowa!

Dopiero kilka lat później w pełni uświadomiłam sobie, jak bardzo cała ta sytuacja była niebezpieczna dla Brendy. Jeszcze dłużej zajęło mi zrozumienie, że moje słowa były dla niej krzywdzące.

Przechodząc kolejne etapy szkolenia, zaczęłam lepiej rozumieć zaburzenia psychosomatyczne. Musiałam jednak zakończyć cały cykl kształcenia, żeby w pełni dojrzeć jako lekarz.

W 2004 roku uzyskałam tytuł lekarza specjalisty. Wiązała się z tym największa zmiana moich zawodowych nawyków. Tuż przed uzyskaniem specjalizacji wydawało mi się, że jestem świadoma odpowiedzialności, jaka ciąży na lekarzu. Ale kiedy w końcu to ja miałam podejmować ostateczne decyzje, zrozumiałam, że wcale tak nie było. Ciężar decyzji jest zupełnie inny, kiedy nie ma nad wami nikogo, kto powiedziałby wam, że zrobiliście coś źle lub dobrze. W tym wypadku potwierdzeniem waszych umiejętności jest wyłącznie stan zdrowia pacjenta.

W zrozumieniu tego pomogła mi też specyficzna praca, którą podjęłam, chociaż na początku nie w pełni zdawałam sobie sprawę, na co się piszę. Ukończyłam dwie specjalizacje – neurologię i neurofizjologię kliniczną. Neurologia dała mi uprawnienia do opieki nad pacjentami z chorobami układu nerwowego, a neurofizjologia kliniczna uprawnienia do przeprowadzania specjalistycznych badań mózgu i nerwów. W pierwszej pracy, którą podjęłam jako lekarz specjalista, zajmowałam się obiema tymi dziedzinami. Moim głównym zadaniem była opieka nad ludźmi chorującymi na padaczkę, których stan nie poprawiał się mimo wdrożonego leczenia. Okazało się, że około siedemdziesięciu procent pacjentów, którzy trafiali do mnie z powodu wciąż powtarzających się napadów, nie reagowało na leki przeciwpadaczkowe, bo nie miało padaczki. Ich ataki miały wyłącznie psychologiczne przyczyny.

Nagle zaczęłam mieć do czynienia z ogromną liczbą pacjentów, których zaburzenia powinny zostać zaklasyfikowane jako psychologiczne, a nie neurologiczne. Każda osoba, którą spotykałam, miała swoją historię do opowiedzenia. Zbyt często okazywało się, że jest to historia wędrówki od jednego szpitala do drugiego, która bynajmniej nie kończyła się uzyskaniem odpowiedzi na pytanie, co właściwie dolegało pacjentowi. Tylko kilkoro z nich otrzymało właściwe leczenie i wyzdrowiało. Zobaczyłam, że cierpienie tych ludzi trwa całymi latami. Stało się dla mnie jasne, że nie mogę już powiedzieć komuś, że wykluczyłam jakąś chorobę i uznać, że na tym kończy się moja rola. Jeśli chciałam wyleczyć moich pacjentów, musiałam zacząć dawać z siebie więcej. Po raz pierwszy dotarło do mnie, jak poważną chorobą są zaburzenia psychosomatyczne. Zobaczyłam, jak bardzo moi pacjenci chcą wrócić do zdrowia i jak rzadko im się to udaje.

Od tamtej pory poznałam wielu ludzi, których smutek był tak przytłaczający, że nie potrafili go znieść, zastąpili go więc fizyczną niepełnosprawnością. Wbrew logice nasze podświadome ja woli, żebyśmy mieli ataki drgawek lub byli przykuci do wózka, niż żebyśmy doświadczali cierpienia psychicznego. Wiele się nauczyłam, pracując z ludźmi, którzy nie poddają się pomimo trudności i surowego osądu społeczeństwa. Byłam zdumiona stopniem niepełnosprawności wywołanej przez zaburzenia psychosomatyczne. Na początku musiałam walczyć z podejrzliwością, jaka budziła się we mnie wobec niektórych moich pacjentów – z niepewnością co do szczerości ich wyznań i pobudek, którymi się kierowali. Niektóre dolegliwości były tak poważne, że trudno było mi uwierzyć w ich podświadomy charakter. Podobnie jak moi pacjenci nie potrafiłam przyjąć do wiadomości tego, jak ogromną władzę nad ciałem ma umysł. Czułam frustrację moich podopiecznych, których zawiódł system opieki zdrowotnej. Czułam ich gniew będący odpowiedzią na to, jak postrzegało ich społeczeństwo. W niniejszej książce przedstawiam losy wielu dzielnych ludzi, których spotkałam. Zrobiłam wszystko, żeby chronić ich tożsamość. Wszystkie imiona oraz szczegóły umożliwiające rozpoznanie zostały zmienione, ale najważniejsze elementy poszczególnych historii są zgodne z prawdą. Mam nadzieję, że przekażę innym to, czego nauczyłam się od pacjentów. Być może dzięki temu przyszli pacjenci – ludzie tacy jak ja, wy, nasi przyjaciele, członkowie rodziny, koledzy – nie będą czuli się osamotnieni i zdezorientowani.

Zanim zacznę, muszę wyjaśnić pojęcia, którymi będę się posługiwać. Jak dotąd, żeby nie komplikować zbytnio tekstu, używałam terminu *psychosomatyczny* w odniesieniu do każdego objawu fizycznego, którego nie można wyjaśnić chorobą somatyczną i któremu przypisuje się przyczyny psychologiczne. Rozpoznanie u kogoś zaburzeń psychosomatycznych nie jest jednak precyzyjną diagnozą. To ogólny termin obejmujący kilka różnych rozpoznań. Podobnie jest z terminem *medycznie niewyjaśnione objawy*. To pewnego rodzaju skrót myślowy używany przez środowisko lekarskie na określenie objawów, co do których istnieje przypuszczenie, że są wywołane stresem i których nie można wytłumaczyć chorobą somatyczną. W książce będę używać tych dwóch pojęć właśnie w tym ogólnym sensie. Będę stosować także pojęcie *psychogenny*. Objawy psychogenne to te, w odniesieniu do których panuje powszechna zgoda, że powstają w umyśle na skutek stresu lub załamania psychicznego.

Terminy *psychosomatyczny* i *psychogenny* nie zawsze będą odpowiednie. Używając tych pojęć, przyjmujemy pewne założenia. Każde z tych słów zawiera prefiks psycho-, co implikuje, że opisywany tym słowem objaw powstaje w umyśle, zazwyczaj z powodu rozstroju emocjonalnego lub psychicznego. Dla niektórych pacjentów, zwłaszcza tych, którzy są zupełnie nieświadomi takich mechanizmów psychologicznych, terminy te są zarówno odstręczające, jak i potencjalnie nieprawidłowe. Dlatego czasami używam terminu *czynnościowy*. To wyłącznie opisowe pojęcie, które oznacza, że dany objaw nie ma medycznego wyjaśnienia; stosowanie tego pojęcia nie wymaga jednak przyjmowania żadnych założeń co do przyczyn objawu.

Aby lepiej zrozumieć różnicę między tymi pojęciami, wyobraźcie sobie kobietę, która doświadczyła seksualnej napaści i wkrótce potem doznała paraliżu nóg, którego nie dało się wyjaśnić jej stanem ogólnomedycznym. Po wyeliminowaniu potencjalnych chorób somatycznych, a także uwzględniając wiedzę o traumie, której doświadczyła, mamy podstawy, żeby opisać ten paraliż jako psychosomatyczny lub psychogenny. Gdyby jednak nasza pacjentka nie padła wcześniej ofiarą napaści, jej paraliż opisalibyśmy, przynajmniej na początku, jako czynnościowy. Pojęcie to wskazuje, że jej system nerwowy nie funkcjonuje prawidłowo, ale nie czyni żadnych założeń na temat przyczyn tego zjawiska. Wielu lekarzy używa tych terminów zamiennie, ale dla pacjentów takie rozróżnienie jest ważne.

Podręcznik diagnostyczny i statystyczny zaburzeń psychicznych DSM (Diagnostic nad Statistical Manual of Mental Disorders) to biblia wszystkich psychiatrów, na podstawie której rozpoznają oni zaburzenia psychiczne. W DSM nie pojawia się termin *zaburzenie psychosomatyczne*. Zaburzenia, które opisuję w tej książce, w DSM zostały zaklasyfikowane jako *zaburzenia z objawami somatycznymi i inne z nimi związane*. W obrębie tej kategorii znajduje się kilka podkategorii, takich jak zaburzenie pod postacią somatyczną, zaburzenie konwersyjne, czynniki psychiczne wpływające na inny stan ogólnomedyczny czy nieokreślone zaburzenie z objawami somatycznymi. Ich wyróżnienie ma pomóc lekarzowi postawić diagnozę, ale nie są to terminy, którymi można swobodnie posługiwać się w rozmowie z pacjentem.

Zaburzenie pod postacią somatyczną jest definiowane jako stan, w którym występują objawy somatyczne (cielesne), powodujące znaczne cierpienie i pogorszenie codziennego funkcjonowania, których nie można wyjaśnić (albo można wyjaśnić jedynie w niewielkim stopniu) medycznie. Najważniejszym objawem jest ból. Mogą mu towarzyszyć objawy wszelkiego rodzaju: zmęczenie, biegunka lub cokolwiek innego. Istotne jest zachowanie pacjenta, a nie sam objaw. Pacjent zamartwia się, odczuwa lęk, wydatkuje mnóstwo energii na roztrząsanie swoich problemów zdrowotnych. Dla lekarza ważne jest nie tylko to, że pacjent odczuwa ból, ale też stopień jego niepełnosprawności wywołanej bólem. Na początku pacjent może przestać ćwiczyć. Kiedy ból się nasila, może przestać pracować. W końcu zaczyna unikać wszelkich codziennych aktywności.

Istnieje wyraźna różnica między takim pojęciami jak *somatyzacja* i *zaburzenie pod postacią somatyczną*. Somatyzacja to termin opisujący tendencję do pojawiania się u kogoś objawów fizycznych w odpowiedzi na stres lub emocje. Jeśli na przykład dostaję bólu głowy, kiedy ktoś wywiera na mnie presję, mogę powiedzieć, że somatyzuję. Mimo to somatyzacja nie musi wcale prowadzić do pojawienia się zaburzenia pod postacią somatyczną. Somatyzowanie to coś, co przytrafia się nam wszystkim w codziennym życiu. To podstawowy mechanizm wykorzystywany przez ciało do manifestowania rozstroju psychicznego. Jeśli objawy nie wywołują znaczącej niepełnosprawności i ustępują po pewnym czasie, to nie można na ich podstawie zdiagnozować zaburzenia pod postacią somatyczną. Taką diagnozę można postawić tylko wtedy, kiedy objawy są chroniczne i upośledzają funkcjonowanie pacjenta.

Zaburzenie pod postacią somatyczną to rzadki i bardzo poważny problem zdrowotny, który znajduje się na ekstremalnym krańcu spektrum tego typu zaburzeń. Taką diagnozę stawia się osobom, których niepełnosprawność jest poważna i chroniczna, osobom, które mają wiele objawów, ale niewiele szans na powrót do zdrowia. Na drugim krańcu spektrum znajdują się *nieokreślone zaburzenia z objawami somatycznymi*. Pojawiają się w życiu pacjenta i znikają; trwają krócej i nie sieją takiego spustoszenia. Tego typu zaburzenia są dosyć częste. U kogoś może się nagle pojawić ból stawów, którego nie da się wyjaśnić stanem ogólnomedycznym tej osoby. Ból ten ogranicza sprawność osoby, która go doświadcza i przeszkadza jej w codziennym funkcjonowaniu, ale nie towarzyszą mu inne objawy. Po pewnym czasie ból znika.

Zaburzenie konwersyjne to neurologiczna postać zaburzenia pod postacią somatyczną. Wygląda podobnie – w tym przypadku poziom niepełnosprawności również nie daje się wytłumaczyć żadną chorobą somatyczną. Różnica polega na tym, że pacjent doświadcza objawów neurologicznych. Najpoważniejszym symptomem nie jest więc ból, ale drgawki, utrata czucia lub utrata władzy w kończynach.

Zaburzenia konwersyjne nazywa się także *czynnościowymi zaburzeniami neurologicznymi* i, rzadziej, *zaburzeniami dysocjacyjnymi*. Zaburzenia konwersyjne nazywano też kiedyś *histerią* lub *konwersją histeryczną*. Będę używać terminu *histeria* w jego historycznym, a nie współczesnym rozumieniu. Obecnie używamy słowa *histeria* na określenie przesadnej reakcji emocjonalnej, ale kiedyś słowo to było terminem medycznym, oznaczającym zespół niewyjaśnionych, głównie neurologicznych, objawów. W tej książce będę używać terminów *histeria* oraz *zaburzenie konwersyjne* na określenie tej samej choroby, ale w różnych okresach historycznych.

Warto podkreślić, że w przypadku zaburzenia pod postacią somatyczną lub zaburzenia konwersyjnego pacjent może jednocześnie cierpieć na chorobę somatyczną. Rozpoznając te zaburzenia u pacjenta, nie zakładamy, że jest zdrowy pod względem medycznym. Czasami u pacjenta diagnozuje się jakąś chorobę somatyczną, ale poziom jego niepełnosprawności jest tak duży, że nie da się go wytłumaczyć tą chorobą. To właśnie wtedy zaczynamy się przyglądać *czynnikom psychicznym wpływającym na inny stan ogólnomedyczny*. Wyobraźcie sobie kogoś, kto choruje na astmę. Astma może być stabilna i dobrze leczona, dzięki czemu wyniki badań płuc są prawidłowe. Lekarz, osłuchując klatkę piersiową pacjenta, nie słyszy żadnych szmerów. Mamy prawo sądzić, że choroba została opanowana, ale pacjent wciąż narzeka na brak tchu. Jeśli astma jest dobrze leczona i nie da się nią wytłumaczyć istniejących objawów, możemy uznać, że są to objawy psychosomatyczne lub czynnościowe. Albo wyobraźcie sobie kogoś, kto ma niedoczynność tarczycy; jest to choroba, której jednym z objawów jest zmęczenie. Osoba ta przyjmuje odpowiednie hormony. Po badaniach krwi okazuje się, że skutkiem leczenia jest przywrócenie prawidłowego poziomu hormonów tarczycy. Możemy więc oczekiwać, że występujące u tej osoby objawy niedoczynności tarczycy będą minimalne. Jeśli doświadcza ona paraliżującego zmęczenia, którego nie da się w całości wyjaśnić niedoczynnością tarczycy, to objaw ten możemy nazwać psychosomatycznym, mimo że u jego podstaw leży problem medyczny.

W praktyce klinicznej wszystkie te terminy diagnostyczne są używane w dosyć nieprzemyślany sposób. Całkiem często zdarza się, że pacjent odwiedza kilku lekarzy i otrzymuje różne rozpoznania od każdego z nich. Jeden diagnozuje u niego zaburzenie konwersyjne, drugi czynnościowe zaburzenie neurologiczne, trzeci zaburzenie psychosomatyczne. Czasami lekarze używają terminu, który jest w najmniejszym stopniu nacechowany negatywnie lub też tego, który – według lekarza – jest najbardziej zrozumiały i najłatwiejszy do zaakceptowania przez pacjenta. Takie podejście znajduje swoje odzwierciedlenie w niektórych historiach przytaczanych przeze mnie w kolejnych rozdziałach.

Na koniec muszę wyjaśnić takie pojęcia jak *choroba z perspektywy medycznej*, inaczej *choroba somatyczna (disease)*, *choroba z perspektywy chorego (illness)** oraz *organiczny*. Choroba z per-

* W poprzednich i kolejnych fragmentach książki zrezygnowałam ze stosowania takiego rozróżnienia, gdyż nie istnieje ono w języku polskim. Informacji o tym, czy chodzi o chorobę z perspektywy medycznej, czy z perspektywy chorego,

spektywy medycznej to biologiczna dysfunkcja ciała. Termin ten zakłada, że istnieje jakaś fizjologiczna lub anatomiczna nieprawidłowość. Pojęcia takie jak *choroba somatyczna (disease)* i *organiczny* odnoszą się do zaburzeń funkcjonowania ciała; nie stosujemy ich wobec zaburzeń funkcjonowania umysłu.

Choroba *z perspektywy chorego* (*illness*) to inne zjawisko niż choroba *z perspektywy medycznej* (*disease*). Ta pierwsza stanowi odpowiedź chorego na tę drugą. Mówiąc o chorobie z perspektywy chorego, odnosimy się do czyichś subiektywnych doświadczeń i nie zakładamy, że przyczyną objawów jest jakaś medyczna nieprawidłowość. Choroba z perspektywy chorego może być zarówno organiczna, jak i psychiczna. Ktoś może cierpieć na jakąś chorobę somatyczną, ale nie czuć się chory. Ktoś może mieć padaczkę, ale jeśli nie występują u niego napady, jeśli jego padaczka jest bezobjawowa, wtedy, patrząc na to ze swojej własnej perspektywy, może stwierdzić, że nie cierpi na żadną chorobę. Jednocześnie osoba z zaburzeniem psychosomatycznym czuje się chora, ale nie cierpi na żadną chorobę somatyczną.

Choroba z perspektywy chorego zawsze jest doświadczeniem jedynym w swoim rodzaju, innym w przypadku każdego pacjenta – tym właśnie różni się od choroby somatycznej. Jeden z moich przyjaciół, niemający medycznego wykształcenia, zastanawiał się kiedyś, dlaczego do tej pory nie udało się wyczerpująco scharakteryzować żadnej choroby somatycznej. Gdyby ktoś to zrobił, można by stworzyć program rozpoznający wszystkie często występujące schorzenia i lekarze byliby już właściwie niepotrzebni. Wystarczyłoby wpisać swoje objawy w okienko programu, a diagnoza wyskoczyłaby na ekranie. Mojemu przyjacielowi nie udało się zrozumieć ludzkiej natury. Nie potrafił dostrzec, że każdy pacjent

dostarcza kontekst. W niektórych miejscach dla większej jasności tekstu używam terminu „choroba somatyczna" [przyp. tłum.].

ma wpływ na swoją chorobę – chorobę somatyczną. Nasza osobowość i życiowe doświadczenia oddziałują na to, jakie konkretnie objawy prezentujemy, jak reagujemy na leczenie i jaki jest jego ostateczny wynik. Jeśli weźmiecie stu zdrowych ludzi i każdemu zadacie dokładnie takie same obrażenia, uzyskacie sto różnych reakcji. Właśnie dlatego medycyna jest sztuką.

Przeczytacie w tej książce o ludziach, którzy postrzegają swoją chorobę jako tak poważną, że całkowicie zniszczyło im to życie. A jednak u większości z nich nie zdiagnozowano choroby somatycznej. Rozróżnienie to jest dla nich bardzo istotne. Decyduje o tym, jak jest postrzegana ich niepełnosprawność i jak oni sami ją postrzegają. To z kolei determinuje wszystko, co wydarza się potem.

To, czy chory zaakceptuje diagnozę, zależy od tego, jak jest postrzegana jego choroba. Ci, którzy pogodzą się z diagnozą, mają większe szanse na powrót do zdrowia. Aby jednak mogło do tego dojść, musimy się wyzbyć naszych uprzedzeń wobec osób z zaburzeniami psychosomatycznymi. To właśnie uprzedzenia i niesprawiedliwe osądy, którym poświęciłam wiele miejsca w tej książce, odciskają niezatarte piętno na życiu pacjentów.

2
Pauline

Czasem usilnie chcemy zagłuszyć w sobie bolesne emocje. Ale gdy to się *uda* i przestajemy czuć cokolwiek, tracimy jedyną możliwość, żeby się dowiedzieć, co jest przyczyną naszego cierpienia oraz dlaczego sprawia nam to ból*.

Stephen Grosz, *Życie wysłuchane* (2013)

Pauline wyróżniała się z otoczenia. Była co najmniej o połowę młodsza od każdego innego pacjenta na oddziale. Barierki przy jej łóżku podniesiono i zawieszono na nich miękkie ochraniacze. Po prawej stronie łóżka stał wózek inwalidzki. Na znajdującym się po lewej stronie krześle z wysokim oparciem siedziała kobieta, która bacznie mi się przyglądała. Zobaczyłam, jak szepcze coś do Pauline. Po chwili dwie, tak podobne do siebie twarze, spoglądały w moim kierunku. Podobne, ale nie takie same. Na twarzy Pauline widziałam tylko strach, na drugiej twarzy nadzieję. Zasłony wokół łóżka były częściowo zaciągnięte, odgradzając kobiety od innych pacjentów. A może innych pacjentów od nich? Tego jeszcze nie wiedziałam.

* S. Grosz, *Życie wysłuchane*, tłum. R. Sudół, Czarna Owca, Warszawa 2014, s. 40 [przyp. tłum.].

Poprzedniego wieczora otrzymałam telefon z prośbą o jak najszybsze *przyjrzenie się* Pauline. Przyjęto ją na oddział z powodu bólu i opuchlizny kończyny dolnej. Przeszła *serię* badań, ale lekarze nie znaleźli żadnego wyjaśnienia jej stanu. Po raz trzeci została przyjęta do szpitala z tego samego powodu. Tego ranka członkowie zespołu medycznego powiedzieli jej, że przeprowadzili wszystkie możliwe badania diagnostyczne. Nie było już niczego, co mogliby zrobić. Pauline miała wrócić do domu.

– Nie potrafimy wszystkiego wyjaśnić. Nie mogę już nic dla pani zrobić – oświadczył lekarz specjalista.

Godzinę później Pauline straciła przytomność w łazience. Pielęgniarka usłyszała głośny hałas, wbiegła do środka i znalazła Pauline leżącą na podłodze; ciałem kobiety wstrząsały drgawki. Wezwano zespół ratowników, Pauline przeszła resuscytację i przeniesiono ją z powrotem do łóżka. W ciągu następnej godziny doświadczyła dwóch kolejnych napadów drgawek. Dyżurujący neurolog poszedł zobaczyć, jak miewa się Pauline, i przeprowadził z nią wywiad. Ja miałam to zrobić jako następna.

Zanim poszłam z nią porozmawiać, przejrzałam jej dokumentację medyczną. Znalazłam ją na samym dole wózka, gdzie wpycha się tomy dokumentów zbyt opasłe, żeby mogły zmieścić się gdzie indziej. Zapiski na temat Pauline wypełniały dwa grube segregatory. Zazwyczaj tak wygląda dokumentacja medyczna staruszków lub ludzi cierpiących na ciężkie, przewlekłe i nieuleczalne choroby. Czytając historię choroby Pauline, dowiedziałam się, że spędziła w szpitalach mnóstwo czasu, nie znalazłam jednak w tych dokumentach żadnej ostatecznej diagnozy ani satysfakcjonującego wyjaśnienia jej stanu.

Dokładnie przeczytałam wszystkie wpisy, zaczynając od jej pierwszego pobytu w szpitalu i kończąc na opisie obecnych przypadłości. To naprawdę ważne, aby prześledzić rozwój choroby, jeśli szuka się jej przyczyny. Od razu po zakończonej lekturze odwiedziłam Pauline. Przedstawiłam się i zaczęłam rozmowę od mojego standardowego pytania.

– Ile ma pani lat i kiedy ostatnio czuła się pani zupełnie dobrze?

– Mam dwadzieścia siedem lat – odpowiedziała Pauline – i jeśli rzeczywiście mam się cofnąć do samych początków, to nie czułam się dobrze, odkąd skończyłam piętnaście.

Poprosiłam ją, żeby zaczęła właśnie w tym miejscu, w punkcie, w którym skończyło się jedno życie, a zaczęło zupełnie inne. Oto, co mi opowiedziała.

– Byłam zupełnie zwyczajna, taka jak inni.

– Nie byłaś zwyczajna, kochanie. Byłaś lepsza – matka Pauline oparła swoją dłoń na ramieniu córki. – Była bardzo wysportowana, świetna z wszystkich przedmiotów, należała do szkolnej czołówki. Mogła zostać, kim tylko chciała.

– To było dwanaście lat temu. A teraz spójrzcie na mnie.

Na rok przed egzaminem GCSE* Pauline zaczęła uskarżać się na kiepskie samopoczucie. Była zmęczona i doświadczała bólów różnego rodzaju. Jej lekarz wykonał kilka badań i stwierdził, że Pauline może mieć zapalnie dróg moczowych, na co przepisał jej antybiotyki. Przez chwilę czuła się lepiej, ale wkrótce problem powrócił. W ciągu trzech miesięcy Pauline czterokrotnie leczono antybiotykami; za każdym razem po krótkim okresie poprawy następowało pogorszenie.

– Od czasów pierwszego zakażenia zaczęłam odczuwać piekący ból za każdym razem, gdy korzystałam z toalety. Antybiotyki pomagały mi zaledwie na tydzień lub dwa. A potem infekcja wracała. Byłam tak słaba, że ledwo mogłam wstać z łóżka.

W końcu Pauline została skierowana do urologa, specjalisty od układu moczowego. Zlecił on wiele badań, których wyniki nie

* GCSE (General Certificate of Secondary Education) – egzamin zdawany w Wielkiej Brytanii przez uczniów w wieku 16 lat [przyp. tłum.].

odbiegały od normy. W nadziei, że to właśnie tam kryje się odpowiedź, do pęcherza moczowego Pauline wprowadzono kamerę. Nie zarejestrowała ona żadnych niepokojących zmian. W końcu urolog przepisał Pauline niską dawkę antybiotyków i kazał zażywać je codziennie w celu zapobieżenia kolejnym infekcjom. Od tamtej pory Pauline niemal bez przerwy zażywała antybiotyki.

– Trochę mi się wtedy polepszyło – powiedziała.

Pauline czuła się lepiej, ale opuściła tak dużo zajęć w szkole, że nie mogła podejść do egzaminów i musiała powtarzać rok. To oznaczało, że znalazła się w tej samej klasie co jej młodsza siostra. Jej dawni klasowi koledzy ją wyprzedzili. Mimo to Pauline była dzielna, potrafiła zawierać nowe przyjaźnie i nie miała żadnych problemów z nauką. Wkrótce znalazła się wśród najlepszych uczniów w klasie.

– Nie czułam się tak samo jak przed zachorowaniem, ale zachowywałam się w taki sam sposób, więc nikt nie dostrzegał różnicy.

– Była zdeterminowanym dzieckiem – powiedziała jej matka.

Przez cały ten czas Pauline chodziła do szkoły i nie opuściła ani jednej lekcji.

– Byłam ciągle zmęczona, ale walczyłam z tym. Przez chwilę było na tyle dobrze, że nawet grałam w siatkówkę.

Ozdrowienie Pauline było połowiczne i krótkotrwałe. Podczas zimowej przerwy świątecznej jej stawy spuchły i zaczęły ją boleć. Odwiedziła swojego lekarza, a on wysunął przypuszczenie, że może to być skutek uboczny antybiotyku. Za jego radą odstawiła lek. Zapalenie dróg moczowych powróciło niemal natychmiast. Kuracja antybiotykowa została wznowiona, a Pauline skierowano do reumatologa.

– Kiedy lekarze zobaczyli, jak kiepski jest mój stan, pomyśleli, że to może być młodzieńcze zapalenie stawów i zapisali mi sterydy. Ale kiedy przyszły wyniki badań, okazało się, że wszystko jest w normie, że nic się nie dzieje – opowiadała Pauline.

– Jestem pewna, że kiedy lekarze mówili, że wyniki są w normie, nie chodziło im o to, że nic się nie dzieje – zaryzykowałam hipotezę.

– Jest pani *pewna*? – odpowiedziała Pauline.

Niestety, nie byłam.

W trakcie brania sterydów Pauline znacznie przytyła, ale bóle stawów nie ustąpiły. Miała trudności z chodzeniem i większość czasu spędzała w domu. Osamotniona, obolała, zmartwiona swoim wyglądem zapadła na depresję.

– To z kolei była doskonała okazja dla wszystkich jej lekarzy, żeby stwierdzić, że to właśnie depresja jest przyczyną pozostałych chorób Pauline – powiedziała matka. – Ale Pauline nie miała depresji, kiedy to wszystko się zaczęło. Depresja pojawiła się później.

Pauline przestała brać sterydy. Przestała także jeść. Jej waga gwałtownie spadła. W tym samym czasie bóle stawów nieco ustąpiły.

– To było dziwne – opowiadała jej matka. – Kiedy przestała jeść, zaczęła się lepiej czuć. Przez kilka tygodni myśleliśmy nawet, że będzie mogła wrócić do szkoły.

Wkrótce potem okazało się jednak, że utrata wagi sama w sobie jest problemem. Pauline miała niepokojącą niedowagę. Przestała miesiączkować, wypadały jej włosy. Nie potrafiła zacząć normalnie jeść, widząc, jak ograniczenia w przyjmowaniu pokarmów przyczyniły się do poprawy jej samopoczucia – od ponad roku niemal nie odczuwała bólu. Z kolei jej matka obserwując, jak w wyniku zmiany diety poprawił się stan Pauline, zaczęła podejrzewać, że córka może cierpieć na nietolerancję pokarmową. Zabrała Pauline na badania diagnostyczne w kierunku alergii. Po serii badań Pauline usłyszała, że nie może jeść pszenicy, nabiału, wielu różnych owoców oraz produktów wysoko przetworzonych.

– Przyjęłam te wyniki z lekkim powątpiewaniem – powiedziała Pauline. – Przez całe moje życie jadłam większość z wymienionych produktów. Nie miałam jednak wielkiego wyboru, zastosowałam się więc do tych zaleceń dietetycznych i udało mi się przytyć, co mnie ucieszyło. Ból wrócił, ale nie był już tak dotkliwy.

Chociaż Pauline przytyła, jej samopoczucie nie było tak dobre jak wcześniej. Opuściła też mnóstwo zajęć w szkole. Jej matka martwiła się, że Pauline trudno będzie dotrzymać kroku innym dzieciom, dlatego zatrudniła dla niej prywatnego nauczyciela. Dziewczyna uczyła się teraz w domu, a do szkoły chodziła tylko po to, żeby zdawać egzaminy. Radziła sobie dobrze. Zaliczała się do dziesięciu procent najlepszych uczniów.

Wciąż była na restrykcyjnej diecie i regularnie przyjmowała środki przeciwbólowe. Nie mogła uprawiać sportów, ale mogła spacerować. Zaczęła znowu spotykać się z przyjaciółmi, a nawet poznała swojego pierwszego chłopaka. Był to krótki i dość chłodny związek, ale Pauline była szczęśliwa, że przeżyła swoją pierwszą miłość. Dzięki temu choć przez chwilę mogła się poczuć normalnie.

Pauline bardzo chciała podejść do egzaminów kończących szkołę średnią, ale jednocześnie się tego bała. Nie chciała znów wpaść w schemat: opuszczanie zajęć – próba nadrobienia materiału – gorsze wyniki, dalej uczyła się więc z korepetytorem w domu. W ciągu następnych lat była zadowolona z tej decyzji. Silne bóle stawów pojawiały się i znikały. Czasem wydawało jej się, że dostrzega jakiś wzorzec przebiegu choroby, ale zawsze potem działo się coś, co przeczyło odkrytym przez nią prawidłowościom.

Ból bywał tak silny, że Pauline nie mogła chodzić. Opisywała mi, jak pełzła do łazienki na kolanach, podpierając się dłońmi, kiedy w domu nie było nikogo, kto mógłby jej pomóc.

– Czasami nie piłam nic przez cały dzień tylko dlatego, że bałam się wstać.

W końcu matka Pauline musiała zrezygnować z pracy, żeby się nią zająć. – Nie potrafiłam znieść czasu rozłąki. Wychodziłam z domu i wyobrażałam sobie, że, kiedy wrócę, zastanę ją martwą w łóżku albo nieprzytomną na podłodze. Była tak blada i tak słaba, że wyglądała, jakby mogła umrzeć w każdej chwili. A miała tylko osiemnaście lat.

Pauline mieszkała z matką i dwiema młodszymi siostrami. Jej rodzice rozwiedli się, gdy miała dwanaście lat. Po rozwodzie na początku regularnie spotykała się z ojcem. Częstotliwość spotkań zmniejszyła się, kiedy podrosła i wolała spędzać weekendy z przyjaciółmi niż z młodszymi siostrami i ojcem. Po jakimś czasie jej ojciec związał się z nową kobietą. Na krótko przed tym, jak Pauline zachorowała po raz pierwszy, powtórnie się ożenił. Jej matka z nikim się nie związała. Kiedy Pauline była pierwszy raz hospitalizowana z powodu infekcji dróg moczowych, ojciec nie odstępował łóżka córki. Kiedy matka Pauline musiała zrezygnować z pracy, wspierał je finansowo i płacił za korepetytorów. Ale miał też własne życie i gdy choroba Pauline stała się nieodłączną częścią rodzinnego krajobrazu, odwiedzał ją rzadziej niż wcześniej.

– Po jakimś czasie wszyscy zapomnieli, jak silny jest ból, który odczuwam. Nie chciałam się skarżyć, więc zaczęli myśleć, że mi się poprawiło. Moja siostra zobaczyła któregoś dnia, jak biorę tabletki przeciwbólowe, i zapytała, co to za leki.

Dieta i wypoczynek tylko częściowo pomogły Pauline opanować ból. Im była starsza, tym gorzej się czuła. Zwykłe środki przeciwbólowe nie były już skuteczne, przepisano jej zatem morfinę, ale nawet ona nie była stuprocentowo skuteczna. Dla Pauline ból stał się integralną częścią życia.

– Mogłabym żyć z bólem, gdyby nie to, co wydarzyło się potem.

Podczas letnich wakacji poprzedzających ostatni rok szkoły średniej Pauline znów doświadczyła gwałtownego pogorszenia stanu zdrowia. Pewnego dnia jej matka usłyszała wołania dobiegające z pokoju córki. Kiedy weszła do środka, Pauline leżała na podłodze zgięta w pół i trzymała się za brzuch. Matka wezwała karetkę i Pauline została odwieziona do szpitala. Lekarz, który ją przyjął, stwierdził ostre zapalenie wyrostka robaczkowego i od razu skierował ją na salę operacyjną. Matka i siostry Pauline przemierzały szpitalne korytarze, czekając na wyniki operacji. Były przy niej, kiedy wybudziła się z narkozy i krzyczała, że ból wcale nie ustąpił. Dwa dni później chirurg powiedział jej, że postawiona diagnoza była błędna. W trakcie badania mikroskopowego wyciętej tkanki nie znaleziono zmian charakterystycznych dla zapalenia wyrostka robaczkowego ani żadnego rodzaju podrażnienia.

Był to początek trwającej przeszło rok serii niepomyślnych wydarzeń. Rozpoczęły się gorączkowe i bezowocne poszukiwania przyczyn odczuwanego przez Pauline bólu brzucha. Na początku lekarze myśleli, że Pauline ma wrzody żołądka spowodowane latami przyjmowania środków przeciwbólowych. Do jej żołądka wprowadzono długi, giętki wziernik, na którego końcu przymocowano kamerę. Nie znaleziono żadnych wrzodów, ale wyglądało na to, że doszło do zapalenia błony śluzowej żołądka. Pauline podano antybiotyki i leki zobojętniające kwas żołądkowy; odczuła ulgę, ale niewielką i na krótko. Potem lekarze zaczęli się zastanawiać, czy ból nie jest przypadkiem wynikiem przewlekłych zaparć spowodowanych ubogą dietą i zażywaniem morfiny. Barytowy wlew doodbytniczy nie potwierdził tej hipotezy. Przeprowadzono zatem kolejne badanie – do odbytu i jelit pacjentki wprowadzono kamerę. Zaleziono polipy, małe wybrzuszenia na ściankach jelit. Lekarze powiedzieli Pauline, że to mało prawdopodobne, aby właśnie te narośle były przyczyną jej bólu. Dodali jednak, że czasem z takich zmian rozwijają się nowotwory, dlatego Pauline co jakiś czas będzie musiała poddawać się podobnym badaniom przez całe swoje życie.

Chociaż wcześniej Pauline nie miała zaparć, teraz zaczęła ich doświadczać na przemian z biegunkami i obezwładniającym bólem brzucha. Wkrótce przeszła wiele różnych badań obrazowych. Przyjrzano się jej pęcherzykowi żółciowemu, wątrobie i jajnikom. Kiedy myślała, że przeszła już wszelkie możliwe badania, lekarze proponowali jej kolejne procedury diagnostyczne. Zgadzała się na wszystko, ponieważ miała nadzieję na polepszenie swojego stanu zdrowia. Wydawało jej się też, że po prostu nie może już być gorzej. Okazało się, że była w błędzie. W dniu, w którym jej młodsza siostra zdawała ostatnie egzaminy kończące szkołę średnią, Pauline obudziła się po kolejnej operacji diagnostycznej i odkryła, że sprawy przybrały bardzo zły obrót.

– Kiedy się obudziłam, była przy mnie mama. Na początku nie zauważyłam niczego niepokojącego. Po chwili przyszła pielęgniarka i zapytała, czy byłam już w toalecie po operacji. Nie byłam, powiedziała mi więc, żebym spróbowała. Mama odgarnęła kołdrę, poruszyłam się, myśląc, że moje nogi mnie posłuchają. Nie posłuchały. Roześmiałyśmy się. To było tak absurdalne. Myślałyśmy, że znieczulenie jeszcze działa. Przestałyśmy się śmiać, kiedy zobaczyłyśmy minę pielęgniarki.

Od tamtego dnia Pauline poruszała się na wózku. Całkowicie straciła władzę w nogach. Wezwano neurologa, który zaplanował przeprowadzenie serii badań.

– Jakie były wyniki? – zapytałam Pauline.

– Lekarz nie potrafił tego wyjaśnić. Znów byłam medyczną zagadką.

– Miał chociaż jakieś przypuszczenia na temat przyczyny twojego stanu? Zaproponował jakieś leczenie?

– Nie, po prostu wyszedł – odpowiedziała matka Pauline.

Jej głos był pełen frustracji. Pauline mówiła dużo spokojniejszym tonem. Czasami miałam nawet wrażenie, że opowiada mi historię innej osoby.

Na jakiś czas zawieszono próby postawienia diagnozy. Pauline zaczęła odwiedzać fizjoterapeutę. Nauczyła się w pewnym stopniu poruszać nogami, ale nie mogła stać ani chodzić. Wciąż nękały ją bóle brzucha i stawów, funkcjonowała tylko dzięki mieszance leków przeciwbólowych. Dom Pauline przeorganizowano tak, żeby łazienka i jej pokój znajdowały się na parterze.

Tymczasem życie toczyło się dalej. Co prawda Pauline nie mogła uprawiać sportu, wiele innych aktywności także było dla niej niedostępnych, ale znalazła własne sposoby na prowadzenie życia towarzyskiego i zawieranie przyjaźni. Zawsze była zapaloną czytelniczką, założyła więc internetowy dyskusyjny klub książki przeznaczony przede wszystkim dla osób niepełnosprawnych, które miały kłopoty z przemieszczaniem się i nie mogły się spotykać osobiście. Zaczęła też pisać – prowadziła internetowy pamiętnik, w którym bardzo sugestywnie opisywała swoje przeżycia. Zdała w końcu egzaminy kończące szkołę średnią i bez trudu dostała się na miejscowy uniwersytet, gdzie studiowała literaturę angielską. Poznała też swojego drugiego chłopaka.

Mark był studentem fizjoterapii i miał praktyki w szpitalu, do którego Pauline przyjeżdżała na konsultacje. Zaprzyjaźnili się w trakcie jednej z takich wizyt. Tego dnia Pauline czekała przed szpitalem na matkę, która miała zabrać ją do domu, gdy pojawił się Mark. Zaczęli rozmawiać i odkryli, że mają wspólne pasje – kino i książki. Zanim matka Pauline przyjechała na miejsce, umówili się, że w najbliższy weekend obejrzą razem film. Od tamtej pory byli nierozłączni.

Pauline miała dwadzieścia jeden lat, kiedy poznała Marka i zaczęła studiować. Chorowała już od sześciu lat, ale w końcu poczuła, że doświadcza rzeczy, które wcześniej ją omijały. Wciąż nie odzyskała sprawności i stale odczuwała ból, ale w innych sferach życia odczuła poprawę.

– Kiedy byłam studentką, rzadko odwiedzałam mojego lekarza. Wiedziałam, że zrobił wszystko, co w jego mocy. Wyglądało na to, że mój problem, niezależnie od tego, na czym właściwie polegał, w pewnym sensie sam się rozwiązał.

Pauline studiowała przez cztery lata. Nie była kimś, kto potrzebuje dużej pomocy z uwagi na swoją niepełnosprawność – podczas egzaminów dostawała dodatkowy czas, ponieważ musiała robić sobie przerwy w trakcie pisania; jeśli nie mogła uczestniczyć w wykładzie, przyjaciele przynosili jej notatki. Nie pozwoliła jednak, żeby stan zdrowia stał się przeszkodą w osiągnięciu jej celów. Stała się ważnym członkiem uniwersyteckiej społeczności. Była sekretarzem studenckiej organizacji. Wszyscy na kampusie ją znali. Z powodów praktycznych wciąż mieszkała z matką, ale regularnie spotykała się z przyjaciółmi i żyła swoim życiem, tak jak wszyscy inni studenci. Jej matka mogła wrócić do pracy, bo Pauline stała się o wiele bardziej niezależna. Obie siostry Pauline wyjechały na studia w innych miastach. Mark zdobył dyplom fizjoterapeuty i po dwóch latach związku wprowadził się do Pauline. Planowali ślub i przeprowadzkę do własnego mieszkania, kiedy tylko Pauline skończy studia i gdy oboje znajdą pracę.

– Zdobyłam niemal wszystko, czego pragnęłam. Ta świadomość jedynie pogorszyła moje samopoczucie, kiedy jakiś czas później zaczęłam wszystko tracić.

Pauline bez trudu zdała egzaminy końcowe i znalazła pracę w wydawnictwie na stanowisku młodszego specjalisty. Razem z Markiem zaczęli szukać mieszkania. Była bardzo bliska osiągnięcia swoich życiowych celów, kiedy ponownie zachorowała. Zaczęło się od tego, że kilku pracowników w biurze złapało grypę. Pauline również, ale w jej przypadku infekcja miała dużo cięższy przebieg.

– Zawsze miałam słaby system odpornościowy. Łapałam każdego wirusa.

Wzięła kilka dni wolnego i spędziła je w łóżku. Dzień przed powrotem do pracy zaczęła odczuwać wyjątkowo silny ból nogi.

– Zawsze dokuczały mi bóle stawów, ale ten ból był inny.

Lekarz Pauline przestraszył się, że z powodu bezruchu w jej nodze powstał zakrzep i zalecił, żeby udała się na izbę przyjęć w celu przeprowadzenia kilku badań. Pauline została przyjęta do szpitala. Kiedy czekała na wyniki badań, które miały wyjaśnić, jaka jest przyczyna bólu kończyny, pojawiły się u niej znajome objawy zapalenia dróg moczowych. Oddawanie moczu zaczęło sprawiać Pauline tak duże trudności, że pielęgniarka musiała założyć jej cewnik – miało to ułatwić opróżnianie pęcherza do czasu, aż jej stan ulegnie poprawie. Pomimo codziennego zażywania antybiotyków Pauline co roku zapadała na infekcje układu moczowego, ale nigdy wcześniej nie musiała być cewnikowana. Wyniki pierwszych badań nie potwierdziły jednoznacznie infekcji, mimo to trzy dni później Pauline dostała gorączki, a jej stan znacznie się pogorszył. Kolejne badania mikrobiologiczne wykazały, że u Pauline doszło do zakażenia szpitalnego. Bakterie, które wywołały zakażenie, okazały się oporne na zwykłe antybiotyki. Pauline przeniesiono do izolatki i zaordynowano jej duże dawki toksycznych leków. Dopiero po tygodniu lekarzom udało się zbić gorączkę.

Pauline i jej bliscy odczuli ogromną ulgę, kiedy w końcu poczuła się lepiej. Została przeniesiona na oddział ogólny i pielęgniarki usunęły z jej pęcherza cewnik. Cztery godziny później Pauline zaczęła krzyczeć z bólu. Czuła, że jej pęcherz jest tak pełny, jakby za chwilę miał wybuchnąć, ale mimo wielu podejmowanych przez nią w toalecie wysiłków nie zdołała go opróżnić. Pielęgniarki znów założyły cewnik. Następnego dnia historia się powtórzyła. Pauline przeszła kolejne badania, ale szybko stało się jasne, że nie uda się znaleźć przyczyny także tego problemu. W końcu Pauline spotkała się z pielęgniarką, która usunęła cewnik wewnętrzny i pokazała jej, jak opróżnić pęcherz za pomocą małej gumowej rurki. Od tego czasu Pauline już nigdy nie korzystała z toalety w normalny sposób.

W ciągu sześciu miesięcy poprzedzających moje spotkanie z Pauline jakość jej życia na krótko się unormowała, a potem ponownie zaczęła się systematycznie pogarszać. Pauline poczuła, że za chwilę straci wszystko, o co z takim zaangażowaniem walczyła.

– Przez lata miałam ograniczone czucie w nogach. To straszne, że jedyne, co czułam, to ból. Nie był to ból z zewnątrz. Może pani oparzyć mnie zapałką, a nawet nie mrugnę. Czułam ból wewnątrz.

Pauline jeszcze dwukrotnie pojawiła się na izbie przyjęć z bólem łydki, którego nie mogła uśmierzyć żadna dawka morfiny. Za każdym razem zwijała się z bólu. I za każdym razem odsyłano ją do domu. „Wyniki badań są w normie. Niczego nie możemy dla pani zrobić".

– Coś musi być nie tak. Ten ból musi mieć jakąś przyczynę, ale lekarzom chyba się wydaje, że zmyślam – powiedziała Pauline.

Zgodziłam się z nią. Ból nie jest czymś normalnym i zawsze ma jakąś przyczynę.

Kiedy Pauline zgłosiła się na izbę przyjęć z bólem łydki po raz trzeci, również została przyjęta do szpitala. Początkowo lekarz pełniący dyżur zamierzał odesłać ją do domu, ale stanowczo sprzeciwiła się temu matka Pauline.

– Jeśli jeszcze raz będę musiała przywieźć moją córkę do szpitala w takim stanie i nikt nie podejmie żadnych działań, złożę skargę – oświadczyła.

Cztery dni później lekarz specjalista zakomunikował Pauline, że wyczerpał już wszystkie środki pomocy, jakimi dysponował i w związku z tym będzie musiał odesłać ją do domu. Tego samego dnia Pauline dostała pierwszego napadu drgawek.

– Wiedziałam, że nie jestem gotowa, żeby wrócić do domu – powiedziała.

Pauline spakowała swoje rzeczy i udała się do łazienki. Siedziała na wózku inwalidzkim i szczotkowała zęby, kiedy nagle zrobiło jej się słabo, a ściany łazienki zaczęły wirować. Opadła na oparcie wózka, próbując zapanować nad zawrotami głowy.

– Nagle przestałam cokolwiek widzieć. Zupełnie jakbym weszła do ciemnego tunelu. Wiedziałam, że za chwilę stanie się coś strasznego. Chciałam zawołać o pomoc, ale nie byłam w stanie.

Pauline nie pamięta, co działo się później. Przez jakiś czas była nieprzytomna. Kiedy odzyskała świadomość, zorientowała się, że wciąż jest w łazience, ale nie siedzi już na wózku. Leżała na podłodze, a wokół niej stali obcy ludzie. Ktoś rozpiął górę jej piżamy. Wiedziała, że nie ma nic pod spodem; czuła dotyk czyichś ciepłych dłoni, które przyklejały jej do ciała elektrody. Poczuła ostry ból, kiedy lekarz, którego nigdy wcześniej nie widziała, wbił igłę w jej rękę. Podłoga, na której leżała, była mokra. Dopiero po chwili uświadomiła sobie, że leży w kałuży własnego moczu – pęcherz, który tak stanowczo sprzeciwiał się wszystkim jej świadomym wysiłkom, samoistnie się opróżnił, kiedy była nieprzytomna. Zaczęła wodzić dookoła wzrokiem, szukając w tłumie osób jakiejś znajomej twarzy. Rozpoznała pielęgniarkę, która opiekowała się nią na oddziale. Spróbowała odruchowo odepchnąć „napastników" i błagalnym tonem poprosiła pielęgniarkę, żeby pomogła jej się zakryć.

Kiedy była już zupełnie przytomna, została przeniesiona do swojego łóżka. I niemal natychmiast poczuła, że wszystko zaczyna się od początku.

– Wydawało mi się, że łóżko wciąga mnie do środka. Zupełnie jakby wyciekło ze mnie życie. Pociemniało mi przed oczami; wiedziałam, że za chwilę stracę przytomność i próbowałam do tego nie dopuścić. Chciałam zaalarmować pielęgniarkę, ale nie potrafiłam wydobyć z siebie żadnego dźwięku. Czułam, jak moje ciało sztywnieje. Ktoś założył mi na twarz maskę tlenową. To bolało. Lekarze byli przekonani, że jestem nieprzytomna, ale ja wszystko czułam i wszystko słyszałam. Jedna z pielęgniarek powiedziała, że nie wyczuwa pulsu. W końcu całe moje ciało zaczęło się trząść i straciłam przytomność. Nie wiem, jak długo to trwało. Kiedy się obudziłam, była przy mnie mama. Widząc ją, poczułam ulgę.

Matka Pauline przyjechała do szpitala, żeby zabrać córkę do domu. Tuż po wejściu do sali, w której leżała Pauline, była świadkiem jej trzeciego ataku.

– Pauline pobladła i znieruchomiała. Potem opadła na łóżko niczym szmaciana lalka. Chwilę później zaczęła się trząść. Na początku trzęsły się tylko jej ramiona, ale potem drgawki zaczęły się rozprzestrzeniać i stawały się coraz gwałtowniejsze. Nie oddychała. Trwało to, jak mi się wydawało, jakieś dziesięć minut. Potem uświadomiłam sobie, że jednak krócej. W końcu z jej gardła wydobyło się przerażające westchnienie. Drgawki ustały, a ona po prostu leżała na łóżku. Wyglądała, jakby zasnęła, ale to nie był normalny sen. Ani ja, ani pielęgniarka nie potrafiłyśmy jej obudzić.

Pauline nie pamiętała ataku ani tego, co działo się wieczorem i w noc przed naszym spotkaniem.

– Zapomniałam wszystko, co wydarzyło się po trzecim ataku – opowiadała mi. – Czy moja matka była przy mnie zeszłej nocy? Nie wiem.

Zmusiłam ją, żeby odtworzyła wszystko, co pamiętała; żeby szczegółowo opowiedziała mi, co ją tutaj zaprowadziło. Odpowiedziała na wszystkie moje pytania. Nie, w rodzinie nie było przypadków padaczki. Tak, rodzice się rozwiedli, ale stało się to bardzo dawno temu. Kocha swoją pracę. Nie może się doczekać, żeby do niej wrócić.

Jej matkę chwilami ogarniała irytacja. – Czy nie może pani przeczytać tego w dokumentacji Pauline? Czy mój rozwód ma jakiekolwiek znaczenie? Czy zapalenie pęcherza, które Pauline przebyła w wieku szesnastu lat, ma jakikolwiek związek z tym, co dzieje się teraz?

– Uważam, że wszystko, co wydarzyło się do tej pory, ma ogromne znaczenie. A jeśli usłyszę całą historię bezpośrednio od Pauline, zrozumiem ją lepiej, niż gdybym przeczytała o tym w zapiskach innych lekarzy.

To zawsze są dwie odrębne rzeczywistości: to, co pamięta pacjent, i to, co zapisano w jego karcie choroby. Musiałam poznać obie wersje zdarzeń, bo na żadnej z nich nie można w pełni polegać.

– Czy te drgawki będą kolejnym niezdiagnozowanym problemem, z którym będę musiała żyć? – zapytała Pauline.

– Nie. Moim zdaniem istnieją spore szanse na to, że tym razem będzie inaczej. Dysponujemy wieloma zaawansowanymi narzędziami diagnostycznymi, które pozwalają nam określić przyczyny takich napadów. Mam nadzieję, że zdołamy postawić właściwą diagnozę i wyleczyć panią z tej przypadłości.

Na koniec naszej rozmowy wyjaśniłam Pauline, że jest jeszcze zbyt wcześnie, żebym mogła stwierdzić, na czym polega jej problem. Powiedziałam, że zostanie przeniesiona na oddział neurologiczny, gdzie pod moją opieką przejdzie kilka dalszych badań. Rozmowę zakończyłam tak jak zwykle.

– Czy jest coś ważnego, co pani zdaniem przeoczyłam albo o co chciałaby pani mnie zapytać?

Pauline odpowiedziała, że nie ma niczego takiego. Kiedy jednak wychodziłam, zawołała mnie z powrotem.

– Czy spotkała się już pani z takim przypadkiem jak mój?

Było ich tyle, że trudno je zliczyć – pomyślałam. Wiedziałam jednak, że w tej chwili opowieści o przypadkach innych pacjentów nie przyniosą Pauline pociechy.

– Widziałam ludzi z podobnymi problemami. Ale nie ma na świecie dwóch takich samych osób.

Kiedy wychodziłam, gryzło mnie sumienie, jak zwykle wtedy, gdy nie jestem zupełnie szczera z pacjentem. Byłam pewna, że wiem, co dolega Pauline, ale zatrzymałam tę informację dla siebie. Nie powiedziałam jej, że miałam już do czynienia z podobnymi przypadkami i że nie zawsze historie te miały szczęśliwe zakończenie. Ale wiedziałam, że nie tylko ja mam tutaj swoje sekrety. W historii opowiedzianej mi przez Pauline brakowało kilku istotnych szczegółów. To było nasze pierwsze spotkanie i miało się dopiero okazać, czy będziemy mogły być wobec siebie zupełnie szczere.

Jest tylko jeden sposób na to, by bez żadnych wątpliwości ustalić, jaki jest powód czyjejś utraty przytomności. Trzeba przy tym być. W każdym innym przypadku diagnoza jest tylko interpretacją słów pacjenta i świadka. Trudno w takiej sytuacji uniknąć błędów. Ludzie z reguły nie są dobrymi świadkami, a zwłaszcza ludzie przestraszeni i przygnębieni. To, w jaki sposób opisują napad, zależy nie tylko od tego, co zobaczyli, ale też od tego, co spodziewali się zobaczyć. Wszystkie matki opisujące drgawki swojego dziecka twierdzą, że stało się ono blade jak papier, toczyło pianę z ust i było bliskie śmierci; z ich perspektywy każda minuta wydawała się godziną. W większości przypadków lekarze muszą się zadowalać takimi właśnie opisami.

Rzadko się zdarza, żeby lekarz był świadkiem napadu drgawek u pacjenta. Ataki najczęściej pojawiają się nieregularnie, zaledwie raz na miesiąc, czasem nawet raz na rok. Trwają minutę lub dwie. Jeśli przyjmiecie kogoś do szpitala w nadziei, że uda wam się zaobserwować atak, musicie uzbroić się w cierpliwość. A kiedy w końcu do niego dojdzie, istnieje spore ryzyko, że go przegapicie.

Są jednak okoliczności, w których możliwa jest obserwacja utraty przytomności i postawienie jednoznacznej diagnozy na temat jej przyczyn. Czasami utraty przytomności mają swój czynnik wywołujący. W przypadku padaczki może to być migające światło lub brak snu. W celu postawienia diagnozy pacjent może zostać przyjęty do szpitala, w którym zostaje wystawiony na działanie takiego czynnika – do ewentualnego napadu dochodzi więc w bezpiecznym środowisku, w obecności wyszkolonego personelu. Podobnie ludzie, którzy często mdleją, obserwują czasem, że niektóre zmiany postawy ciała wywołują określone objawy; dlatego też w szpitalu kładzie się ich na stole pionizacyjnym, żeby wywołać atak w kontrolowanych warunkach. Jeśli lekarze przypuszczają, że przyczyną zasłabnięć jest niewydolność krążeniowa, wywołuje się jej objawy, prosząc pacjenta o wykonywanie ćwiczeń fizycznych (oczywiście przez cały czas monitoruje się jego stan). Niewielkiej grupie pechowców utraty przytomności zdarzają się tak często, że nawet przebywając w szpitalu zaledwie kilka dni, dają lekarzom sposobność obserwacji ataku.

Jeśli czynniki wywołujące nie są tak oczywiste, pacjenci są kierowani na oddziały wideotelemetryczne, gdzie wszystko jest zorganizowane w taki sposób, by ułatwić personelowi obserwację napadów. W dużym uproszczeniu pobyt na takim oddziale sprowadza się do czekania na wystąpienie napadu – czekają zarówno pacjenci, jak i personel – i jego obserwacji przez lekarzy i pielęgniarki. Oczywiście, w rzeczywistości jest to dużo bardziej skomplikowane. Warto podkreślić, że możemy posługiwać się tą metodą dzięki wysiłkom, jakie podjął na początku swojej kariery medycznej pewien niemiecki lekarz – Hans Berger.

Pod koniec XIX wieku Berger brał udział w manewrach wojskowych, podczas których jego wierzchowiec stanął nagle dęba. Berger wylądował na ziemi, tuż przed toczącymi się kołami działa artyleryjskiego. Koń ciągnący działo zatrzymał się w ostatniej chwili i Berger o włos uniknął straszliwego końca. Poczuł ogromną ulgę. Tego samego dnia wieczorem otrzymał telegram od swojej siostry, która życzyła mu dobrego zdrowia. Pisała też, że akurat tego dnia szczególnie się o niego martwiła i poczuła, że powinna wysłać mu życzenia. Berger był przekonany, że impuls, który kazał jego siostrze wysłać telegram, nie był przypadkowy. Wydawało mu się oczywiste, że w momencie zagrożenia życia zdołał w jakiś sposób przekazać jej informację o tym, co go spotkało – był święcie przekonany, że ta informacja dotarła do jego siostry, pomimo że dzieliło ich wiele kilometrów. Odtąd jego życiowym celem stało się wyjaśnienie zjawiska telepatii.

W XIX stuleciu wiedziano już, że organy wewnętrzne produkują energię elektryczną. Berger założył, że przepuszczając prąd przez głowę badanego, odkryje prawidłowości rządzące energią psychiczną. Nie zdobył jednak żadnych użytecznych informacji, zamiast tego spróbował więc zmierzyć na powierzchni głowy naturalną aktywność elektryczną wytwarzaną przez ciało, używając do tego celu galwanometru. I właśnie wtedy dokonał zdumiewającego odkrycia: nawet przez czaszkę mógł rejestrować aktywność elektryczną pochodzącą, jak słusznie przypuszczał, bezpośrednio z mózgu. Nie zdołał, co prawda, dowieść istnienia telepatii, ale w 1929 opublikował swój pierwszy artykuł naukowy na temat rejestrowania fal mózgowych, a także wynalazł elektroencefalograf (EEG).

Zrozumienie istoty aktywności elektrycznej mózgu okazało się bardzo użyteczne. Co ważniejsze, Berger pokazał, że fale mózgowe wciąż się zmieniają i że każda zmiana wzorca odzwierciedla zmianę stanu świadomości osoby badanej. Senność, lekki sen, głęboki sen, czuwanie – wszystkim tym stanom można przypisać charakterystyczny dla nich wzorzec fal mózgowych. Mierzone za pomocą elektroencefalografu fale mózgowe pozwalają nam określić, czy badana osoba śpi, czy też jest rozbudzona; czy jest przytomna, czy też straciła świadomość. EEG okazało się być niezrównanym narzędziem oceny stanu świadomości i jest używane do dnia dzisiejszego, pomagając nam zrozumieć, dlaczego ktoś zapadł w śpiączkę albo dlaczego stracił przytomność.

Na oddziałach wideotelemetrycznych pacjenci przez cały czas pozostają w obrębie jednego pokoju, pod czujnym okiem umieszczonych tam kamer. Do skóry głowy przykleja im się małe metalowe dyski, dzięki którym można monitorować aktywność mózgu przez dwadzieścia cztery godziny na dobę (procedura ta jest dla pacjenta całkowicie bezbolesna). Przyklejone do piersi elektrody zbierają informacje na temat rytmu serca. Grupa pielęgniarek na zmianę ogląda każdą minutę relacji wideo z sali, w której przebywa pacjent; nie rejestruje się jedynie wizyt w łazience. Kiedy w końcu dochodzi do utraty przytomności lub napadu drgawek, pielęgniarka natychmiast udaje się do sali, żeby zbadać pacjenta, zmierzyć mu ciśnienie, oznaczyć poziom cukru we krwi i zapewnić mu bezpieczeństwo do czasu, gdy odzyska on świadomość.

Dzięki tego typu badaniom opartym na założeniu, że nasze mózgi generują energię elektryczną, a wzorzec fal mózgowych odzwierciedla poziom świadomości osoby badanej, możemy z dużą dozą pewności określić przyczyny wielu napadów. Istnieją liczne powody, dla których ktoś może stracić przytomność lub doświadczyć napadu drgawek; monitoring na oddziałach wideotelemetrycznych bardzo ułatwia wskazanie któregoś z nich.

Jeśli zdrowa osoba mdleje – z powodu odwodnienia lub przegrzania – pierwszą zmianą fizjologiczną w jej ciele jest obniżenie ciśnienia krwi. Aby to zrekompensować, serce zaczyna bić szybciej. Osoba, która tego doświadcza, czuje się słabo i ma zawroty głowy; wie, że coś jest nie w porządku. Może być świadoma tego, że rytm jej serca przyspieszył. Krew w sensie dosłownym odpływa z twarzy, która staje się blada. Gdy przyspieszony puls nie może zrekompensować spadku ciśnienia krwi, wtedy, na moment, krew odpływa z mózgu. Kiedy mózg pozbawiony jest tlenu, fale mózgowe gwałtownie zwalniają. W przypadku zdrowej osoby ciśnienie krwi zwykle szybko wraca do normy i mózg znowu otrzymuje odpowiednią porcję tlenu. Powracają fale mózgowe charakterystyczne dla stanu czuwania i osoba, która zemdlała, odzyskuje przytomność. W takiej sytuacji nie dochodzi do żadnych trwałych uszkodzeń mózgu.

Rzecz jasna, omdlenia przytrafiają się nie tylko ludziom zdrowym, ale także tym, którzy cierpią na schorzenia kardiologiczne. W takim przypadku najpierw niebezpiecznie słabnie puls. Serce nie bije z częstotliwością odpowiednią do tego, by utrzymać właściwe ciśnienie krwi. Obniżenie ciśnienia powoduje z kolei spowolnienie fal mózgowych i pacjent traci świadomość. Dopiero wtedy, gdy serce zacznie bić normalnym rytmem, powraca prawidłowy wzorzec fal mózgowych i pacjent odzyskuje świadomość.

Zbyt niskie ciśnienie lub nieprawidłowy rytm serca to nie jedyne powody omdlenia. Przyczyna utraty świadomości może leżeć w samym mózgu. Dzieje się tak w przypadku padaczki. Napad padaczkowy powoduje wzrost niepożądanej aktywności elektrycznej w mózgu. Jeśli elektryczne wyładowania obejmą swoim zasięgiem duży obszar i niejako przejmą władzę nad mózgiem, pacjent traci świadomość. Może wtedy dojść do zmian ciśnienia krwi lub rytmu serca, choć wcale nie musi.

Ciśnienie krwi spada – puls przyspiesza – fale mózgowe zwalniają; serce zwalnia – ciśnienie krwi spada – fale mózgowe zwalniają; następuje zmiana wzorca fal mózgowych – dochodzi do utraty przytomności; zarejestrowanie każdego z tych wzorców połączone z analizą nagranego materiału wideo pozwala na postawienie diagnozy, która zazwyczaj okazuje się trafna. Stawiając diagnozę, lekarze przyjmują, że każdemu rodzajowi utraty przytomności (może to być sen, narkoza, napad padaczkowy) towarzyszy zmiana wykresu fal mózgowych.

Na tych właśnie regułach miałam się oprzeć, diagnozując przyczynę napadów Pauline.

Trzy dni po naszym spotkaniu Pauline została przeniesiona na oddział neurologiczny. W trakcie tych trzech dni doświadczyła wielu napadów drgawek. Pierwszego dnia pobytu na sali wideotelemetrycznej doświadczyła sześciu kolejnych napadów. Następnego ranka obejrzałam dokładnie przebieg każdego z nich. Były identyczne.

Pauline leży na łóżku i gawędzi ze swoją matką. Nagle milknie. Jej matka początkowo niczego nie zauważa i kontynuuje rozmowę. Pauline siedzi nieruchomo i wpatruje się przed siebie, a jej matka spostrzega, że coś jest nie tak. Naciska przycisk alarmowy, żeby wezwać pielęgniarkę; w tej samej chwili Pauline najpierw się pochyla, a potem opada bezwładnie na poduszkę. Kiedy do sali wbiega pielęgniarka, Pauline zaczyna się trząść. Na początku jest to delikatne drżenie, które jednak z każdą sekundą przybiera na sile. Młoda kobieta młóci rękami powietrze wokół siebie tak, że pielęgniarka nie ma do niej dostępu. Jej ręce uderzają o barierki łóżka, na których zawieszono miękkie ochraniacze. Jej matka stoi o krok od szpitalnego łóżka, zasłaniając rękami twarz.

W ciągu minuty drgawki ustają. Pauline opada z powrotem na łóżko, jakby ktoś spuścił z niej powietrze. Pielęgniarki mogą w końcu ułożyć ją na boku. Prawie udaje im się to zrobić, kiedy ciało Pauline znów ogarniają gwałtowne drgawki. Do sali wchodzi kolejna pielęgniarka i wyprowadza na zewnątrz matkę Pauline. Zanim atak dobiegnie końca, następuje jeszcze sześć serii drgawek. Po wszystkim Pauline leży nieruchomo na boku, tak jak ułożyły ją pielęgniarki. Ma zamknięte oczy i gwałtownie oddycha. Pielęgniarki próbują nawiązać z nią kontakt, żeby sprawdzić, czy wszystko jest w porządku, ale przez następne dziesięć minut nie udaje im się jej obudzić. Kiedy Pauline w końcu otwiera oczy, jest przy niej matka. Dziewczyna milczy i zaczyna płakać. Matka ją pociesza.

Obejrzałam nagrania wszystkich ataków i prześledziłam zapis aktywności mózgu i serca Pauline w trakcie każdego z nich, po czym umówiłam się na spotkanie z Pauline i jej rodziną.

W trakcie spotkania obecna była nie tylko matka Pauline, ale także Mark. Siedzieli niczym wartownicy po obu stronach jej łóżka, każde z nich trzymało Pauline za rękę. Poprosiłam Marka, żeby usiadł po tej samej stronie co matka Pauline. Nie chciałam, żeby coś rozpraszało moją uwagę.

Zanim Pauline została przeniesiona do sali wideotelemetrycznej, dokładnie wyjaśniłam jej, dlaczego zostanie tam umieszczona. Pauline wiedziała już, na czym polega zmienna natura fal mózgowych, ale wyjaśniłam jej to po raz kolejny, ponieważ miało to ogromne znaczenie dla tego, co chciałam powiedzieć potem.

– Starannie przyjrzałam się przebiegowi każdego z napadów, jakich pani doświadczyła. Obejrzałam nagrania i zapis rytmu serca oraz fal mózgowych. Pierwsza dobra wiadomość jest taka, że nie dostrzegłam wzorca charakterystycznego dla napadów padaczkowych, więc na pewno nie choruje pani na padaczkę. Rytm pani serca był normalny, wydaje się zatem, że pani serce jest zdrowe, co, mam nadzieję, przyjmie pani z ulgą.

– To dobra wiadomość, prawda kochanie? – Matka Pauline ścisnęła jej dłoń. Pauline i Mark wpatrywali się we mnie pustym wzrokiem. Nie widziałam na ich twarzach oznak ulgi.

– Kiedy sprawdzałam, jak wygląda zapis pani fal mózgowych w trakcie napadu, zauważyłam, że ujawnia się w nim wzorzec charakterystyczny dla stanu czuwania. Taki wzorzec fal mózgowych mają osoby przytomne.

Mark próbował coś wtrącić, a ja odruchowo zaczęłam mówić szybciej i głośniej.

– Niełatwo wyjaśnić to, o czym teraz mówię, więc bardzo proszę, żeby na razie mi państwo nie przerywali. Kiedy skończę, będziecie mogli zadać mi tyle pytań, ile tylko zechcecie. Wzorzec fal mózgowych Pauline wyglądał normalnie. Jeśli ktoś traci przytomność i jest zupełnie nieświadomy tego, co się wokół niego dzieje, a jednocześnie wykres jego fal mózgowych wygląda zupełnie normalnie, można to wytłumaczyć w jeden tylko sposób: przyczyną utraty przytomności jest jakiś czynnik psychologiczny, a nie choroba mózgu.

Mark potrząsnął głową i zacisnął mocno usta. Zauważyłam, że mój głos stał się bardziej empatyczny.

– Pozwólcie mi najpierw wyjaśnić, że ciało każdego człowieka wytwarza objawy fizyczne w odpowiedzi na stres emocjonalny. Są one jednak tak powszechne, że przywykliśmy do nich i przestaliśmy je zauważać. Jeśli jestem zdenerwowana, moje dłonie drżą: to reakcja fizyczna mojego ciała na doświadczane przeze mnie emocje.

Kiedy jesteśmy przestraszeni, serce bije nam szybciej. Kiedy jesteśmy smutni, z oczu płyną nam łzy. To przykłady sytuacji, w których doświadczamy fizycznych objawów, mimo że z naszymi ciałami jest wszystko w porządku. Tego rodzaju fizyczna odpowiedź na stres to normalna, codzienna reakcja na zwyczajne, codzienne lęki i denerwujące sytuacje. W przypadku niektórych ludzi fizyczna odpowiedź ich ciała na emocje może być dużo bardziej dramatyczna, może wręcz upośledzać ich funkcjonowanie. Jedną z takich ekstremalnych reakcji na negatywne emocje są drgawki i omdlenia. Tego typu zjawisko nazywamy napadem dysocjacyjnym.

Nie mogłam już dłużej powstrzymywać Marka przed zadawaniem pytań.

– Twierdzi pani, że w rzeczywistości Pauline nie jest nieprzytomna?

– Nie, Pauline naprawdę traci świadomość. Proszę przypomnieć sobie, co powiedziałam na temat serca, które zaczyna bić szybciej w odpowiedzi na strach. Kiedy odczuwam stres, mój puls naprawdę staje się dwa razy szybszy. Czuję to w mojej klatce piersiowej; można to zmierzyć. To nie dzieje się tylko w mojej wyobraźni. Powodem takiej reakcji mojego ciała nie jest jednak choroba serca. Moje serce jest zdrowe. Ono po prostu reaguje na stres.

– Uważa pani, że to wszystko jest w mojej głowie – powiedziała Pauline i spojrzała gdzieś obok mnie.

– Nie. Wiem, że pani napady są prawdziwe, ale nie są one spowodowane chorobą mózgu. Ich przyczyna tkwi raczej w pani podświadomości. Słowo „dysocjacyjny" oznacza, że w pani umyśle dochodzi do pewnego rodzaju rozłamu. Pani świadomość odgradza się od tego, co się wokół pani dzieje. To oddzielenie oznacza, że jedna część pani umysłu nie wie, co robi druga część. Wiem, że nie robi pani tego celowo. Nie można doprowadzić do omdlenia siłą woli, tak samo jak ja nie mogę siłą woli sprawić, że zacznę się czerwienić.

Chciałam, żeby Pauline na mnie spojrzała. Nie zrobiła tego jednak. Nie potrafiłam rozgryźć jej reakcji.

– Czy coś z tego, co powiedziałam, wydaje się pani trafne? – zapytałam. – Jak się pani czuje z tym, co powiedziałam?

Wzruszyła ramionami. – Czuję się po prostu zmęczona.

– Rozumie pani moje wyjaśnienia?

– Rozumiem. Nie wiem tylko, co to ma ze mną wspólnego. Nie byłam zestresowana. Wszystko układało się przecież po mojej myśli.

Pauline miała rację.

– Wiem. W przykładach, które podałam, to stres wywoływał fizyczne objawy. Z napadami dysocjacyjnymi jest inaczej. Często objaw fizyczny maskuje emocjonalny niepokój. Jeśli pewne uczucie lub wspomnienie jest dla kogoś zbyt przykre, swoisty mechanizm obronny sprawia, że zamienia się ono w fizyczną niepełnosprawność. W przypadku drgawek wygląda to tak, jakby pani mózg wyłączał się na chwilę, żeby panią chronić.

– Chronić przed czym?

– Nie wiem. Ale nawet jeśli teraz nie znamy odpowiedzi, to być może poznamy ją za jakiś czas.

Przez chwilę zastanawiałam się nad przebiegiem choroby Pauline. Jej stan zdrowia pogarszał się za każdym razem, gdy stawała przed jakimś wyzwaniem lub gdy jej życie miało się zmienić.

– Czyli dostaję drgawek, zamiast stawić czoła czemuś nieprzyjemnemu? Dlaczego miałabym sama sobie robić coś takiego?

– To niedorzeczne, ot co! – Mark był teraz wściekły.

– Wiem, że to bardzo trudne. Nie robi pani tego sama sobie, Pauline. Jeśli to, co powiedziałam, wydaje się pani niedorzeczne, proszę pamiętać o jednym: napady, niezależnie od ich przebiegu, są prawdziwe. Są prawdziwe, niezależne od pani woli, rujnują pani życie i trzeba je traktować bardzo poważnie. Znajomość przyczyny choroby pozwoli nam właściwie dobrać leczenie. Nie próbuję w ten sposób negować uciążliwości nękających panią napadów.

– Na czym będzie polegać leczenie?

– Chciałabym skierować panią do psychiatry.

– Czyli po tym całym wykładzie stwierdza pani po prostu, że jestem obłąkana.

– Nie. Te napady to komunikat nadawany przez pani ciało, że coś jest nie w porządku. Psychiatra pomoże pani dowiedzieć się, co dokładnie. Moim zdaniem te napady drgawek da się wyleczyć. Myślę, że psychiatra pomoże pani to sobie uświadomić.

– Nie ma żadnego lekarstwa, które mogłoby pomóc? – zapytał Mark.

Wiedziałam, że Pauline zażywa już siedem różnych leków. Żaden z nich nie poprawił znacząco jakości jej życia. Dwa z nich włączono do leczenia tylko po to, żeby zniwelować skutki uboczne pozostałych pięciu. Pauline miała dwadzieścia siedem lat. Chciałam, by zrozumiała, że dotychczasowe podejście do leczenia jej przypadłości nie przyniosło rezultatów i że w związku z tym należy poszukać nowego, skuteczniejszego rozwiązania.

– Lekarstwa nie są skuteczne w przypadku napadów dysocjacyjnych.

– Mówiła pani, że to można wyleczyć – wtrąciła się matka Pauline.

– Bo naprawdę jestem przekonana, że napady w końcu ustąpią. Mam nadzieję, że spotkania z psychiatrą przyspieszą ten proces.

Siedzieliśmy przez chwilę w milczeniu i kiedy doszłam do wniosku, że wszystkie możliwe pytania zostały mi już zadane, zakończyłam konsultację w ten sam sposób co zwykle.

– Czy jest coś, o co chcielibyście mnie państwo zapytać? Czy coś pominęłam?

– Nie, nic.

Wychodząc, czułam, że nie udało mi się nawiązać kontaktu z Pauline. Zgodziła się na spotkanie z psychiatrą, ale jej zgoda wydawała mi się czysto kurtuazyjna. Poczułam ulgę, kiedy dwa dni później Pauline dotrzymała umowy i zgłosiła się na badania psychiatryczne.

Bardzo niewielu ludzi przechodzi badania tak szczegółowe, jak te, które przeszła Pauline. Większość z nas zostawia dzieciństwo daleko za sobą, tymczasem Pauline musiała wciąż na nowo opowiadać swoją historię - nie tylko historię choroby, ale także historię swojego życia. Psychiatra była bardzo dociekliwa. Pauline opowiedziała jej więcej niż mnie. Niektóre z informacji zdobytych przez psychiatrę były dla mnie nowe, ale z większością z nich zapoznałam się, kiedy czytałam dokumentację medyczną Pauline przed naszym pierwszym spotkaniem. Być może, jeśli chorujecie niemal przez całe swoje życie, w ciągu tych dwunastu lat zapominacie o części własnych przeżyć. Być może Pauline zataiła niektóre informacje, ponieważ nie chciała, żebym nabrała uprzedzeń, dowiadując się o pewnych wydarzeniach z jej przeszłości. A być może to jej podświadomość doszła do głosu i to ona zadecydowała, co Pauline może ujawnić, a czego nie.

Pauline miała szczęśliwe dzieciństwo, ale tak jak w przypadku wielu innych ludzi nie było ono wolne od traum. Kiedy miała dziewięć lat, zdiagnozowano u niej zaburzenia odżywiania. W tym czasie w rodzinie jej ojca dochodziło do częstych kłótni. Najbliższa rodzina Pauline odsunęła się od babci i dziadka oraz ciotek i wujków ze strony jej ojca. Pauline źle to przyjęła. Przestała jeść; udało jej się wrócić do zdrowia tylko dzięki pomocy psychologa dziecięcego i wsparciu rodziny. Jej choroba nie trwała długo.

Problemy pojawiły się ponownie, kiedy miała dwanaście lat i jej rodzice postanowili się rozwieść. Pauline znów na krótko przestała jeść. Musiała się wtedy obawiać, że straci ojca, tak jak wcześniej straciła kontakt z jego rodziną (do takiego wniosku doszła psychiatra, z którą rozmawiała Pauline). Matka obiecała jej jednak, że do tego nie dopuści – i kiedy okazało się, że pomimo rozwodu ojciec wciąż jest obecny w jej życiu, Pauline odzyskała równowagę.

Znamienna była także kolejna luka w opowieści mojej pacjentki. Pauline nie powiedziała mi o tym, że nie byłam pierwszym lekarzem, który dopatrzył się w prezentowanych przez nią objawach choroby psychosomatycznej. Kiedy w wieku dwudziestu jeden lat doznała paraliżu nóg, lekarze przypuszczali, że może to być pseudoparaliż histeryczny. Pauline odrzuciła tę diagnozę. Udała się, co prawda, do psychiatry, ale była to tylko jednorazowa wizyta; Pauline nie zastosowała się też do porad, jakie otrzymała podczas tego pierwszego i zarazem ostatniego spotkania z psychiatrą. Wiedziałam o tym, kiedy poznałam Pauline, ale nie chciałam poruszać z nią tego tematu. Zdawałam sobie sprawę, że nasza współpraca będzie przebiegać pomyślnie wyłącznie wtedy, gdy pozwolę jej samodzielnie podejmować decyzje odnośnie do tego, o czym i kiedy chce ze mną rozmawiać.

Psychiatra, do której skierowałam Pauline, doszła do wniosku, że pacjentka potrzebuje pomocy. Nie była jednak pewna, czy Pauline zdoła zaakceptować leczenie. W szczególności nurtowało ją pytanie, czy relacje Pauline z bliskimi nie stanowią przypadkiem przeszkody w jej powrocie do zdrowia. Czy to możliwe, by Pauline była otoczona nazbyt troskliwą opieką? Czy pacjentka mogła żywić podświadomą obawę, że jej bliscy poczuliby się osamotnieni, gdyby przestała być od nich całkowicie zależna?

Psychiatra odkryła także, że Mark i Pauline, pomimo okazywanej sobie wzajemnie czułości, nie skonsumowali swojego związku.

– Zastanawiałam się, czy Pauline nie jest do tego stopnia skupiona na własnym ciele, na jego kontrolowaniu, że nie pozwala nikomu na intymny kontakt. Podobnie kontroluje przyjmowanie pokarmu. Trudno jest oddać kontrolę nad własnym ciałem innym ludziom – powiedziała mi psychiatra.

Poszłam zobaczyć się z Pauline po jej sesji z psychiatrą. Po raz pierwszy nie było przy niej matki. Widok osamotnionej Pauline wzbudził we mnie uczucia, których do końca nie rozumiałam.

– Jak poszło z psychiatrą?

– W porządku.

– Mam nadzieję, że ta wizyta nie wydała się pani bezowocna. Czy pojawiło się coś nowego, o co chciałaby mnie pani zapytać? Czy lekarka powiedziała coś, co było dla pani niejasne?

– Nie.

Pragnęłam, by Pauline zaczęła robić postępy, nie chciałam jej jednak do siebie zrazić.

– Rozmawiała pani z psychiatrą o paraliżu nóg?

– Tak. Stwierdziła, że pani zdaniem mój paraliż również jest wyimaginowany.

– Wcale tak nie uważam. Mam nadzieję, że pani o tym wie.

Zapadła cisza. Zastanawiałam się, co myśli sobie teraz Pauline.

– Czy psychiatra powiedziała pani, co się wydarzyło, kiedy miałam dziewięć lat? – zapytała po chwili.

– Powiedziała mi, że przez pewien czas była pani chora, ale nie zagłębiałyśmy się w szczegóły.

Pauline odwróciła głowę i spojrzała w stronę okna.

– A czy powiedziała, dlaczego zachorowałam?

– Wspomniała tylko o jakichś problemach rodzinnych.

Nasza rozmowa wydawała mi się coraz mniej naturalna. Nie miałam pojęcia, do czego zmierza Pauline.

– Teraz, kiedy oficjalnie uznano, że jestem szalona, każdy pomyśli, że byłam wykorzystywana jako dziecko – powiedziała. – Ale nie byłam.

To było stwierdzenie? Pytanie? A może zaproszenie do dalszej rozmowy na ten temat?

– Skąd przyszło pani do głowy, że tak sobie pomyślimy?

– Przeczytałam o tym w internecie. Napady dysocjacyjne przytrafiają się dziewczynom, które były wykorzystywane w dzieciństwie.

– Czasami tak, ale równie często nie mają żadnego związku z tego typu wydarzeniami.

– Ja nie byłam wykorzystywana.

– Wiem.

Podążyłam za jej wzrokiem i również spojrzałam w okno. Oprócz zachmurzonego nieba nie było tam niczego, na czym można byłoby zawiesić oko.

– Mój wujek został oskarżony o napastowanie dziewczynki, która mieszkała w domu sąsiadującym z jego domem. Kiedy to wyszło na jaw, tata nie pozwolił nam się z nim widywać, chociaż wujkowi niczego nie udowodniono. Rodzina taty się wściekła. Uważali, że powinien wziąć stronę brata, a nie jakichś obcych ludzi.

– To musiało być dla pani trudne.

– Nigdy mnie nie dotknął.

– To dobrze.

Odczekałam chwilę. Nie byłam pewna, czy to już koniec naszej rozmowy.

– Myśli pani, że z moim pozostałymi problemami zdrowotnymi jest tak samo jak z tymi napadami?

Czekałam na to pytanie. Ucieszyłam się, że Pauline je zadała.

– Moim zdaniem istnieje duże prawdopodobieństwo, że inne objawy również mają charakter psychosomatyczny.

– Ale przecież nie jest pani gastroenterologiem ani reumatologiem. Czy ma pani kwalifikacje, żeby stawiać takie diagnozy?

– Owszem, nie jestem ani gastroenterologiem, ani reumatologiem. Ale widziałam wyniki badań i czytałam notatki lekarzy w pani dokumentacji medycznej. Jak dotąd nie znaleziono wytłumaczenia dla żadnego z pani objawów. Moja teoria by je wyjaśniała. Jeśli mam rację, to jest szansa na to, by wyleczyć wszystkie pani dolegliwości.

Pauline znów spojrzała mi prosto w oczy. Płakała.

– Pauline, przez dwanaście lat była pani stałym gościem szpitalnych oddziałów. Przeszła pani wiele inwazyjnych badań, próbowała pani nowych leków, które nigdy nie działały. Operacje nie rozwiązały żadnego z pani problemów. Mało tego, po każdej z nich pojawiał się nowy. Przyjęto panią do szpitala z bólem żołądka, a opuściła go pani na wózku inwalidzkim. Proszę, żeby spróbowała pani tego nowego sposobu leczenia, ponieważ poprzednie metody się nie sprawdziły. Mogę pani obiecać przynajmniej tyle, że na pewno nie pogorszy to pani stanu zdrowia.

– Chcę porozmawiać z Markiem.

Obawiałam się, że Mark nieumyślnie wpycha Pauline w rolę chorej. Bałam się, że Pauline nie zgodzi się na kolejną wizytę u psychiatry. Jeśli macie astmę i wasz pierwszy inhalator nie działa, nie odrzucacie diagnozy, tylko prosicie o mocniejszy lek. Wyglądało jednak na to, że psychiatrzy mają u Pauline tylko jedną szansę. Trudno było mi zignorować myśl, że – być może – sześć lat temu Pauline wolała wózek inwalidzki od diagnozy psychiatrycznej. Wiedziałam też, że taki osąd jest niesprawiedliwy wobec Pauline. Nawet jeśli dokonała takiego wyboru, nie zrobiła tego świadomie. Moja pacjentka miała rację: nikt nie chciałby cierpieć tak jak ona. Choroba była czymś, czego Pauline nie kontrolowała

Pauline miała lada moment zostać wypisana ze szpitala. Badania zostały zakończone. Mieliśmy diagnozę. Spotkała się z psychiatrą. Dalszy pobyt w szpitalu nie miał już żadnego sensu. Musiała tylko zgodzić się na następny krok. Powiedziałam jej, że następnego dnia może wrócić do domu i że od tej pory będzie mogła się spotykać z psychiatrą oraz z psychologiem i fizjoterapeutą, którzy pomogą jej wrócić do zdrowia.

Zanim jednak do tego doszło, Pauline i mnie czekała jeszcze noc obfitująca w wydarzenia. Tuż po północy odebrałam telefon. Dzwonił pełniący dyżur neurolog stażysta. „Pauline groziła, że się zabije. Schowaliśmy pod kluczem wszystkie jej leki. Cały czas pilnuje jej jedna z pielęgniarek. Zadzwoniliśmy też do pełniącego dyżur psychiatry. Pomyśleliśmy, że chciałaby pani o tym wiedzieć".

– Dziękuję za informację – powiedziałam. Wcale nie chciałam wiedzieć. Przecież nie było niczego, co mogłabym w tej sytuacji zrobić. Wróciłam do łóżka, ale do rana nie zmrużyłam oka.

Następnego ranka Mark czekał na mnie przy wejściu na oddział.

– Pauline ma nieżyt żołądka, polipy i nawracające infekcje dróg moczowych. Twierdzi pani, że to też sobie wymyśliła? – zapytał bez żadnego wstępu.

Odparłam, że chętnie z nim porozmawiam, ale najpierw chciałabym sprawdzić, jak miewa się Pauline oraz porozmawiać z lekarzami, którzy badali ją poprzedniej nocy. Mark wyraził zgodę – przez zaciśnięte zęby. Poczułam ulgę, kiedy zapoznałam się z wynikami zeszłonocnych konsultacji. Zdaniem lekarzy prawdopodobieństwo, że Pauline faktycznie targnie się na własne życie, było niewielkie. Poprosiłam psychiatrę konsultacyjnego*, żeby odwiedził Pauline, zanim wypiszę ją do domu. A potem poszłam się z nią zobaczyć. Byli przy niej Mark oraz jej matka – ponownie wcielili się w role jej strażników.

– Jak pani śmie nazywać medyczne problemy Pauline problemami psychicznymi? Jedyny stres, jakiego doświadczyła Pauline, to ten związany z jej chorobą. Jeśli te napady drgawek rzeczywiście są wynikiem szaleństwa, jest to szaleństwo wywołane bólem, który musiała znosić przez cały ten czas. Czy nie przyszło to pani do głowy? – zapytał Mark.

Wtedy po raz pierwszy dotarło do mnie, że Mark może o pewnych sprawach nie wiedzieć.

– Mam świadomość, że ta sytuacja jest dla państwa bardzo trudna. Nie we wszystkim się zgadzamy, dlatego myślę, że dla Pauline lepiej będzie, jeśli będziemy mówić tylko o tych rzeczach, co do których nie ma wątpliwości.

* Ang. *liaison psychiatrist* – psychiatra konsultacyjny, który współpracuje z lekarzami innych specjalności, specjalizującymi się w tzw. medycynie somatycznej [przyp. tłum.].

– Pauline potrzebuje cewnika, żeby opróżnić pęcherz. Co do tego nie ma wątpliwości. To też jest psychiczne? – Słowom Marka towarzyszyły kropelki śliny tryskające z jego ust. Pauline i jej matka spuściły wzrok.

– Nie zdołamy wyjaśnić wszystkich kwestii tu i teraz – odpowiedziałam Markowi, a potem zwróciłam się do pacjentki. – Pauline, nie znam odpowiedzi na wszystkie pytania, ale wiem na pewno, że przyczyną pani drgawek nie jest choroba mózgu. Jestem tego stuprocentowo pewna i dlatego myślę, że właśnie na tym powinniśmy się skoncentrować.

Zapadła cisza. Pauline nie patrzyła na mnie. Wpatrywała się w Marka, który ściskał jej dłoń. Zauważyłam, jak mocno splotły się ich place. Trudno było mi odróżnić jedną dłoń od drugiej. Przypomniała mi się wtedy rozmowa z psychiatrą. Miałam przed sobą dziewczynę, która, w pewnym sensie, straciła część swojej rodziny; choroba mocno związała ją z tymi osobami, które jej pozostały. Pomyślałam o jej groźbach samobójczych i zrozumiałam, że Pauline to dziewczyna, która zna tylko jeden sposób na to, by zostać wysłuchaną.

– Jeśli później poczuje się pani lepiej, wciąż może pani wrócić do domu. Czy będzie pani w stanie ponownie spotkać się z psychiatrą i poddać się terapii, którą ona zaproponowała?

Trzy twarze obróciły się jednocześnie w moją stronę. Jedna jak zwykle bez wyrazu, druga pełna sprzeciwu i trzecia, na której malował się cień nadziei – ta należała do matki Pauline.

– Myślę, że przynajmniej częściowo możemy zniwelować dręczące panią objawy. Proszę panią jedynie o rozważenie możliwości takiego sposobu leczenia.

Wydawało mi się, czy matka Pauline naprawdę w ledwo dostrzegalny sposób skinęła głową?

To dzięki takim pacjentom jak Pauline uświadomiłam sobie, że nie każde cierpienie jest takie samo. Niekoniecznie jest tak, że większemu cierpieniu towarzyszy większe zrozumienie i współczucie. Oczywiście, najwyżej punktowane są choroby śmiertelne. Zaburzenia psychiczne zajmują bardzo niskie miejsce w tym nieoficjalnym rankingu chorób. A już zaburzenia psychiczne udające choroby somatyczne znajdują się na samym dole. To szarlatańskie choroby, które chętnie wyśmiewamy. Pauline przeczuwała, że jeśli moja diagnoza jest trafna i wszystkie jej problemy rzeczywiście mają podłoże psychosomatyczne, zostanie negatywnie osądzona przez innych. I miała rację. Pauline walczyła o zachowanie swojej godności, a jej bliscy ją w tym wspierali.

Próbowałam unaocznić Pauline, że objawy fizyczne braku psychicznego dobrostanu to coś, czego wszyscy doświadczamy, że nie jest to jakaś skaza charakteru czy oznaka słabości. Życie bywa trudne. Dla niektórych z nas trudniejsze niż dla innych. Przeżywane trudności manifestujemy w różny sposób: jedni płaczą, drudzy narzekają, niektórzy śpią, niektórzy przestają spać, jedni piją, drudzy się objadają, niektórzy się złoszczą, a jeszcze inni cierpią w taki sposób jak Pauline. Z biegiem czasu, po zapoznaniu się z wieloma przypadkami pacjentów podobnych do niej, dotarło do mnie, że to nie Pauline i jej bliscy powinni zostać przekonani o autentyczności jej cierpienia, tylko świat zewnętrzny.

Po rozmowie z psychiatrą Pauline została wypisana do domu. Byłam na oddziale, kiedy opuszczała szpital. Mark wyszedł pierwszy, żeby przyprowadzić samochód. Kiedy Pauline i jej matka wychodziły, ledwie skinęły głową w moim kierunku. Pomyślałam, że widzę je po raz ostatni. Ale wtedy matka Pauline gwałtownie zawróciła i podeszła do mnie.

– Odkąd przedstawiła jej pani swoją diagnozę, Pauline nie miała ani jednego ataku. Chyba jeszcze nawet nie zdaje sobie z tego sprawy – powiedziała.

Po pierwszej nocy spędzonej na oddziale neurologicznym Pauline nie doświadczyła już napadów drgawek. Ale to nie wszystko. Matka Pauline nie zauważyła jeszcze, że ból nogi, z powodu którego Pauline została przyjęta do szpitala, również samoistnie zniknął. Obserwowałam je, jak wychodzą i pomyślałam, że jest nadzieja dla Pauline. Musiała tylko znaleźć w sobie siły, żeby zrobić kolejny krok.

3

Matthew

> Wiemy, że w wypadku każdego wolicjonalnego impulsu wyobrażenie pożądanego rezultatu wyzwala odpowiednie ściągnięcie mięśni; wydaje się, że nie jest całkiem niezrozumiałe, iż wyobrażenie, że nie jest to możliwe, nie dopuszcza do takiego ruchu*.
>
> Sigmund Freud, Josef Breurer, *Studia nad histerią*, 1895

Obowiązująca w naszym systemie prawnym zasada ciężaru dowodu polega na tym, że swoje tezy należy poprzeć materiałem dowodowym. Tymczasem diagnoza zaburzeń psychosomatycznych zazwyczaj opiera się na braku dowodów. Tego typu diagnozy często stawiane są w przypadku, gdy szukamy jakiejś choroby, ale jej nie znajdujemy. Pacjentowi może być bardzo trudno przyjąć do wiadomości, że cierpi na zaburzenia konwersyjne (stan, w którym pojawiają się symptomy neurologiczne niemające medycznego uzasadnienia), kiedy takie rozpoznanie jest formułowane przez lekarza niemal wyłącznie na podstawie tego, czego nie udało się udowodnić. Akceptacja takiej diagnozy przez pacjenta wymaga obopólnego zaufania między nim a lekarzem. Każdego tygodnia mówię komuś, że jego lub jej kłopoty zdrowotne mają przyczyny

* S. Freud, J. Breurer, *Studia nad histerią*, tłum. R. Reszke, Wydawnictwo KR, Warszawa 2008, s. 168 [przyp. tłum.].

psychologiczne. Kiedy ktoś pyta mnie, na jakiej podstawie doszłam do takiego wniosku, mogę jedynie pokazać listę wykonanych badań, których wyniki nie wykazały niczego niepokojącego – to mój dowód na to, że mogę wykluczyć choroby somatyczne jako przyczyny dolegliwości pacjenta. Łatwo się domyślić, dlaczego ktoś, kto jest sparaliżowany, niewidomy lub ma napady drgawek, uznaje takie wyjaśnienie za niewystarczające.

– Jestem najzupełniej pewna, że nie ma pan stwardnienia rozsianego.

– W jakim stopniu jest pani pewna?

– Wszystkie badania wykluczyły taką diagnozę. Nie ma pan stwardnienia rozsianego.

– Na ile procent jest pani pewna?

– Jestem absolutnie pewna.

– Nie może być pani pewna na sto procent. Nic nie jest nigdy pewne na sto procent.

Desperacja Matthew była niemalże namacalna. Chciał usłyszeć ode mnie jakąkolwiek liczbę mniejszą niż sto. Wiedziałam, że nawet gdybym przyznała się do dziewięćdziesięciodziewięcioprocentowej pewności, Matthew skupiłby się na tym wąskim marginesie wątpliwości. Jakaś część jego mózgu tego właśnie oczekiwała. Pytania, które mi zadał, sprawiły, że musiałam się zastanowić nad własnym podejściem. Czy naprawdę byłam tak pewna, że Matthew nie ma stwardnienia rozsianego, jak mu to powiedziałam? Czy powinnam była mu przytaknąć, kiedy stwierdził, że nigdy nie można być niczego całkowicie pewnym? Byłam przekonana, że jego niepełnosprawność ma charakter *czynnościowy*, że u jej podłoża nie leży żadna przyczyna organiczna – ale czy mogłam być tego stuprocentowo pewna? Wiedziałam, co powstrzymuje mnie przed podzieleniem się z Matthew tymi wątpliwościami. Matthew zmagał się teraz z zaakceptowaniem diagnozy. Nawet cień szansy, że w jego przypadku przeoczono jakąś chorobę somatyczną, mógł dać mu nadzieję, że jego dolegliwości nie mają natury psychologicznej; bałam się, że Matthew będzie się kurczowo trzymał tej nadziei. Dzieląc się z nim swoimi wątpliwościami, mogłam sprawić, że rozpocznie misję poszukiwania choroby - misję, która równie dobrze może trwać nawet całe jego życie.

Matthew był typowym „produktem" ery internetu. Zanim do mnie przyszedł, przeprowadził research na temat swojej choroby i na jego podstawie stwierdził, że ma stwardnienie rozsiane. Podczas naszej pierwszej rozmowy wciąż używał wyrażenia „moje stwardnienie rozsiane". „Czy moje stwardnienie rozsiane jest poważniejsze niż inne przypadki tej choroby?", „Jak moje stwardnienie rozsiane wpłynie na warunki oferowane mi przez ubezpieczyciela w przypadku ubezpieczenia na życie?".

Problemy zdrowotne Matthew zaczęły się od tego, że odczuwał mrowienie w jednej ze stóp. Na początku tylko wtedy, gdy dłużej przebywał w pozycji siedzącej. Siedząc w biurze przy komputerze, czuł delikatne kłucie. Musiał wstać i trochę się poruszać, żeby to uczucie zniknęło. Wieczorami nie miał takich problemów, ale w trakcie każdego dnia, kiedy przebywał w biurze, mrowienie powracało.

Po dwóch tygodniach takich objawów Matthew odwiedził lekarza. Lekarz zapewnił go, że tego rodzaju symptomy nie są niczym niezwykłym i rzadko oznaczają coś poważnego; zbadał go i stwierdził, że Matthew jest zdrowy. Poradził mu, żeby unikał siedzenia przez zbyt długi czas i regularnie robił sobie przerwy w pracy.

Matthew zastosował się do tych wskazówek, ale nie przyniosło mu to ulgi. Co gorsza, objawy zaczęły się zmieniać i rozprzestrzeniać. Mrowienie „krążyło" po jego ciele. Jednego dnia czuł kłucie w ramieniu, innego u nasady nosa, potem z tyłu głowy, jeszcze kiedy indziej w dolnej wardze. Nie musiał już siedzieć, żeby odczuwać kłucie. To nieprzyjemne doznanie mogło się pojawić w każdej chwili i zaatakować każdą część jego ciała. Matthew znów odwiedził lekarza, ten ponownie go zbadał i powiedział, że nie widzi niczego niepokojącego.

– Ludzie często uskarżają się na podobne dolegliwości, ale w mojej praktyce nigdy się nie zdarzyło, żeby były one objawami jakiejś poważnej choroby. Proszę przestać o tym myśleć, a te przykre doznania same znikną – poradził mu lekarz.

Matthew nie był zadowolony. Postanowił sam zgłębić temat. W internecie znalazł informację, że cukrzyca może uszkadzać nerwy, co objawia się mrowieniem. Wykluczył cukier z diety, ale wcale nie poczuł się lepiej. Ponownie udał się do lekarza, gdzie usłyszał, że jego poziom cukru jest w normie i że nie ma cukrzycy.

Potem przeczytał gdzieś, że trapiące go dolegliwości często bywają wywoływane przez zablokowane nerwy. Zmęczony lekceważeniem, z jakim lekarz traktował jego objawy, wybrał się do kręgarza. Kręgarz przypuszczał, że Matthew może mieć przesunięty krąg szyjny i zaproponował cykl zabiegów. Zabiegi pomogły, ale tylko na krótko.

Matthew próbował też zmienić swój styl życia. Zaczął regularnie i intensywnie ćwiczyć. Pomyślał, że być może ma słabe krążenie i że remedium na to będą ćwiczenia fizyczne. Kiedy i to nie pomogło, postanowił sprawdzić, jaki skutek przyniesie unikanie wysiłku fizycznego. Odpoczywał tak dużo, jak tylko się dało. Wkrótce do listy objawów dołączyło także drętwienie tułowia.

Wszystkie wysiłki Matthew spełzły na niczym. Jego dolegliwości bardzo przeszkadzały mu w pracy. Nie był już w stanie spędzić dłuższego czasu w pozycji siedzącej. Firma, w której pracował, przyjrzała się warunkom pracy w biurze i wprowadziła pewne zmiany, ale to również niczego nie zmieniło. Matthew ograniczył liczbę godzin spędzanych w pracy. Zaczął pracować zdalnie. Z jeszcze większym zaangażowaniem poszukiwał informacji na temat możliwych przyczyn swojego stanu. To właśnie wtedy odkrył, że stwardnienie rozsiane może powodować zaburzenia czucia przemieszczające się po całym ciele. W historiach osób chorych na stwardnienie rozsiane odnajdywał własne przeżycia. Na jego prośbę lekarz rodzinny skierował go do neurologa.

Matthew miał wreszcie wrażenie, że jego sprawa posuwa się do przodu, dzięki czemu poczuł się lepiej. Jednocześnie wciąż rozmyślał o swojej potencjalnej chorobie. Wkrótce poczuł się gorzej. Wraz ze zdobywaniem kolejnych informacji na temat choroby pojawiały się u niego nowe objawy. Bezustannie dokuczało mu drętwienie i kłucie. Odczuwał ból i tracił równowagę podczas chodzenia. Miał zawroty głowy, ogarniało go też obezwładniające zmęczenie. Po dwóch miesiącach Matthew pracował już wyłącznie w domu.

Pewnego dnia zanim Matthew zdążył stawić się na umówioną wizytę u neurologa, sprawy przybrały bardzo zły obrót. Obudził się i spostrzegł, że całkowicie stracił władzę w nogach. Nie odczuwał już drętwienia ani bólu – nie czuł zupełnie nic i nie mógł poruszać nogami. Jego żona wezwała karetkę, która zawiozła go do szpitala, gdzie natychmiast wykonano tomografię komputerową kręgosłupa i głowy. Wyniki niczego nie wyjaśniły. Matthew został przyjęty do szpitala w celu przeprowadzenia dalszych badań.

W ciągu następnych kilku dni Matthew został starannie przebadany. Poprzez nakłucie lędźwiowe pobrano próbkę płynu rdzeniowego, którego parametry, jak się okazało, były najzupełniej normalne. Badania krwi oraz elektromiografia (elektrofizjologiczne badanie mięśni i nerwów) również nie wykazały żadnych odchyleń od normy. Matthew przebywał w szpitalu przez dwa tygodnie. Pomimo braku diagnozy, zaczął powoli odzyskiwać władzę w nogach, chociaż niedowład nie ustąpił całkowicie. Neurolog wykonał wszystkie zaplanowane badania, a mimo to wciąż nie potrafił stwierdzić, co dolega pacjentowi. Matthew dostał wózek inwalidzki oraz chodzik i został wypisany do domu. Następnego dnia zdenerwowana żona umówiła go na spotkanie z internistą, a godzinę później internista zadzwonił do mnie.

– Matthew i jego żona są u kresu wytrzymałości – powiedział. – Ona jest wściekła, że Matthew został odesłany do domu bez diagnozy i bez planu leczenia.

– Co powiedzieli im lekarze, zanim wypisali go ze szpitala?

– Żona twierdzi, że nic.

Umówiłam się na spotkanie z Matthew. Skontaktowałam się też ze szpitalem, w którym przebywał i poprosiłam o kopię jego dokumentacji medycznej.

Tydzień później żona Matthew wtoczyła wózek inwalidzki, na którym siedział jej mąż, do mojego biura. Miała nieprzyjemny wyraz twarzy. W odpowiedzi na moje „dzień dobry" oschle skinęła głową. Matthew był zupełnym przeciwieństwem swojej żony. Przywitał się ze mną serdecznie. Siedział na wózku, starannie ubrany, ze stertą papierów na kolanach. Po przyjacielsku uścisnął mi dłoń. Kiedy jego żona ustawiła wózek w odpowiednim miejscu i usiadła obok męża, poprosiłam Matthew, żeby opowiedział swoją historię od samego początku.

– Wiem, że mam stwardnienie rozsiane – zaczął.

– Nie róbmy na razie żadnych założeń. W tym momencie proszę jedynie, aby opowiedział mi pan, od czego zaczęły się pańskie dolegliwości i jak zmieniały się w czasie.

Mathhew wyjął swój dziennik i położył go na blacie oddzielającego nas stołu.

– Dziesiątego czerwca po raz pierwszy pojawiły się u mnie parestezje. W prawej stopie. Przytrafiło mi się to podczas grilla u mojego brata. To były jego urodziny. Siedzieliśmy w ogrodzie przez większość popołudnia. O ile pamiętam, przyszliśmy około pierwszej. Około czwartej po raz pierwszy zauważyłem, że coś jest nie tak. Możliwe, że stało się to trochę później. Mogła być już piąta. Wstałem i chciałem wejść do domu, ale poczułem, że z moją stopą dzieje się coś dziwnego. To było okropne uczucie.

Matthew szczegółowo opisał wydarzenia tamtego dnia, a także wszystko, co nastąpiło potem i co doprowadziło go do utraty władzy w nogach. Od czasu do czasu zadawałam mu dodatkowe pytania. Jego odpowiedzi za każdym razem były twierdzące.

Zaburzenia widzenia? Tak, czasami, kiedy czytam książkę wszystkie litery zlewają się ze sobą.

Zmęczenie? Cały czas.

Problemy z pęcherzem? Tak.

Słuchając opisów jego dolegliwości, próbowałam dostrzec w nich jakieś prawidłowości, ale to, o czym mówił Matthew, było niemożliwe z anatomicznego punktu widzenia. Nie było takiego miejsca w systemie nerwowym, którego uszkodzenie mogłoby skutkować wszystkim tym, co opisywał. Jednocześnie zastanawiałam się, czy za jego słowami nie kryje się dużo prostsza historia. Być może miał jakiś organiczny problem neurologiczny, który wyolbrzymiał z powodu dręczących go obaw? Cierpliwie słuchałam dalej. Przez cały ten czas żona Matthew siedziała w milczeniu obok swojego męża, podczas gdy on omawiał każdy zapisany w dzienniku punkt. Bardzo skrupulatnie.

– John zawsze urządza grilla w swoje urodziny, oczywiście, o ile tylko pozwala na to pogoda. Jeśli pogoda jest kiepska, wymyśla coś innego. John mieszka w Kent.

Język, którym posługiwał się Matthew, był naszpikowany medycznymi terminami.

– Doświadczam też neuralgii nerwu trójdzielnego i szumów usznych.

Jego opowieść była bardzo szczegółowa, ale jak na kogoś, kto zaledwie trzy miesiące wcześniej był całkowicie sprawny i w pełni aktywny zawodowo, miał zaskakująco mało do powiedzenia na temat stopnia swojej niepełnosprawności.

– Wynająłem fachowca, który zamontował poręcze w moim domu. Myślę, że to ułatwi mi poruszanie się.

– Co powiedział panu lekarz przy wypisie ze szpitala?

– Nic.

Matthew skończył opowiadać, a ja zapytałam, czy mogę go zbadać. Chociaż jeździł na wózku, poruszał się samodzielnie na krótkich dystansach. Z trudnością przeniósł się z wózka na leżankę, żeby umożliwić mi przeprowadzenie badania. Kiedy już leżał, sprawdziłam kolejno siłę jego mięśni.

– Proszę wyprostować nogę, a potem ją podnieść.

Matthew nie był w stanie tego zrobić. Skrzywił się z wysiłku. Uniósł prawą nogę na wysokość kilku centymetrów, po czym wyciągnął ręce, objął nimi udo tuż za biodrem i podciągnął nogę trochę wyżej.

– Niech pan obciągnie palce – poprosiłam.

Stopa Matthew pozostawała nieruchoma, choć po jego twarzy widać było, że stara się wykonać moje polecenie.

Mathew nie poczuł ukłucia stępioną szpilką w nogę. Kiedy przykładałam wibrujący kamerton do jego skóry, nie czuł nic poniżej pasa. Zdolność czucia i zdolność poruszania się są kontrolowane przez świadomą oraz przez podświadomą część umysłu, w dalszej kolejności sprawdziłam więc te obszary funkcjonowania, które pozostają poza kontrolą umysłu. Okazało się, że Matthew, pomimo bezwładu nóg, miał prawidłowe odruchy; napięcie jego mięśni również było normalne.

Zanim skończyłam badanie, poprosiłam Matthew, żeby ponownie wstał i zrobił parę kroków. Miał zablokowane kolana, chodził z dużą trudnością, na wyprostowanych nogach. Poleciłam, żeby spróbował przejść kilka kroków na palcach. Z wyraźnym wysiłkiem udało mu się pokonać w ten sposób króciutki dystans. W końcu poprosiłam, by usiadł na krześle z założonymi rękami, a następnie wstał, nie zmieniając ułożenia rąk. Udało mu się to dopiero po kilku próbach. Matthew nie zdawał sobie sprawy, że na różne sposoby testowałam działanie tych samych grup mięśni; w jego przypadku za każdym razem zachowywały się one inaczej. Te same mięśnie, które nie pozwoliły mu unieść nóg w pozycji leżącej, pozwoliły mu wstać z pozycji siedzącej.

Pod koniec naszego spotkania nabrałam pewności, że Matthew nie ma stwardnienia rozsianego. Byłam o tym przekonana równie mocno, jak Matthew był przekonany o tym, że cierpi na tę dolegliwość. Zauważyłam zbyt wiele niespójności. Neurolodzy zawsze szukają wzorców. Pewne objawy są specyficzne dla chorób kręgosłupa; inne objawy są typowe dla schorzeń nerwów. Choroby mózgu powodują, że pewne grupy mięśni są osłabione, a inne stają się zaskakująco silne. Objawów występujących u Matthew nie dało się przypisać żadnemu konkretnemu uszkodzeniu anatomicznemu. Na podstawie takich symptomów jak zawroty głowy, drętwienie twarzy i osłabienie wszystkich mięśni nie mogłam postawić jednoznacznej diagnozy. Samo badanie zrodziło kolejne pytania. Ta jego część, która dotyczyła obszarów funkcjonowania kontrolowanych między innymi przez podświadomą część umysłu (siła mięśni, wrażenia dotykowe), przyniosła nieprawidłowe wyniki; z kolei część dotycząca obszarów funkcjonowania podlegających obiektywnej ocenie, na które umysł wpływa już w znacznie mniejszym stopniu (np. odruchy czy napięcie mięśniowe), nie wykazała niczego niepokojącego.

Mimo to przypadku Matthew nie można było sprowadzić jedynie do wyników badań i notatek w dokumentacji medycznej. Matthew miał swoje życie osobiste i również w tej sferze kilka kwestii budziło moje zaniepokojenie. Matthew regularnie odwiedzał lekarza. W ciągu pięciu lat przeszedł pięć kuracji antybiotykowych. Wielokrotnie zgłaszał lekarzowi różne problemy zdrowotne. Zrobiono mu prześwietlenie, żeby znaleźć przyczynę bólu pleców; szukano przyczyn zarówno zaparć, jak i biegunek. Wszystkie wyniki badań były prawidłowe. Objawy pojawiły się i znikały, zanim lekarze zdołali znaleźć dla nich jakieś wyjaśnienie. Zastanawiające wydało mi się także coś innego. Mój pacjent był księgowym i regularnie zmieniał pracę. W firmie, która go zatrudniała, przepracował już niemal trzy lata, co było najdłuższym okresem pracy na jednym stanowisku w całej jego karierze zawodowej. Dlaczego Matthew tak często zmieniał pracę? Czy takie zmiany przed czymś go chroniły? Czy jego dolegliwości pełniły tę samą funkcję? Czy Matthew się przed czymś ukrywał?

Przyjrzałam się także wynikom badań przeprowadzonych w trakcie pobytu Matthew w szpitalu. Na podstawie wszystkich zebranych informacji potrafiłam wskazać tylko jedno spójne wyjaśnienie jego stanu – pacjent cierpiał na zaburzenie konwersyjne. Jego objawów neurologicznych nie dawało się wytłumaczyć żadną chorobą neurologiczną. Zarazem nie ulegało wątpliwości, że Matthew sceptycznie podchodzi zarówno do prawidłowych wyników badań, jak i do moich zapewnień, że nie cierpi na stwardnienie rozsiane. W tej sytuacji rozsądnym rozwiązaniem wydawało się skierowanie Matthew do innego lekarza, który powtórzyłby badania i wydałby własną, niezależną opinię na temat stanu zdrowia mojego pacjenta. Jednocześnie musiałam brać pod uwagę ograniczone zasoby służby zdrowia. Zaczęłam się też zastanawiać, czy wysyłając Matthew do innego lekarza i zalecając powtórzenie badań, nie wzmocnię w nim przekonania, że przeoczono u niego jakieś schorzenie. Ponieważ jednak Matthew był przykuty do wózka i wciąż żywił podejrzenie, że cierpi na stwardnienie rozsiane, postanowiłam odłożyć na bok moje obiekcje i zachować otwarty umysł.

Kiedy Matthew i jego żona wyszli, przejrzałam raz jeszcze jego kartę wypisu ze szpitala. Znalazłam w niej następującą notatkę: „Poinformowałem pacjenta, że moim zdaniem jego objawy mają charakter czynnościowy. Wystawiłem mu skierowanie do psychiatry". Matthew opowiedział mi swoją historię z najdrobniejszymi szczegółami, ale o skierowaniu do psychiatry nie pisnął ani słowa.

Proces stawiania diagnozy zaburzenia konwersyjnego lub czynnościowego polega na wykluczeniu chorób somatycznych. Od tej zasady nie ma wyjątku. Zdarza się, że po wysłuchaniu listy objawów oraz po zbadaniu pacjenta lekarzowi od razu nasuwa się diagnoza w postaci zaburzenia psychosomatycznego. Ale nawet wtedy należy bezwzględnie rozważyć także inne możliwości i wykonać wszystkie niezbędne badania – inaczej możemy popełnić błąd. To lekcja, którą otrzymałam dzięki Fatimie.

Fatimę poznałam podczas robienia specjalizacji z neurologii. Wywarła na mnie niezapomniane pierwsze wrażenie. Weszła do gabinetu usytuowanego w piwnicy budynku w okularach przeciwsłonecznych na nosie. Gdy tylko usiadła, poprosiła mnie, żebym wyłączyła świetlówkę, która chwilę wcześniej delikatnie zamigotała.

– Czy mogłaby pani zgasić światło? – zapytała. – Światło wyzwala u mnie migreny.

Nawet kiedy pokój pogrążył się w ciemnościach, nie zdjęła okularów. Zaczęła grzebać w torebce, by po chwili wyciągnąć z niej drażetkę gumy do żucia i wsadzić ją sobie do ust.

– Tylko żucie pomaga mi na ból szczęki – powiedziała.

Miałam za sobą pracowity poranek i czułam, że moja cierpliwość zaczyna się wyczerpywać. Gdy tylko Fatima zaczęła opowiadać swoją historię, ogarnęła mnie irytacja. Miałam ochotę jej przerwać i powiedzieć: „Proszę przestać. Słyszałam to już tysiące razy". Fatima uskarżała się na chroniczne bóle głowy, ból brzucha i bóle stawów, które dokuczały jej, odkąd była nastolatką. Zażywała wiele różnych leków mających złagodzić ból. Każdy z jej problemów zdrowotnych został dogłębnie zbadany. Kiedy miała dwadzieścia siedem lat, ból zmienił swoje umiejscowienie. Została wtedy przyjęta do szpitala z powodu miażdżącego bólu w klatce piersiowej. Mimo młodego wieku diagnozowano ją w kierunku zawału serca. Badania nie potwierdziły tej hipotezy, ale Fatima kontynuowała przyjmowanie aspiryny w celu rozrzedzenia krwi;

zażywała także leki obniżające poziom cholesterolu – na wszelki wypadek. Przypięła sobie etykietkę osoby chorej na serce, mimo, że lekarze wykluczyli taką ewentualność i wypisali ją z oddziału kardiologicznego.

Zanim się spotkałyśmy, przeczytałam od deski do deski obszerną dokumentację medyczną Fatimy. Na samej górze każdej karty leczenia szpitalnego zapisywano listę problemów medycznych. Lista z najnowszej karty obejmowała migrenę, zapalenie stawów, chorobę niedokrwienną serca, zespół jelita drażliwego, możliwe nadciśnienie oraz nieprawidłowe funkcjonowanie wątroby. Fatima miała trzydzieści pięć lat; nie paliła papierosów ani nie piła alkoholu. Lista jej dolegliwości wydała mi się dziwnie znajoma; podobne listy widywałam już wielokrotnie. Wypełnianiem kart wypisu ze szpitala zajmują się lekarze stażyści, którzy w większości przypadków przepisują żywcem listę chorób z poprzedniej karty wypisu pacjenta. Brak doświadczenia sprawia, że lekceważą przy tym konieczność sprawdzenia każdego faktu. W rezultacie tworzenie historii choroby pacjenta zaczyna przypominać zabawę w głuchy telefon. Z każdym kolejnym pobytem Fatimy w szpitalu „wymagający wyjaśnienia ból w klatce piersiowej" zamieniał się powoli w „chorobę niedokrwienną serca". Owszem, Fatimę badano w kierunku tego schorzenia. Kiedy jednak dokładnie wczytałam się w jej dokumentację, okazało się, że choroba niedokrwienna serca została wykluczona. Mimo to nazwa tej choroby wciąż pojawiała się na kartach wypisu. Podejrzewałam, że już wkrótce „możliwe nadciśnienie" zamieni się – zupełnie bezpodstawnie – w „nadciśnienie".

Fatima przyszła do mnie przekonana, że miała wylew krwi do mózgu. Zauważyła, że jej prawa ręka stała się słabsza. Notorycznie zdarzało jej się upuszczać różne przedmioty, była niezdarna i nie była w stanie pisać. W końcu zupełnie przestała posługiwać się prawą ręką. Kiedy poprosiłam, by wyciągnęła przed siebie obie ręce, wykonała polecenie, ale już po chwili jej prawe ramię opadło. Postanowiłam sprawdzić siłę jej ramienia i poprosiłam, żeby przyłożyła dłoń do mojej dłoni i pchnęła z całej siły. Fatima stwierdziła jednak, że nie zdoła tego zrobić – i żadne namowy nie były w stanie przekonać jej do wykonania tego ćwiczenia.

– Proszę przynajmniej spróbować – zachęcałam. Zaczynałam odczuwać frustrację. Chciałam, żeby Fatima przestała tak głośno żuć gumę. Miałam ochotę włączyć światło, wyprosić Fatimę i wezwać kolejnego pacjenta. Do gabinetu weszła tymczasem pielęgniarka i położyła na moim biurku dwa komplety dokumentów. Był to sygnał, że przybyli kolejni pacjenci. Nie wyrabiałam się w czasie.

Fatima domagała się, żeby zrobiono jej tomografię komputerową. W tamtym czasie pacjenci miesiącami czekali na wizytę i badania. Nie chciałam dodawać jej do wciąż wydłużającej się listy oczekujących.

– Nie wydaje mi się, żeby miała pani udar.

– Więc co to jest? – zapytała.

– Moim zdaniem pani dolegliwości mogą mieć podłoże psychologiczne.

– Mój lekarz powiedział mi, że to udar. Czyli pani ma rację, a on się myli?

– Ludzie w pani wieku nie miewają udarów – odparłam.

– Mam wysokie ciśnienie i problemy z sercem.

– Nie sądzę.

– Nie przyszłam tu po pani opinię na temat stanu mojego serca. Przyszłam tu na tomografię.

Drzwi ponownie się otworzyły. Pielęgniarka zapytała, jak długo będzie jeszcze trwać ta wizyta. Następny pacjent czekał na swoją kolej już pół godziny. Zadane przez pielęgniarkę pytanie przełamało impas. Zgodziłam się zapisać Fatimę na badania i otworzyłam jej drzwi, byle tylko jak najszybciej sobie poszła.

Wszystkie badania Fatimy miały zostać przeprowadzone jednego dnia. Kiedy trzy miesiące później zajrzałam do mojego popołudniowego harmonogramu, zobaczyłam jej nazwisko na liście pacjentów. Jej przypadek nie zapisał się w mojej świadomej pamięci, ale nieprzyjemne uczucie, jakie pojawiło się w moim żołądku po przeczytaniu nazwiska Fatimy, stanowiło nieomylny znak, że moja podświadomość bynajmniej o niej nie zapomniała. Zanim zdążyłam zajrzeć do karty choroby i przypomnieć sobie szczegóły, do gabinetu weszła pielęgniarka i poinformowała mnie, że idzie do recepcji po pacjentkę. „Dzwonił do mnie portier i poprosił, żeby ktoś odebrał kobietę, która położyła się na krzesłach w poczekalni!".

Oto przybyła Fatima.

– Czy ktoś nie może wsadzić jej na wózek i przywieźć tutaj windą?

– Twierdzi, że jest zbyt słaba, żeby usiąść.

Fatima dotarła do szpitala transportem publicznym. Ale kiedy tylko przekroczyła jego próg, ogłosiła, że jest tak zmęczona i słaba, że nie da rady zrobić nawet jednego kroku. Portier wezwał zatem na pomoc pielęgniarkę.

Położyła się na trzech krzesłach i naciągnęła na głowę kurtkę, chroniąc w ten sposób oczy przed sztucznym światłem. Portier i pielęgniarka zdołali namówić ją, żeby wspięła się na łóżko na kółkach i razem zawieźli ją na oddział dzienny. Obserwowałam całe zdarzenie – Fatima jak zwykle miała na nosie okulary przeciwsłoneczne, przyciskała grzbiet dłoni do czoła i głośno wzdychała. Jej powieki drżały. Aż trzy pielęgniarki musiały jej pomagać przy przenosinach na zwykłe łóżko.

W ciągu następnych godzin Fatima przeszła wszystkie zaplanowane badania; po każdym z nich wracała do łóżka i kładła sobie na głowę poduszkę. Po zakończeniu ostatniego badania pielęgniarka poprosiła mnie, żebym sprawdziła, czy można Fatimę bezpiecznie odesłać do domu.

– Jak się pani miewa? – zapytałam.

– Z moim ramieniem jest coraz gorzej – poskarżyła się Fatima.

Zbadałam ją ponownie. Kiedy poprosiłam, żeby trzymała przez chwilę rękę w górze, jej ramię opadało bezwładnie, mimo że przez cały dzień zasłaniała nim sobie oczy. Powiedziałam, że nie widzę żadnych nowych objawów. Zapewniłam ją, że stan jej zdrowia nie uzasadnia dalszego pobytu w szpitalu. Poinformowałam ją też, że spotkamy się ponownie, kiedy nadejdą wyniki.

– Nie mogę tak długo czekać – odpowiedziała.

Po raz kolejny pielęgniarka podsunęła mi wyjście z patowej sytuacji.

– Na oddziale jest jedno wolne łóżko. Może zostać tu na noc i wyjść jutro, jeśli do tej pory będą już wyniki jej badań.

Fatima została zatem w szpitalu. Następnego dnia rano spotkałam się z neurofizjologiem, który badał nerwy w jej ramieniu i, jak się okazało, nie znalazł niczego, co mogłoby wytłumaczyć osłabienie tej części ciała odczuwane przez Fatimę. Wyniki badań krwi również były prawidłowe. Na koniec udałam się do gabinetu radiologa, żeby sprawdzić wyniki tomografii komputerowej.

– Spójrz tylko na to! – Lekarz radiolog triumfalnym gestem przypiął zdjęcie do podświetlanego ekranu.

Na samym środku kliszy widoczna była biała kulka tkanki o wyraźnych zarysach, która nakładała się na szare komórki mózgu i której z całą pewnością nie powinno tam być. Fatima miała guza mózgu w miejscu, którego uciskanie powoduje osłabienie siły ramienia.

Od tamtego dnia często myślałam o Fatimie. Wracałam do tego wspomnienia, żeby nie zapomnieć o tym, że podejrzenie kliniczne jest tylko podejrzeniem – niepotwierdzoną faktami opinią. Lekarz formułuje diagnozę częściowo na podstawie swojej wiedzy, ale częściowo także na podstawie informacji o charakterze jakościowym, których dostarcza mu pacjent. Lekarze nie wiedzą, co zrobić, kiedy skargi pacjenta lub jego stopień niepełnosprawności nie znajdują uzasadnienia w tym, co odkryli w trakcie badania. Oczekujemy, że pacjenci będą się skarżyć na swoje dolegliwości proporcjonalnie do naszych wyobrażeń na temat ich choroby. Duża dysproporcja między oceną stopnia nasilenia choroby przez lekarza a deklarowanym poziomem cierpienia pacjenta może prowadzić do zerwania współpracy między leczącym a leczonym. Pacjent może się poczuć zlekceważony.

Obserwując rozwój kariery wielu lekarzy, widziałam, jak z biegiem czasu zmienia się ich zachowanie; jak powoli stają się bardziej otwarci na to, co mówią im pacjenci. Ta otwartość to cecha, która najczęściej pojawia się wraz z nabytym doświadczeniem – a przede wszystkim za sprawą wniosków wyciąganych z popełnionych błędów. Doświadczony lekarz myli się stosunkowo rzadko, a jego podejrzenia kliniczne są najczęściej trafne. W przypadku chorób psychosomatycznych jedna z najważniejszych lekcji, jakie lekarz może wyciągnąć z popełnionych błędów, brzmi: zanim uznasz jakiś objaw za medycznie niewyjaśniony, musisz najpierw spróbować go wyjaśnić. Rozważenie każdej możliwości i wykluczenie chorób somatycznych to kluczowa kwestia w skutecznym diagnozowaniu zaburzeń psychosomatycznych.

Matthew przeszedł badania. Zrobiliśmy mu rezonans magnetyczny mózgu i kręgosłupa. Szukaliśmy na zdjęciach białych plamek wskazujących na stan zapalny, ale nic nie znaleźliśmy.

Ponieważ jednak choroba nie zawsze uwidacznia się na prześwietleniu, postanowiłam sprawdzić integralność układu nerwowego mojego pacjenta. Matthew został poddany badaniu przewodnictwa nerwów. Nerwom w jego stopach i rękach zaaplikowano słabe bodźce elektryczne. Na jego ciele, w miejscach, gdzie pod skórą biegną nerwy, rozmieszczono metalowe elektrody. To właśnie tą drogą bodźce odbierane przez ciało są przesyłane do mózgu.

Dzięki temu mogliśmy bezpośrednio obserwować, jak przemieszcza się impuls elektryczny – startował w okolicach kostki, wspinał się po nodze, docierał do rdzenia kręgowego i stamtąd trafiał do mózgu. Chociaż Matthew nie był w stanie wyczuć tego bodźca, my mogliśmy zobaczyć, jak impuls elektryczny dociera do każdego punktu pomiaru dokładnie w tym momencie, w którym powinien do niego dotrzeć. Matthew ledwo mógł poruszać nogami, gdy chciał to zrobić, ale mięśnie jego stopy kurczyły się prawidłowo, gdy aplikowano mu bodziec elektryczny. Następnym punktem badania była stymulacja nerwów wzrokowych w celu oceny ich integralności. Matthew został posadzony przed monitorem, który wyświetlał wciąż zmieniający się układ kwadratów. Małe metalowe elektrody umieszczone na skórze jego głowy śledziły informację, która najpierw była odbierana przez nerw wzrokowy, a potem przesyłana drogą wzrokową do kory wzrokowej. Informacja dotarła do miejsca swojego przeznaczenia bez żadnych przeszkód. Drogi nerwowe w ciele Matthew nie były uszkodzone.

Kiedy skompletowałam już wszystkie wyniki badań, ponownie spotkałam się z Matthew. Jak zwykle dobrze się prezentował, starannie ubrany siedział na wózku inwalidzkim i ściskał stertę papierów. Zawsze wyglądał tak, jakby dopiero co wyszedł z biura, chociaż od wielu miesięcy nie pojawiał się już w pracy. Tym razem również przybył na spotkanie w towarzystwie żony, która podążała o krok za nim.

Wiedziałam, co trapi Matthew. Właśnie do jego zmartwień chciałam się odnieść już na samym początku. Wyjaśniłam mu, jak diagnozuje się stwardnienie rozsiane i poinformowałam, że w jego przypadku wyniki badań nie potwierdzają takiej diagnozy. To fantastyczna wiadomość – ciągnęłam. Stwardnienie rozsiane to bardzo poważna choroba, ale właśnie je wykluczyliśmy. Twarz Matthew spochmurniała. Siedząca po jego lewej ręce żona wzruszyła ramionami i przewróciła oczami.

– Wiem, że naprawdę pan cierpi. Nie zamierzam bagatelizować pańskiego cierpienia. Cierpi pan i trzeba coś z tym zrobić. Ale nie ma pan stwardnienia rozsianego.

Wyjaśniłam mu także, jak diagnozuje się czynnościowe zaburzenia neurologiczne. Wytłumaczyłam, że jego nogi mogą być sparaliżowane, mimo że nie da się tego wyjaśnić żadną chorobą neurologiczną. Co prawda, nie posunęłam się do tego, by nazwać jego dolegliwości psychosomatycznymi, ale wspomniałam o tym, że zastanawiam się, czy przyczyna jego stanu nie ma przypadkiem natury psychologicznej.

– Jak może pani tak mówić? Tylko dlatego, że wyniki badań były prawidłowe, zakłada pani, że jestem szaleńcem. To właśnie robią lekarze, kiedy nie wiedzą, co jest nie tak.

– Nie chodzi tylko o prawidłowe wyniki badań – odpowiedziałam. – Osłabienie siły nóg, które pan odczuwa, nie pasuje do wzorca żadnej choroby neurologicznej. Tak znacznemu osłabieniu powinny towarzyszyć inne objawy kliniczne, na przykład zaburzone odruchy lub zmniejszenie objętości mięśni.

Medycyna kliniczna opiera się zarówno na podejściu naukowym, jak i holistycznym. Wyniki badań Matthew były prawidłowe, ale nie był to jedyny czynnik, jaki brałam pod uwagę, stawiając diagnozę.

– Boi się pani przyznać, że nie wie, co jest ze mną nie tak.

– Wiem, co jest nie tak. I właśnie próbuję to panu powiedzieć.

– Ale to wydaje się takie rzeczywiste. To nie może być tylko moje urojenie.

– Wydaje się rzeczywiste, bo *jest* rzeczywiste. Ten paraliż nie jest pańskim wymysłem, ale to jeszcze nie oznacza, że mamy do czynienia z chorobą somatyczną.

– Po prostu nie jestem całkowicie przekonany, że w moim przypadku można już wykluczyć stwardnienie rozsiane.

Matthew przyszedł do mnie przygotowany. Teraz wziął stertę papierów, którą trzymał na kolanach i położył ją na biurku.

Przesunął w moją stronę kilka kartek. Chciał mi udowodnić, że się mylę. Opowiedział mi o swojej internetowej znajomej, której powiedziano, że nie ma stwardnienia rozsianego. Później okazało się, że jej lekarz nie miał racji. Matthew opowiedział mi także o swoim przyjacielu, który cierpiał na uporczywe bóle głowy. Zdiagnozowano u niego depresję i dopiero po pewnym czasie okazało się, że miał guza mózgu. Następnie Matthew pokazał mi artykuł z prasy codziennej, w którym opisywano zalety nowatorskiej terapii stwardnienia rozsianego. Powtórzyłam raz jeszcze, że wykonaliśmy wszystkie niezbędne badania i wykluczyliśmy tę chorobę. Widziałam, że Mathhew poczuł się głęboko dotknięty moimi słowami. Jego desperacja była niemal namacalna.

– Wyniki wszystkich badań były jednoznaczne. Nie ma pan stwardnienia rozsianego.

– Na ile procent jest pani pewna?

– Jestem całkowicie pewna.

Kiedy wybierałam zawód lekarza, wierzyłam, że nauczę się rozpoznawać choroby i skutecznie je leczyć. Zdawałam sobie sprawę, że czasami będę musiała przekazywać złe wieści, ale wiedziałam też, że w wielu przypadkach będę mogła zakomunikować pacjentom dobre nowiny. Wyobrażałam sobie, jak oznajmiam, że badania nie wykazały niczego niepokojącego, a moi pacjenci odczuwają ulgę, są szczęśliwi, serdecznie ściskają mi dłoń. Nauczono mnie, jak przekazywać złe wiadomości, ale nikt nie przygotował mnie na to, jaki wpływ może mieć czasem na pacjenta *dobra* wiadomość.

Kontakt z osobami takimi jak Matthew uświadomił mi, że chociaż wykluczenie choroby somatycznej nie jest jednoznaczne ze stwierdzeniem, że pacjent jest zdrowy, to pacjentowi może się wydawać, że tak właśnie myślimy. Nie znalazłam dowodów na to, że Matthew choruje na stwardnienie rozsiane, ale nie wpłynęło to w żaden sposób na jego niepełnosprawność. Nowa diagnoza nie tylko zbiła go z tropu, ale także zaburzyła jego wyobrażenie procesu leczenia. Wiedział, czego się spodziewać po takiej chorobie jak stwardnienie rozsiane; teraz jednak musiał porzucić przekonania, które uważał za pewnik i zaakceptować niewygodną dla siebie prawdę. Postawiłam go w trudnej sytuacji. Co miał powiedzieć swoim przyjaciołom? Co miał powiedzieć pracodawcy? W jaki sposób ci wszyscy ludzie zareagują na takie wieści?

– Czy można wykonać jeszcze jakieś badania? Czasami lekarze się mylą – powiedział.

Nie odpowiedziałam.

Pokręcił głową i dalej przeglądał papiery – naukowe publikacje na temat stwardnienia rozsianego oraz artykuły z prasy codziennej. Chciał zobaczyć zdjęcie swojego mózgu, tak jakby mógł dostrzec na nim coś, czego nie dostrzegł radiolog. W rozmowie z Matthew doszłam do momentu, kiedy zdałam sobie sprawę, że nie wiem, co mam dalej począć. Musiałam przypomnieć samej sobie, że wejście w konflikt z pacjentem to bardzo nieroztropny krok. Uratowało nas coś zupełnie niespodziewanego. Żona Matthew przemówiła.

– Na miłość boską, Matt, ile razy trzeba ci to powtórzyć? Nie masz stwardnienia rozsianego. Przyszedłeś tu po opinię lekarza, czemu więc nie chcesz jej wysłuchać? – zapytała, po czym odwróciła się w moją stronę. – Czy mogłabym przez chwilę porozmawiać z mężem na osobności?

Potrzebowałam tylko odrobiny zaufania z ich strony. Wszystko wskazywało na to, że żona Matthew gotowa była mi zaufać. Wyszłam z pokoju i wróciłam po pięciu minutach.

– No dobrze, powiedzmy, że nie mam stwardnienia rozsianego – zaczął Matthew. *Być może* to faktycznie jest psychosomatyczne. Jak do tego dochodzi?

– Nie mogę z całą pewnością stwierdzić, jaki jest mechanizm ani jaka jest przyczyna pańskich objawów. Możliwe, że to stłumiony stres ujawnia się w formie fizycznych dolegliwości.

– Ale jak do tego dochodzi? Dlaczego nie mogę poruszać nogami?

– Nie umiem odpowiedzieć na to pytanie.

Matthew wrócił do przerzucania papierów. Żona pochyliła się w jego stronę i zabrała mu je sprzed nosa. Dłoń Matthew zawisła na chwilę w powietrzu.

– Byłoby mu znacznie łatwiej, gdyby jednak spróbowała pani to wyjaśnić – powiedziała jego żona.

– Pański mózg wysyła informację o zainicjowaniu ruchu do nóg, coś jednak zakłóca przesył informacji. Nie potrafię powiedzieć dokładnie, jak do tego dochodzi. Wiem tylko, że taka sytuacja jest możliwa i że wizyta u psychiatry mogłaby panu pomóc.

Diagnozowanie stwardnienia rozsianego wymaga przeprowadzenia serii badań. Ocena psychologiczna w przybliżeniu polega na tym samym. To tylko kolejne badanie rozpoznawcze. Niestety, dla wielu pacjentów ostatni krok w tym medycznym śledztwie jest najtrudniejszy. Niektórym ludziom wydaje się, że odwiedzając psychiatrę i rezygnując z etykietki osoby chorej fizycznie, tracą usprawiedliwienie dla swojego cierpienia. Matthew, zgadzając się na wizytę u psychiatry, musiał brać pod uwagę, że sposób, w jaki społeczeństwo postrzega jego niepełnosprawność, może ulec zmianie.

Tamtego dnia dopisało mi szczęście.

– W porządku – zgodził się niechętnie Matthew.

Żądanie Matthew było całkiem rozsądne – chciał ode mnie dowodu. Gdybym mogła mu go dostarczyć lub gdybym przynajmniej mogła podać mu spójne wyjaśnienie, dlaczego jego nogi go nie słuchają, on mógłby w zamian zaakceptować moją diagnozę. Zamiast tego przedstawiłam mu tylko listę prawidłowych wyników badań i zapewniłam go o swoim przekonaniu, że nie jest chory fizycznie.

Wpływ psychiki na ciało dostrzegano już od dawna. Przez cały ten czas naukowcy i lekarze próbowali - bezskutecznie - zrozumieć, jaki jest mechanizm tego zjawiska. Już w 400 roku przed naszą erą Hipokrates zauważył, że emocje zwiększają ilość wydzielanego potu, sprawiają, że serce bije szybciej, i mogą być przyczyną różnych dolegliwości. Hipokrates wierzył, że chcąc wyleczyć chorobę, lekarz musi traktować pacjenta jako całość i że leczenie umysłu jest równie ważne jak leczenie ciała. Ten grecki lekarz wykorzystywał analizę snów w leczeniu swoich pacjentów dwa tysiące lat przed narodzinami Freuda.

Uważa się, że to Hipokrates jako pierwszy opisał chorobę, którą nazywamy histerią. Jego zdaniem była to choroba somatyczna, na którą zapadały kobiety i która rozwijała się w ich łonie. Wierzono wtedy, że macica to organ, który może przemieszczać się po całym ciele, wywołując w ten sposób stan chorobowy. Jeśli macica przemieściła się w górę lub dół albo została w jakikolwiek sposób podrażniona, mogło to, zgodnie z ówczesnymi poglądami, prowadzić do delirium lub omdlenia. Histeria nie stanowiła zespołu łatwo definiowalnych objawów; jej opisy były niejasne i znacznie się od siebie różniły. Najczęściej wymienianym objawem były napady drgawek; wspominano jednak także o takich symptomach jak trudności w oddychaniu, utrata głosu, bóle szyi, zawroty głowy czy palpitacje. Starożytni Grecy o anatomii wiedzieli bardzo niewiele, a o fizjologii nie wiedzieli nic - dlatego też nie odróżniali chorób somatycznych od psychosomatycznych. W ich przekonaniu histeria była chorobą organiczną - chorobą bardziej ciała niż umysłu.

Zdaniem starożytnych Greków chorobę mogły wywoływać nie tylko wędrujące organy. Wierzono wtedy, że za stan zdrowia człowieka odpowiedzialne są cztery humory (krew, żółć, czarna żółć oraz śluz). Wzajemne proporcje tych płynów miały decydować o naszym temperamencie i kondycji naszego ciała. Przewaga ilościowa któregoś z płynów wiązała się z konkretnym typem charakteru (sangwinik, choleryk, melancholik, flegmatyk). Osobę, w której ciele dominowała krew, nazywano sangwinikiem – osoba taka miała być radosna i optymistyczna. Przewaga żółci wiązała się z cholerycznym usposobieniem – choleryk był ciągle rozdrażniony i łatwo wpadał w gniew. Ilość płynów w organizmie podlegała ciągłym zmianom, dlatego jedna i ta sama osoba czasami mogła być wesoła, a czasami poirytowana.

W 200 roku naszej ery Galen wciąż przywiązywał dużą wagę do teorii humoralnej, ale sformułował także kolejną hipotezę na temat tego, jak rozwijają się i jak rozprzestrzeniają choroby. W jego teorii organy naszego ciała komunikują się między sobą. Galen wyobrażał sobie nerwy jako puste rurki, którymi są transportowane informacje od jednego narządu do drugiego. Tę informację nazwał *współodczuwaniem*. To Galen jako pierwszy zdał sobie sprawę, że narząd może zareagować lub mogą zajść w nim jakieś zmiany z powodu „współodczuwania" z innym narządem. Opisał między innymi, jak choroba żołądka może przemieścić się za pośrednictwem nerwów do mózgu i wywołać omdlenia lub napady drgawek. Miał rację, dostrzegając ważną rolę nerwów w transportowaniu informacji, chociaż nie rozumiał dokładnie celu ani mechanizmu tego procesu.

W średniowieczu religia i zabobony miały pierwszeństwo przed teoriami medycznymi. Histeria przestała być obiektem zainteresowania medycyny. Stała się nim ponownie dopiero na początku XVII wieku. Zanim jednak zaczęto szukać nowych wyjaśnień tej choroby, trzeba było rozwiać narosłe wokół niej mity.

W 1602 roku Mary Glover z Londynu po sprzeczce z sąsiadką zaczęła mieć regularne napady drgawek. Wkrótce uznano, że Mary została opętana przez diabła. Sąsiadkę oskarżono o rzucenie klątwy na Mary, uznano za wiedźmę i postawiono przed sądem. Wybitny medyk tamtych czasów twierdził, że Mary nie została opętana; jego zdaniem cierpiała z powodu choroby ciała – histerii. Sąd nie uznał tych argumentów. W Anglii ostatni wyrok śmierci za uprawianie czarów wykonano pod koniec XVII wieku. Do tego czasu to właśnie czarną magią i działaniem diabła wyjaśniano dolegliwości, których przyczyny pozostawały nieznane. Kiedy ludzie przestali wierzyć w czary, histerycznych objawów nie można już było przypisać tego rodzaju zewnętrznym czynnikom. Potrzebne było alternatywne wyjaśnienie: skoro chorzy nie byli przeklęci ani opętani, to musieli być szaleni. Histeria stała się chorobą umysłu. Osobami cierpiącymi na histerię zajęli się ówcześni psychiatrzy – lekarze pracujący w zakładach dla obłąkanych, nazywani także alienistami. Procesy czarownic odeszły w przeszłość, pojawiły się za to szpitale psychiatryczne. W XVIII wieku zakłady dla obłąkanych stały się miejscem, w którym nędzarze i szaleńcy dokonywali swojego żywota. Odwrót od koncepcji przypisujących rozwój histerii czynnikom organicznym oznaczał, że pacjenci nie byli w żaden sposób leczeni i nikt nawet nie starał się znaleźć lekarstwa na ich chorobę – celem ówczesnych szpitali psychiatrycznych było odizolowanie pacjentów od społeczeństwa.

Wiek XVIII na szczęście przeminął. Nastąpił punkt zwrotny. Świat wkroczył w erę nauki. Zakłady dla obłąkanych wciąż były popularne, szczególnie często trafiali tam przedstawicie niższych klas społecznych. Większość lekarzy nadal uważała, że histeria jest tożsama z szaleństwem, ale niektórzy naukowcy zaczęli się zastanawiać, czy to możliwe, że histeria nie rodzi się w umyśle ani nawet w głowie. To podejście zaowocowało wieloma wyjaśnieniami, nieraz równie dziwnymi jak same objawy histerii. Winowajcą obwoływano najpierw rozmaite narządy ciała, potem zaś system nerwowy.

Początkowo powrócono do idei starożytnych Greków i za źródło histerii ponownie uznano macicę. W tym okresie panowała już powszechna zgoda co do tego, że narządy mają swoje stałe miejsce w ciele, wciąż jednak wierzono, że macica, za sprawą czterech humorów, potrafi sprawić, że inne organy współodczuwają wraz z nią. Można to uznać za swoisty komplement dla tego organu – to właśnie macica, a nie mózg czy jakikolwiek inny organ, stała się najważniejszym narządem. Według ówczesnych poglądów zarówno zbyt częste, jak i zbyt rzadkie stosunki seksualne, a w konsekwencji porody, narażały kobiety na atak waporów, co skutkowało przytłaczającym uczuciem słabości i zmęczenia.

Macica była narządem, który wzbudzał największe zainteresowanie, ale nie tylko ona była oskarżana o wywoływanie histerii. Potrzebowano bowiem wyjaśnienia, dlaczego różnego rodzaju napady oraz złe samopoczucie przydarzają się nie tylko kobietom, lecz także mężczyznom. W Europie kontynentalnej źródeł histerii szczególnie często doszukiwano się w żołądku – przede wszystkim z uwagi na szczególnie gęste unerwienie tego narządu, a także dlatego, że chorzy często się skarżyli, że przed wystąpieniem napadu bolał ich brzuch. Na listę podejrzanych wciągnięto także śledzionę. Uważano, że jej zablokowanie może być przyczyną wielu różnych chorób.

Koncepcja głównego narządu i jego zasadniczej roli w rozwoju histerii przetrwała sto lat, aż do czasów, gdy w medycynie pojawiła się nowa specjalizacja – neurologia. Na początku XIX wieku odkryto, że włókna mięśniowe są pobudliwe i kurczą się w odpowiedzi na bodźce. Zauważono, że uderzenie w kolano wywołuje odruchowy skurcz. Odkryto także, że w odruch ten są zaangażowane nerwy rdzeniowe. Niezwykle popularny stał się nagle pogląd, że to układ nerwowy, a w szczególności kręgosłup, stanowi główny system komunikacyjny ciała. Udowodniono, że nerwy mogą być zarówno pobudliwe, jak i nadpobudliwe. To zaś doprowadziło do wskazania nowej przyczyny histerii – podrażnienia rdzenia kręgowego. Zauważono, że młode kobiety mają szczególnie wrażliwy kręgosłup i że jego podrażnienie może wpływać na inne części ciała, powodując ból, paraliż, wymioty i napady drgawek. Podrażnienie rdzenia kręgowego było pierwszą często rozpoznawaną chorobą nerwową. Z tej idei wkrótce zrodziła się następna – teoria odruchu. Spekulowano, że skoro kręgosłup może przekazać informację o podrażnieniu innym częściom ciała, to być może taką możliwość ma każdy narząd. Ciężarne kobiety często dręczą wymioty – czy nie był to dowód na to, że macica może się komunikować z żołądkiem za pomocą nerwów? Czy zjawisko to nie wskazywało wyraźnie, że podrażnienie może się przemieścić z macicy do dowolnej części ciała?

Aż do połowy XIX wieku w teoriach na temat histerii można było się doszukać przynajmniej cienia sensu. W drugiej połowie XIX wieku pojawiła się jednak teoria podrażnienia nosa – moje ulubione wytłumaczenie przyczyn histerii. Pomysł, że błona śluzowa nosa może być odpowiedzialna za wiele chorób, stał się bardzo popularny w latach 80. XIX wieku i przetrwał aż do początków wieku XX. Podejrzewano, że nos może odgrywać ważną rolę w dolegliwościach tak różnych, jak na przykład napady drgawek i bóle żołądka. Przyżeganie śluzówki nosa i różnego rodzaju operacje organu węchowego stały się popularnymi zabiegami leczniczymi. Wiara w ich skuteczność była tak rozpowszechniona, że nawet Zygmunt Freud, cierpiący na wiele chronicznych przypadłości zdrowotnych, skądinąd wcale nie tak bardzo odmiennych od tych, które trapiły jego pacjentów, często poddawał swoje małżowiny nosowe takim zabiegom. Pomimo całkiem sporej odległości, jaka dzieli nos od narządów płciowych, teoria podrażnienia nosa objęła swoim zasięgiem także te organy. Lekarze doszli do wniosku, że podobieństwo przekrwienia błon śluzowych nosa do przekrwienia penisa nie może być przypadkowe. Uważano także, że macica jest nierozerwalnie związana z nosem; blokada jednego narządu miała prowadzić do blokady drugiego. Zbyt intensywne korzystanie z narządów płciowych, zarówno męskich, jak i żeńskich, miało powodować opuchnięcie śluzówki nosa oraz napady histeryczne.

Nadrzędna rola głównego narządu, podrażnienie nosa oraz podrażnienie rdzenia kręgowego – każda z tych teorii zyskała przychylność zarówno lekarzy, jak i pacjentów. Lekarze, chociaż często uważali histeryków za szaleńców lub symulantów rozpaczliwie poszukujących uwagi, chętnie posługiwali się nowymi kategoriami diagnostycznymi, ponieważ budziło to zadowolenie pacjentów, a dla nich samych stanowiło źródło dochodu. Napady będące rezultatem podrażnienia rdzenia kręgowego leczono stawianiem baniek lub przystawianiem pijawek do pleców. Pacjentom upuszczano krew lub podawano im środki moczopędne, co miało zrównoważyć poziom czterech humorów w ciele. Zamiast pobytu w zakładzie dla obłąkanych chorym zalecano uprawianie seksu, zajście w ciążę, irygacje dopochwowe lub wycięcie macicy. Nietrudno zrozumieć powody, dla których pacjenci tak chętnie przyjmowali diagnozę podrażnienia rdzenia kręgowego – jedynym alternatywnym wyjaśnieniem ich cierpienia było bowiem szaleństwo.

Chociaż echa każdej z teorii tłumaczących mechanizmy powstawania histerii możemy znaleźć w przekonaniach ludzi współczesnych, to żadne z tych wyjaśnień nie jest już akceptowane przez medycynę konwencjonalną. Pod koniec XIX wieku pojawili się jednak lekarze, których teorie na temat histerii położyły podwaliny pod nasze współczesne rozumienie zaburzeń psychosomatycznych i stały się podstawą obecnie stosowanych terapii psychologicznych. Pierwszym z owych lekarzy był Jean-Martin Charcot, francuski neurolog odpowiedzialny zarówno za wzrost zainteresowania histerią na całym świecie, jak i za nadużywanie tej diagnozy. Kolejnym był Pierre Janet, psycholog i lekarz, który stworzył pojęcie podświadomości, dzięki czemu histeria znów stała się chorobą umysłu. Ostatni to Zygmunt Freud, który w swoich pracach połączył idee obu Francuzów i rozwinął je, tworząc własną koncepcję zaburzeń konwersyjnych. Chociaż ci trzej mężczyźni żyli i pracowali mniej więcej sto lat temu, ich wkład w naukę okazał się tak trwały, a ich wpływ na kolejne generacje badaczy tak duży, że jeszcze nieraz wspomnę o nich na kartach tej książki.

Różnorodność oferowanych przez medycynę wyjaśnień zjawiska histerii jest fascynująca nie tylko z powodu samych teorii, ale także z powodu oddźwięku, jaki wywołały one w późniejszym okresie. W czasach, kiedy powstawała teoria odruchu lub gdy obsadzano macicę w roli głównego narządu, wiedza na temat fizjologii była jeszcze bardzo niewielka. Dzięki postępowi nauki dowiedzieliśmy się, że wspomniane wyżej teorie nie mają oparcia w faktach, nie oznaczało to jednak skazania ich na całkowite zapomnienie. Nawet teraz uważa się, że psychiczne i fizyczne zdrowie kobiet jest ściśle powiązane z ich macicą, a w szczególności z cyklem menstruacyjnym. Nie wierzymy już w czary, ale wciąż szukamy czynników zewnętrznych, którym moglibyśmy przypisać odpowiedzialność za nasze złe samopoczucie; obwiniamy wirusy, pestycydy i słupy wysokiego napięcia. Warty miliony funtów biznes osteopatyczny proponuje swoim klientom metody wykorzystywane wiele lat wcześniej w przypadku podrażnienia nerwu rdzeniowego. Refleksologia i akupunktura to bezpośredni następcy teorii odruchu. Wydaje się, że tylko teoria podrażnienia nosa trafiła do lamusa.

■

Obecnie mam do dyspozycji mnóstwo wyrafinowanych metod diagnostycznych, niedostępnych dawnym „lekarzom od nerwów". Mogłoby się wydawać, że w XXI wieku powinnam być w stanie przynajmniej częściowo zrozumieć mechanizm zaburzeń psychosomatycznych oraz dostarczyć pacjentom takim jak Matthew dowodów na poparcie swojej diagnozy, których tak się domagają. Prawda jest jednak taka, że lekarze wciąż nie stworzyli spójnego wyjaśnienia mechanizmu powstawania zaburzeń psychosomatycznych. Coraz lepiej rozumiemy choroby o podłożu biologicznym, ale nasza wiedza o tym, w jaki sposób fizyczne objawy mogą być wywoływane przez emocje, wciąż jest niekompletna i powiększa się bardzo powoli.

Największy skok dokonał się dzięki nowym technologiom. Krótko po tym, jak zdobyłam dyplom lekarza, rezonans magnetyczny (MRI – *magnetic resonance imaging*) zaczął być stosowany w praktyce klinicznej. Dzięki tej metodzie możemy na nowo opisać działanie mózgu. Tomografia komputerowa (CAT – *computerized axial tomography*, CT – *computerized tomography*) pokazuje nam „gęstość neuronów" *(density)*, rezonans magnetyczny natomiast „intensywność" ich pracy *(intensity)*. Nagle stało się możliwe przyjrzenie się tym częściom systemu nerwowego, które wcześniej mogliśmy oglądać dopiero podczas sekcji zwłok. Dzięki temu wiele zjawisk zyskało swoje wytłumaczenie. Rezonans magnetyczny dostarcza nam tak szczegółowych obrazów, że z łatwością możemy dostrzec uszkodzenia powstałe w przebiegu takich chorób jak stwardnienie rozsiane. Dawniej zdiagnozowanie stwardnienia rozsianego wymagało serii nieprzyjemnych badań trwających miesiące lub nawet lata; teraz wystarczy jedno badanie obrazowe. W przypadku ludzi przez całe życie chorujących na padaczkę o niewyjaśnionej etiologii rezonans magnetyczny pozwolił nam dostrzec w ich mózgu maleńkie blizny i wrodzone nieprawidłowości, dzięki czemu lepiej rozumiemy przyczyny tej choroby. Od lat 90. technologia obrazowania mózgu przeszła ewolucję – mieliśmy do czynienia z kilkoma generacjami sprzętu. Zmiany technologiczne sprawiły, że możemy stawiać więcej trafnych diagnoz, chociaż nic się nie zmieniło w obrazie samych chorób ani w opisywanych przez pacjentów objawach.

Obecnie możemy podglądać mózg na dziesiątki sposobów. Możemy przyglądać się jego strukturze, przepływowi krwi oraz polom elektrycznym; możemy obserwować, jak zużywa swoje „paliwo". Wynalazek *funkcjonalnego* rezonansu magnetycznego pozwolił nam zobaczyć, co dzieje się w mózgu podczas konkretnej czynności. To badanie, zamiast koncentrować się na elementach strukturalnych mózgu, pokazuje nam, jak mózg zachowuje się wtedy, kiedy osoba wykonuje jakieś zadanie. Zadaniem tym może być myślenie, poruszanie się lub doświadczanie jakiejś emocji. Przykładowo osoba badana leży w skanerze i jest proszona o postukiwanie palcami. W tym momencie maszyna robi zdjęcie, które wykrywa zmianę w przepływie krwi i porównuje je ze zdjęciem wykonanym, zanim jeszcze badany zaczął stukać palcami. Dzięki temu wiemy, które części mózgu są aktywne podczas wykonywania zadania i możemy się domyślać, które konkretnie komórki nerwowe są aktywne podczas stukania palcami.

Rezonans magnetyczny wykonano również pacjentom z paraliżem psychogennym (paraliżem, z którym nie wiązała się żadna choroba organiczna i który, jak podejrzewano, pojawił się z powodu rozstroju psychicznego). Pacjenci leżeli w skanerze i poproszono ich, żeby poruszyli sparaliżowaną kończyną. Gdy próbowali to zrobić, maszyna wykonywała zdjęcie. Procedurę powtórzono w grupie zdrowych ochotników, a także w grupie osób, które poproszono, żeby udawały paraliż. Na prześwietleniach widać wyraźną różnicę między mózgiem zdrowej osoby, a mózgiem pacjentów z paraliżem psychogennym. U zdrowych badanych z grupy kontrolnej widać silne pobudzenie kory ruchowej; u pacjentów z paraliżem pobudzenie kory ruchowej jest mniejsze, pojawia się natomiast pobudzenie w innej części płata czołowego.

Co ważniejsze, widać także różnice w obszarach pobudzenia mózgu u osób z paraliżem psychogennym oraz u tych, którzy jedynie udawali paraliż. Symulanci mieli zupełni inny wzorzec aktywacji mózgu. Wyniki badania rezonansem magnetycznym pokazały, że osoby z paraliżem psychogennym nie symulują swojej choroby oraz że w ich mózgach coś nie funkcjonuje tak jak trzeba. Mimo to zmiany widoczne na prześwietleniach nie są takie same u każdego pacjenta, niełatwo je także zinterpretować. Odpowiedź na pytanie, dlaczego tak się dzieje, to brakujący element układanki, który być może pewnego dnia zostanie znaleziony; na razie jednak wciąż nie wiemy, dlaczego i w jaki sposób dochodzi do paraliżu.

Prawda jest taka, że chociaż lepiej rozumiemy pracę mózgu oraz sposób, w jaki ludzkie ciało reaguje na stres, to wszystkie stosowane obecnie badania wciąż pozostają nieprecyzyjnymi narzędziami. Nasza wiedza na temat tego, jak powstają myśli, wciąż jest niepełna. Nadal nie potrafimy wyjaśnić, w jaki sposób działa wyobraźnia ani jak w czyjejś głowie rodzi się przekonanie o chorobie. Jak więc możemy być pewni diagnozy, która nie ma materialnych podstaw?

Często lekarze z tego właśnie powodu nie mówią pacjentom, że podejrzewają u nich zaburzenia psychosomatyczne. Taką diagnozę trudno jest udowodnić i dlatego często bywa ona odrzucana przez pacjentów. A co jeśli w przyszłości można będzie wykonać jakieś nowe badania, które udowodnią, że taka diagnoza była nietrafna? W pewnym sensie niewiele zmieniło się od XVIII wieku; lekarze i pacjenci dla własnego komfortu wciąż unikają pewnych diagnoz. Szczególnie często dzieje się tak wtedy, gdy objawy są subiektywne i nie da się ich zmierzyć. Kiedy do gastroenterologa zgłasza się pacjent, lekarz skupia się na wykluczeniu pewnych chorób i poinformowaniu pacjenta, czego nie potwierdzono. Nie ma pan wrzodów. Nie ma pan zapalenia okrężnicy. Nie jest jednak łatwo odróżnić czysto fizyczny ból brzucha od bólu o podłożu psychologicznym.

Tym właśnie neurologia różni się od innych specjalizacji medycyny. Neurolodzy zawsze interesowali się zaburzeniami psychosomatycznymi, nadali im nawet specjalną nazwę – zaburzenia konwersyjne – tak jakby konwersja rozstroju psychicznego w paraliż lub napady drgawek była czymś jakościowo odmiennym od bólu lub zmęczenia. A przecież tak nie jest. Jeden objaw nie może być ważniejszy niż drugi. Zaburzenia konwersyjne nie są wcale bardziej rozpowszechnione niż zaburzenia psychosomatyczne takie jak chroniczny ból. W rzeczywistości niewyjaśnione dolegliwości bólowe zdarzają się dużo częściej. Mimo to zarówno lekarzom, jak i pacjentom łatwiej jest skonfrontować się z diagnozą zaburzenia konwersyjnego. Dzieje się tak dlatego, że integralność układu nerwowego można poddać obiektywnej ocenie. Neurolodzy mają narzędzia, które pozwalają im wiarygodnie ocenić funkcjonowanie nerwów i mięśni, ich diagnoza opiera się zatem na pewniejszych podstawach.

Badanie neurologiczne to niezwykle wyrafinowane narzędzie. Osłabienie o podłożu psychogennym wygląda zupełnie inaczej niż to wywołane chorobą neurologiczną. Dotyka innych grup mięśni. Przedmiot badania neurologicznego może zostać poddany obiektywnej ocenie bez udziału pacjenta. System nerwowy to złożony układ dróg nerwowych, które przecinają się, zespalają i znowu dzielą, łącząc najbardziej oddalone części ciała z kręgosłupem i mózgiem. Podświadomość nie potrafi w wiarygodny sposób odtworzyć złożoności objawów wywołanych prawdziwym uszkodzeniem systemu nerwowego. Właśnie dlatego zaburzenia konwersyjne z reguły tylko nieudolnie naśladują choroby neurologiczne.

Miałam kiedyś pacjentkę imieniem Linda, która zauważyła u siebie mały guzek po prawej stronie głowy. Poszła do swojego internisty, który orzekł, że jest to lipoma – nieszkodliwy guz zbudowany z tkanki tłuszczowej. Linda jednak wciąż przyglądała się guzkowi i dotykała go. Wydawało jej się tylko, czy naprawdę trochę się powiększył? Niedługo potem zaczęła odczuwać mrowienie po prawej stronie ciała. Ciarki w prawej ręce zniknęły po pewnym czasie i zastąpiło je osłabienie mięśni w prawej ręce i prawej nodze. Linda była przekonana, że guz rozrósł się wewnątrz jej głowy do tego stopnia, że uciska mózg.

Kiedy się z nią spotkałam, od razu zauważyłam, że szkody, jakie wyrządził guzek, podzieliły jej ciało na dwie równe części. Tłuszczak znajdował się po prawej stronie, dlatego prawe kończyny miały ograniczone czucie i zakres ruchu. Ponieważ Linda nie wiedziała, że prawa część mózgu kontroluje lewą stronę ciała, jej podświadomość wygenerowała nieprawidłowe objawy.

Objawy, których powodem jest stres lub lęk, są wytwarzane przez umysł. To, jak wyglądają, zależy od wiedzy pacjenta o chorobach i funkcjonowaniu ciała. Podświadomość produkuje objawy, które są zgodne z tym, co pacjent wie na temat przebiegu choroby. W przypadku braku szczegółowej wiedzy medycznej podświadomie wytworzona niepełnosprawność rzadko pozostaje w zgodzie z jakimikolwiek regułami anatomicznymi.

Właśnie to odstępstwo od zasad funkcjonowania ciała pozwala łatwo odróżnić zaburzenia konwersyjne od chorób neurologicznych, zwłaszcza gdy prezentowane przez pacjenta objawy są poważne. Mimo to neurolog chcący rozwiać swoje wątpliwości lub potrzebujący dowodu, który wsparłby jego przekonania, ma do dyspozycji także drugie narzędzie. Funkcjonowanie mózgu, nerwów i mięśni polega na przesyłaniu ładunków elektrycznych. Istnieją wiarygodne testy, które obiektywnie mierzą ten przesył w każdej części układu nerwowego. Metody te, używane w badaniach naukowych nad zaburzeniami psychosomatycznymi, są równie skuteczne w codziennej praktyce klinicznej.

Dzięki temu, że badanie neurologiczne jest obiektywne, a funkcjonowanie układu nerwowego łatwo mierzalne, neurolodzy muszą bezpośrednio skonfrontować się z możliwością, że badana przez nich osoba cierpi na chorobę psychosomatyczną.

Trudno im zignorować możliwość psychosomatycznego charakteru objawów pacjenta, co z kolei nie pozwala im pozostawić go jedynie z listą wykluczonych chorób.

Nawet mając do dyspozycji wszystkie te metody, możemy udowodnić jedynie to, że drogi nerwowe nie zostały uszkodzone. Dzięki temu rozpoznamy pacjentów prezentujących objawy, których mieć nie powinni, ale wciąż nie możemy dostarczyć chorym tego, czego tak bardzo pragnął Matthew – odpowiedzi na pytanie, jaka jest przyczyna ich dolegliwości. Pacjenci nie dostają od nas także potwierdzenia, że ich cierpienie jest rzeczywiste. Wciąż słyszę, jak pacjenci powtarzają słowo „rzeczywiste", tak jakby coś, czego nie da się zmierzyć, nie mogło być rzeczywiste. Świat pełen jest rzeczy, których nie możemy zobaczyć, a jednak wiemy lub wierzymy, że istnieją. Jesteśmy doskonale świadomi istnienia naszych myśli, ale nikt nie wie, w jaki sposób one powstają. Nie możemy ich zobaczyć, dotknąć ani poczuć, a przecież nikt nie zaprzecza ich istnieniu. Podobnie jest ze snami – wszyscy je miewamy, ale możemy jedynie się domyślać, w jaki sposób rodzą się w naszych umysłach i dlaczego. Mnóstwo ludzi na całym świecie wierzy w Boga. Czczą Go ludzie inteligentni, wykształceni, racjonalni. Wiele wojen w historii wszczęto w imię Boga, chociaż nie ma żadnych naukowych dowodów jego istnienia.

Nie było niczego, co mogłabym pokazać Matthew i co pozwoliłoby mu uwierzyć, że moja diagnoza jest prawidłowa – żadnego cienia na prześwietleniu, żadnego nieprawidłowego wyniku badań krwi. Poprosiłam go jednak, żeby mimo to mi uwierzył, tak samo jak ja uwierzyłam, że jego paraliż jest prawdziwy.

Większość moich pacjentów zmaga się z tą samą niepewnością, co Matthew. Istnieją jednak metody, które mogą dać chorym ostateczny dowód trafności diagnozy, jaka została im postawiona. Do zaburzeń konwersyjnych dochodzi wtedy, gdy ktoś nie jest w stanie wyrazić nieprzyjemnych emocji, które odczuwa lub gdy nie potrafi opowiedzieć o traumatycznych wydarzeniach, w których uczestniczył. Niektóre metody leczenia skupiają się właśnie na przywróceniu pacjentom możliwości ekspresji.

Pod koniec XIX wieku hipnoza stała się integralną częścią procesu diagnozowania i leczenia histerii. Znajdując się w stanie hipnozy, pacjenci mogli stawić czoła wypartym doświadczeniom; przeżywali wtedy ponownie stan histerii i oczyszczali się z negatywnych emocji. Zdarzało się, że to specyficzne katharsis wywołane stawieniem czoła traumie i pokonaniem jej prowadziło do całkowitego wyzdrowienia. W XX wieku odkryto, że podobny skutek mają niektóre leki. Pacjentom podawano barbiturany, żeby „odhamować" pewne struktury w ich mózgu i odsłonić ukrytą prawdę. Relaksujący wpływ amobarbitalu (amytalu sodu) pozwalał pacjentom uważnie przyjrzeć się traumatycznym wydarzeniom z przeszłości; po jakimś czasie uwalniali się od negatywnych emocji. Po przyjęciu leków uspokajających chorzy demonstrowali podobną podatność na sugestię, jak w trakcie hipnozy. Zasugerowana im idea powrotu do zdrowia powoli kiełkowała w ich umyśle. Pacjentów wystawiano także czasem na działanie bodźców wywołujących w nich największy lęk, zapewniając im jednocześnie bezpieczne otoczenie. Opisane powyżej procedury nazywano odreagowaniem z uwagi na emocjonalne oczyszczenie, które stanowiło podstawę tego sposobu leczenia. W latach 50. XX wieku technika ta pozwoliła ofiarom II wojny światowej skonfrontować się z bolesnymi wspomnieniami, doprowadzając do wygaszenia ekstremalnych reakcji, jakie pojawiały się u nich w odpowiedzi na bodziec lękowy.

Amobarbital pozostawał w użyciu przez kolejnych kilkadziesiąt lat. Po raz pierwszy użyto go do leczenia katatoników – ludzi niemających żadnego kontaktu ze światem, niemych i nieruchomych, których stanu nie można było wytłumaczyć żadną chorobą mózgu. Tacy pacjenci pod wpływem barbituranów zaczęli poruszać się, mówić i wyjawiać swoje sekrety. Podobno istnieje wiele przypadków *uleczonych* w ten sposób zaburzeń psychosomatycznych. Kiedy lek dociera do mózgu, powoduje stopniowe odhamowanie płatów czołowych. Struktury te są odpowiedzialne za nasze zachowania społeczne; to one powstrzymują nas przed opowiadaniem niestosownych dowcipów podczas oficjalnych spotkań, kontrolują pojawiające się w naszym umyśle impulsy i ostrzegają nas przed niebezpieczeństwem. Leki powodują chemiczne odłączenie płatów czołowych, pozbawiając nasze mózgi cenzury. Techniki tej użyto kiedyś w przypadku mężczyzny, który zaatakował młodą kobietę, swoją znajomą. Po tym zdarzeniu rozwinęła się u niego amnezja. Nie pamiętał ani tego, co zrobił, ani żadnych szczegółów ze swojego życia. Po podaniu amobarbitalu mężczyźnie wróciła pamięć. W trakcie przeprowadzonego z nim wywiadu wyszło na jaw, że był zakochany w kobiecie, którą zaatakował, ale wydawało mu się, że został przez nią odrzucony. Zaraz po wywiadzie mężczyzna ponownie stracił pamięć i zapadł w głęboki sen, ale w ciągu następnego tygodnia wracały do niego fragmenty wspomnień. W końcu całkowicie odzyskał pamięć. Podobnie wyglądają opisy przypadków sparaliżowanych ludzi, którzy odzyskali zdolność ruchu. Kiedy lek przestaje działać, nie wszyscy pamiętają, co wydarzyło się w trakcie spotkania z lekarzem. Oglądając film nagrany podczas spotkania, uświadamiają sobie, że są w stanie – nawet jeśli tylko na krótko – przezwyciężyć własną niepełnosprawność.

Ze stosowaniem tej metody wiąże się jednak sporo problemów. Ujawniono, że doszło do wielu przypadków długo skrywanych nadużyć i zaniedbań. Osoby, które skonfrontowano z długo wypieranymi przeżyciami, często reagowały bardzo gwałtownie. Co gorsza, pojawiły się także doniesienia o fałszywych wspomnieniach pojawiających się u pacjentów poddanych hipnozie lub przyjmujących amobarbital. Skutkowało to pozbawionymi rzeczywistych podstaw oskarżeniami o wykorzystywanie seksualne i gwałt.

Matthew nie miał okazji sprawdzić, jak metoda odreagowania sprawdziłaby się w jego przypadku. Jego droga powrotu do zdrowia była inna – musiały mu wystarczyć prawidłowe wyniki badań oraz moja opinia kliniczna. Poczułam ogromną ulgę, kiedy spotkałam go sześć tygodni później i zobaczyłam jego przemianę.

Weszłam do poczekalni i wywołałam go po nazwisku. Wciąż poruszał się na wózku, jak zwykle był starannie ubrany, tym razem jednak nie trzymał w rękach ogromnej sterty papierów. Nie wyglądał już na człowieka, który przyszedł do gabinetu, by się bronić. Ponieważ nie dostałam jeszcze listu od jego psychiatry, nie byłam pewna, czego mogę oczekiwać; od razu jednak rzuciło mi się w oczy, że Matthew wyglądał na bardziej zadowolonego. Była z nim także jego żona. Chociaż nie uśmiechała się ani nie powiedziała mi „dzień dobry", to w niej także dostrzegłam cień pozytywnej zmiany.

Matthew miał dla mnie same dobre wiadomości. Od czasu naszego spotkania zaakceptował ideę zaburzeń psychosomatycznych. Żona zachęciła go do wizyty u psychiatry, a także do samodzielnych poszukiwań informacji na ten temat. W jakiś sposób zdołał przekonać samego siebie, że moja dziwna diagnoza może być trafna.

– Jak przebiegła wizyta u psychiatry? – zapytałam.

– Na początku mi się nie podobało, ale w końcu dotarło do mnie, że to, co mówi lekarz, ma sens. Powiedział, że powodem mojego paraliżu jest czynnościowa blokada dróg nerwowych. Coś blokuje przepływ informacji między moim mózgiem a nogami. Psychiatra nazwał to czynnościowym zaburzeniem neurologicznym.

– Cieszę się, że psychiatra panu pomógł.

– Wyjaśnił mi to wszystko dużo lepiej niż pani. Powiedział, że układ nerwowy jest jak komputer. Mój hardware jest w porządku, wszystkie druciki są na swoim miejscu, ale mam problem z oprogramowaniem. To przez ten problem do moich nóg nie docierają polecenia, żeby wykonać ruch.

Matthew otrzymał etykietkę dla swojej dolegliwości i wytłumaczenie jej przyczyn, do którego mógł się ustosunkować. W przypadku każdego schorzenia pierwszym krokiem na drodze do wyzdrowienia jest zaakceptowanie diagnozy. Matthew zdołał to zrobić. Przynosiło mu to wiele korzyści: mógł teraz rozpocząć leczenie, mógł zacząć pomagać samemu sobie. Dowiedział się, jakie są rokowania. Mógł mieć nadzieję na powrót do zdrowia. Mógł skontaktować się ze swoim szefem i powiedzieć mu, że cierpi na czynnościowe zaburzenie neurologiczne, że zaordynowano mu intensywną fizjoterapię i że wkrótce zapewne poczuje się lepiej.

– Pokonam to cholerstwo – powiedział Matthew, pocierając dłonią nogi.

Znalazł drogę wyjścia z matni.

Kiedy Matthew został ostatecznie zdiagnozowany, opiekę nad nim przejęli psychiatrzy, którzy na bieżąco informowali mnie o jego postępach. W trakcie intensywnej fizjoterapii i terapii zajęciowej Matthew na nowo uczył się chodzić. Chciał wrócić do pracy; jego pracodawca pozwolił mu pracować z domu, dopóki nie wróci do zdrowia. Matthew zaczął też uczestniczyć w psychoterapii, dzięki czemu dowiedziałam się o nim nieco więcej. Był jednym z trójki braci. W jego rodzinie wszyscy odnosili sukcesy, ale Matthew czuł, że w rzeczywistości nigdy nie sprostał stawianym mu wymaganiom. Radził sobie równie dobrze jak jego bracia, ale wydawało mu się, że musi pracować coraz ciężej, aby nie stracić swojej pozycji. Żył w kieracie i szukał drogi ucieczki.

Chociaż kto inny zajmował się teraz Matthew, od czasu do czasu pacjent odwiedzał mnie w przychodni. Nawet ludzie, którzy zaakceptowali diagnozę, mają czasem wątpliwości. Jestem im potrzebna, kiedy nadchodzą trudne dni i wracają myśli o somatycznej naturze choroby. Proces powrotu do zdrowia nie jest linearny, pacjenci przeżywają swoje wzloty i upadki. Co pewien czas u Mathhew pojawiał się nowy objaw. Przeprowadzałam wtedy badanie, żeby upewnić go – a także siebie – że żadne dalsze badania nie są już potrzebne. Wkrótce zaczął akceptować moje zapewnienia, choć wiedział, że nie mogę dostarczyć mu dowodu.

– Czy jest pani absolutnie pewna? – pytał od czasu do czasu, chcąc, żebym go uspokoiła.

– Jestem pewna na sto procent.

W końcu Matthew nie potrzebował już moich deklaracji. Potrafił uspokoić sam siebie.

– Znowu wariuję, pani doktor – mówił czasem. Wiedziałam, że nauczył się interpretować sygnały płynące z ciała, potrafił nawet śmiać się z własnych dolegliwości. Wciąż miał różne objawy, ale reagował na nie inaczej. Uświadomił sobie, że nie należy rozumieć ich dosłownie. Kiedy symptomy ingerowały w jego codzienne życie, wiedział, że nie musi się poddawać ich dyktaturze.

4
Shahina

(...) jeśli chce się zachować tajemnicę, należy ukryć ją nawet przed sobą*.

George Orwell, *1984* (1949)

Kasandra była córką króla Troi – kobietą jednocześnie błogosławioną i przeklętą. Jej błogosławieństwem był dar przepowiadania przyszłości. A jej przekleństwem to, że nikt nie wierzył w głoszone przez nią przepowiednie. Tak właśnie czują się ludzie z zaburzeniami psychosomatycznymi. Ich cierpienie jest prawdziwe, ale kiedy o nim mówią, mają wrażenie, że nikt nie daje wiary ich słowom.

Osoba, która słyszy, że jej choroba ma podłoże psychiczne, czuje się oskarżona – oskarżona o to, że kłamie, udaje lub jedynie wyobraża sobie swoje objawy. Aby moi pacjenci mogli wrócić do zdrowia, muszą przynajmniej rozważyć możliwość, że ich choroba ma swoje źródło w ich psychice, a także zgodzić się na wizytę u psychiatry. Nawet jeśli im się to udaje, często nie udaje się to ich rodzinom. Moim najważniejszym i najtrudniejszym zadaniem jako lekarza jest wspierać pacjentów i ich rodziny w trakcie

* G. Orwell, *1984*, tłum. T. Mirkowicz, Warszawskie Wydawnictwo Literackie MUZA, Warszawa 2006, s. 317 [przyp. tłum.].

trudnej wędrówki, jaką muszą podjąć. Nie zawsze jest to łatwe i nie zawsze odnoszę sukcesy.

Dolegliwości Shahiny zaczęły się od wypadku na uniwersytecie sześć miesięcy przed naszym spotkaniem. Tamtego dnia Shahina spóźniła się na wykład, nie zdając sobie sprawy, jak to, wydawałoby się, mało znaczące wydarzenie wpłynie na jej życie. Sala wykładowa była zastawiona długimi rzędami krzeseł. Wszystkie zewnętrzne miejsca były zajęte, zamiast więc przepychać się hałaśliwie do wolnych miejsc, Shahina zdjęła płaszcz i usiadła na schodku za rzędem innych spóźnialskich. Położyła płaszcz na kolanach, a dłonie oparła na podłodze za plecami. Przez następne pięć minut drzwi do sali otwierały się od czasu do czasu i kolejni studenci przemykali się do środka.

Shahina przechyliła się na jedną stronę, chcąc dojrzeć prowadzącego zajęcia, kiedy poczuła miażdżący ból. Krzyknęła głośno, a siedzący obok niej studenci zachichotali. Czerwony jak burak chłopak, który stanął na jej dłoni, wymamrotał z zakłopotaniem przeprosiny. Automatycznie pochylił się i dotknął jej ramienia, jakby w ten sposób mógł cofnąć to, co zrobił. Shahina odepchnęła go. Łzy płynęły jej po twarzy, kiedy przyciskała rękę do piersi. Przez resztę wykładu obserwowała, jak na jej dłoni rozlewa się duży, ciemny siniak i nie mogła się skupić na słowach wykładowcy.

Rodzina Shahiny nie okazała jej zbyt wiele współczucia, kiedy wieczorem dziewczyna głośno skarżyła się na ból i odmówiła wykonywania domowych obowiązków. Ich podejście zmieniło się, kiedy następnego ranka zobaczyli, jak spuchnięta i posiniaczona jest jej dłoń. Matka Shahiny zabrała ją natychmiast na izbę przyjęć, gdzie dowiedziały się, że Shahina doznała włosowatego złamania kości śródręcza. Jej dłoń została umieszczona w szynie, po czym założono jej temblak. Zawstydzona matka odwiozła ją do domu i wzięła w pracy dzień wolny, żeby móc się nią zająć. Przez następne trzy tygodnie Shahina nie mogła posługiwać się prawą ręką. Pisała na klawiaturze lewą dłonią i nagrywała wykłady na dyktafon.

Kiedy w końcu zdjęto jej szynę, okazało się, że dłoń jest słaba i niesprawna. Brak ruchu sprawił, że stała się zniekształcona i mniejsza od lewej dłoni. Lekarz powiedział Shahinie, żeby się nie martwiła i umówił ją na wizytę u fizjoterapeuty. Ten ostatni zalecił serię ćwiczeń. Wykonywanie ich było dla Shahiny bolesne, ale cieszyła się, że znów może poruszać dłonią. Ból trochę jej przeszkadzał, czuła, że jej dłoń jest niezdarna, ale była zadowolona, że odzyskała niezależność i może sama prowadzić samochód czy zapinać guziki.

Minęły dwa tygodnie. Shahina słuchała akurat wykładu, kiedy poczuła nieprzyjemny skurcz w dłoni. Długopis wyślizgnął się jej spomiędzy palców i potoczył grzechotliwie po podłodze. Pochyliła się, żeby go podnieść. Kiedy tylko chwyciła przedmiot, poczuła kolejny skurcz. Bezskutecznie próbowała chwycić długopis, ale ten ciągle wysuwał się z jej dłoni. Zostawiła go w końcu na podłodze. Następne trzydzieści minut spędziła, wpatrując się bezmyślnie w wykładowcę; nie dotarło do niej ani jedno jego słowo.

Kiedy wykład się skończył, Shahina pokazała swoją dłoń koleżankom i kolegom. Palce wskazujący i środkowy były przygięte do środka. Mogła je z łatwością wyprostować za pomocą drugiej dłoni, ale kiedy tylko puszczała je swobodnie, kurczyły się niczym małe zwierzątka starające się uniknąć niebezpieczeństwa. Jej znajomych rozśmieszył ten widok i spędzili jakieś pół godziny, bawiąc się w „zwiń-rozwiń" z palcami Shahiny. Dziewczynę także to rozbawiło, ale tylko na krótko.

Tego wieczora przy kolacji okazało się, że Shahina nie jest w stanie utrzymać w dłoni noża. Rodzice zaniepokoili się, widząc nagłą niepełnosprawność córki. Zadzwonili do fizjoterapeuty i zostawili wiadomość, w której prosili o jak najszybsze spotkanie.

Shahina odwiedziła fizjoterapeutę następnego dnia. Specjalista rozciągnął dłoń Shahiny, co wprawdzie trochę pomogło, ale nie rozwiązało problemu. Fizjoterapeuta doradził pacjentce, żeby ponownie zobaczyła się z lekarzem. Zrobiła to kolejnego dnia. Ponownie zrobiono jej prześwietlenie rentgenowskie, które wykazało, że złamanie zrosło się prawidłowo. Pomimo dowodów, których dostarczyło badanie, Shahina wciąż nie czuła się lepiej. W rzeczywistości dobre wyniki prześwietlenia wręcz pogorszyły jej samopoczucie.

– Nie czułam się tak, jakbym usłyszała, że wszystko jest w porządku. Poczułam, jakby powiedziano mi, że zmyślam. Zapewnienia lekarza sprawiły, że poczułam się gorzej, a nie lepiej.

– Powiedziała pani, że nie może posługiwać się dłonią, a lekarz odpowiedział na to, że wszystko jest w porządku?

– Tak. Powiedziałam, że moja dłoń jest niesprawna. W odpowiedzi usłyszałam, że nie mam racji.

Przez następny miesiąc Shahina kilka razy dziennie ćwiczyła swoją dłoń. Ból był coraz silniejszy. Matka umówiła ją na wizytę u prywatnego lekarza, który przepisał jej środki zwiotczające mięśnie i tabletki przeciwbólowe. Ból się zmniejszył, ale jej palce wciąż samoczynnie się zginały. Gdy Shahina przez dłuższy czas trzymała w dłoni długopis, nieodmiennie skutkowało to skurczami, za radą lekarza zaczęła więc nagrywać wykłady na telefon i pożyczać notatki od znajomych, żeby uniknąć pisania. Przyjaciel rodziny podsunął jej także pomysł, żeby każdej nocy przed pójściem do łóżka zanurzała dłoń w lodzie. Wszystko to zmniejszyło ból, ale nie zmieniło tego, co było dla niej najważniejsze – jej dłoń nadal była niesprawna. W ciągu miesiąca dłoń Shahiny stała się niemal bezużyteczna: przykurcz objął wszystkie palce z wyjątkiem kciuka.

Miesiąc później Shahina i ja poznałyśmy się w przychodni. Shahina nosiła rękę na temblaku. Przynosiło jej to ulgę. Kiedy pozwalała ręce swobodnie zwisać, czuła pulsujący ból, który uniemożliwiał wykonanie jakiegokolwiek ruchu. Jedynym sposobem na uśmierzenie bólu było ponowne uniesienie ręki.

– Kiedy opuszcza dłoń, można niemal zobaczyć, jak napływa do niej krew. Jej dłoń jest zupełnie martwa, krew tylko tam spływa i nie ma gdzie odpłynąć – powiedziała matka Shahiny, która o ręce swojej córki opowiadała w taki sposób, jakby nie była już ona częścią ciała dziewczyny.

Kiedy zbadałam Shahinę, zobaczyłam, że cztery palce są przygięte do środka. Palec wskazujący i środkowy były tak mocno zgięte, że w ogóle nie można było zobaczyć paznokci. W przypadku serdecznego i małego palca widać było tylko obłączki. Kciuk był sprawny, co oznaczało, że Shahina mogła zasunąć zamek błyskawiczny czy zapiąć guziki, o ile zwisały luźno i miała do nich łatwy dostęp. Nie była w stanie pisać, mogła tylko bazgrać jak dziecko. Używała kciuka, żeby pisać na klawiaturze komputera, ale trwało to dłużej, niż by chciała, i robiła przy tym wiele błędów.

Kiedy próbowałam rozprostować palce Shahiny, poczułam opór. Udało mi się całkowicie je rozgiąć, ale było to dla niej bolesne. Wokół paznokci widoczne były czerwone wyżłobienia. Kiedy cofnęłam swoją dłoń, palce Shahiny natychmiast wróciły do swojej zgiętej pozycji.

– Czasami potrafi rozprostować palce – powiedziała matka.

– Udaje mi się podważyć palce i utrzymać je rozprostowane tylko na czas potrzebny na obcięcie paznokci lub umycie dłoni – uzupełniła Shahina.

– Widziała pani kiedyś coś takiego? Wie pani, co to jest? – zapytała matka.

– Wydaje mi się, że Shahina ma dystonię ogniskową. To stan, w którym pewne partie mięśni gwałtownie się kurczą. Może być wywołany traumą, ale musimy sprawdzić, czy nie ma innych przyczyn. Niepokoi mnie, jak bardzo ten problem ogranicza sprawność Shahiny, dlatego chciałabym przyjąć ją do szpitala i wykonać kilka badań. To najszybszy sposób na uzyskanie odpowiedzi.

– Moja córka to mój skarb; proszę, niech pani nie każe czekać jej zbyt długo.

Z Shahiną zobaczyłam się ponownie, kiedy została przyjęta na oddział. Jeśli chodzi o jej dłoń, nic nie zmieniło się od momentu, kiedy widziałam ją po raz ostatni. Badania krwi, badania genetyczne i tomografia mózgu, które miały wykryć ewentualne choroby neurologiczne, nie wykazały żadnych nieprawidłowości. Elektromiografia pokazała, że mięśnie przedramienia są cały czas skurczone, ale nie dała odpowiedzi na pytanie, dlaczego do tego doszło. Pacjenci cierpiący na dystonię często mają prawidłowe wyniki badań, na tej podstawie nie można było zatem sformułować żadnej konkretnej diagnozy. Mimo to Shahina wciąż nie mogła się posługiwać swoją dominującą ręką i potrzebowała pomocy matki przy zapinaniu guzików czy krojeniu jedzenia. Trzeba było szybko coś z tym zrobić. Neurolog specjalizujący się w zaburzeniach ruchu zbadał Shahinę i zalecił jej leczenie toksyną botulinową.

Botoksu używa się nie tylko w celach kosmetycznych. Substancję tę od dawna stosuje się także w leczeniu chorób neurologicznych. Botulina paraliżuje mięśnie dotknięte skurczem, co skutkuje ich rozluźnieniem. Potem mogą się one okazać niesprawne, ale ograniczenie bólu i zmniejszenie stopnia zniekształcenia warte jest podjęcia tego ryzyka. Terapia botuliną nie mogła przynieść odpowiedzi na pytanie, co jest nie tak z ręką Shahiny, ale mogła rozluźnić mięśnie jej dłoni w takim stopniu, by zmniejszyć ból i przywrócić chociażby ograniczoną sprawność.

Towarzyszyłam Shahinie podczas tej procedury. Niewielka igła z elektrodą została wbita w mięśnie przedramienia. Elektroda rejestrowała nadmiarową aktywność elektryczną produkowaną przez gwałtownie kurczące się mięśnie prowadzące do palców Shahiny. Komputer przetwarzał aktywność elektryczną na dźwięk, dlatego po wbiciu igły w rękę Shahiny pokój wypełniły dzikie trzaski. Lekarz przeprowadzający badanie pochylił się i ściszył dźwięk.

– To moja ręka tak hałasuje? – zapytała Shahina.

– Owszem.

– Czy właśnie tak powinien brzmieć ten dźwięk?

– Jeśli stara się pani teraz rozluźnić rękę, to zdecydowanie nie. Gdyby mięśnie biegnące do pani dłoni były rozluźnione, w pokoju panowałaby cisza.

Następnie lekarz wziął małą strzykawkę wypełnioną toksyną botulinową, podłączył ją do igły i powoli opróżnił jej zawartość. Shahina spoglądała na monitor; wiedziałam też, że uważnie wsłuchuje się w dźwięk generowany przez komputer. Wszyscy się im przysłuchiwaliśmy. Jedna minuta wypełniona jedynie czekaniem i nasłuchiwaniem bardzo się dłuży, a właśnie tyle musieliśmy czekać, zanim nastąpiła zmiana. Jednostajne trzaski, które było słychać od momentu wprowadzenia elektrody igłowej w przedramię Shahiny, stopniowo cichły. Shahina odwróciła wzrok od monitora i spojrzała na swoją dłoń. Z zachwytem obserwowała, jak jej palce powoli się rozprostowują.

– To działa! – zwołała.

Lekarz, który wstrzyknął jej botulinę, uniósł brwi i spojrzał na mnie.

Tego popołudnia odwiedziłam Shahinę na oddziale, żeby zobaczyć, czy poprawa, której doznała, jest trwała. Zobaczyłam, że pacjentka szybko pisze coś na klawiaturze swojego laptopa.

– Wciąż mnie boli i dłoń jest trochę słaba, ale proszę zobaczyć, jak mi się poprawiło – mówiąc to, otwierała i zamykała pięść. – Jestem już zdrowa. Mogę wrócić do domu?

Potem wielokrotnie żałowałam swojej reakcji na jej słowa.

– Muszę coś pani wyjaśnić – usiadłam obok niej na łóżku. – Toksyna botulinowa zatruwa zakończenie nerwu i w rezultacie mięsień się rozluźnia. Zazwyczaj jednak nie dzieje się to natychmiast. Na skutek trzeba poczekać dzień lub dwa.

Shahina spojrzała na mnie zdziwiona. Widziałam, że nie rozumie wszystkich implikacji tego, co powiedziałam.

– Ale w moim przypadku zadziałało od razu. To chyba dobry znak, prawda?

– Tak, rezultat jest najważniejszy.

– Mogę zatem wrócić do domu.

Shahina dała mi możliwość wycofania się, ale ja z niej nie skorzystałam.

– Próbuję właśnie powiedzieć, że moim zdaniem to nie botulina sprawiła, że poczuła się pani lepiej. Poprawa była zbyt szybka.

– Ale po zastrzyku poczułam się lepiej. To musiał być skutek działania botuliny.

– Czasami, kiedy bardzo pragniemy wyzdrowieć i mamy nadzieję, że leczenie, które otrzymujemy, będzie skuteczne, nasze samopoczucie poprawia się dzięki sile naszej woli i mocy naszego umysłu. Takie zjawisko mówi nam coś przede wszystkim o samych przyczynach choroby.

Shahina wpatrywała się w swoją dłoń, wciąż otwierając ją i zaciskając na przemian.

– Szybkość, z jaką pani dłoń zareagowała na botulinę, nasuwa mi podejrzenia, że wcześniejszy skurcz miał przyczyny psychologiczne, a nie fizjologiczne.

– Uważa pani, że jestem wariatką?

– Oczywiście, że nie.

– Więc o co chodzi? Co to znaczy psychologiczne przyczyny? Z tego, co pani mówi wynika, że albo robię to celowo, albo jestem szalona. Więc co w końcu?!

Atmosfera w pokoju szybko się zagęściła. Ludzie przechodzący obok otwartych drzwi słyszeli podniesione głosy i zaglądali do środka.

– Wszyscy od czasu do czasu miewamy objawy fizyczne, których przyczyny tkwią w naszej psychice.

– To jakiś cholerny żart! Przychodzę do szpitala ze skurczem mięśni w ręce, a teraz słyszę, że robię to celowo.

Przy drzwiach pojawiła się pielęgniarka. – Zapewnię paniom trochę prywatności, dobrze? – powiedziała i zamknęła drzwi.

– Przykro mi, że to, co powiedziałam, wyprowadziło panią z równowagi. Z pani dłonią jest lepiej. To najważniejsze.

Shahina pogrążyła się w milczeniu. Minęły minuty, zanim znów się odezwała.

– Co powinnam teraz zrobić?

– Czuje się pani lepiej, może więc pani wrócić do domu.

– Co miała pani na myśli, mówiąc, że to jest psychologiczne? Nawet mi pani tego nie wyjaśniła.

Wiedziałam, że następne dziesięć minut będzie miało zasadnicze znaczenie. Zdawałam sobie sprawę, że w każdej chwili rozmowa może skręcić w dowolną stronę. Każde słowo, które wypowiadałam, musiało być tym właściwym. Shahina chyba też wyczuwała panujące między nami napięcie. Wytłumaczyłam jej, na czym polegają objawy psychosomatyczne.

– Nie twierdzę, że tak właśnie jest w pani przypadku. Po prostu się zastanawiam. Czy to, co powiedziałam, ma dla pani sens?

– Nie wiem. Nie, nie widzę w tym żadnego sensu. To zupełny nonsens.

– Być może najlepiej będzie, jeśli odłożymy na bok te rozważania. Z pani dłonią jest lepiej. Skupmy się na tym.

Ale było już oczywiście za późno, żeby zapomnieć, o tym, co powiedziałam. Obie o tym wiedziałyśmy.

– W jaki sposób może dojść do skurczu mięśni dłoni z powodów psychologicznych?

– Wszyscy znamy doznania fizyczne wywołane stresem. Czuła pani kiedyś, jak ramiona napinają się z powodu stresu? To może być coś podobnego, chociaż, oczywiście, znacznie poważniejszego.

– Ale ja nie jestem zestresowana.

– Wiem, ale miała pani wypadek. Trudno było pani podołać codziennym obowiązkom ze złamaną kością śródręcza. Może warto się przyjrzeć temu, jak to na panią wpłynęło?

– Nie chcę spotykać się z psychiatrą.

– W porządku. To nie jest konieczne w tym momencie.

– Co ze mną będzie? Czy poprawa będzie trwała? Będę potrzebować kolejnej dawki botuliny?

– Pani dłoń jest teraz bardziej sprawna. Myślę, że ten stan się utrzyma – powiedziałam, chcąc dać jej trochę nadziei, ponieważ nasze oczekiwania mają ogromne znaczenie.

– Przepraszam, że na panią nakrzyczałam.

– Przykro mi, że było to dla pani takie trudne.

Wychodząc, byłam przekonana, że Shahina wróci teraz do domu i że za jakiś czas zobaczymy się ponownie w przychodni. Godzinę później zostałam z powrotem wezwana na oddział.

Matka Shahiny stała w drzwiach z zawziętą miną. Shahina siedziała na swoim łóżku, obok niej leżała spakowana torebka. Jej ojciec przycupnął na krześle przy łóżku. Za mną do pokoju weszła pielęgniarka.

– Chcę dokładnie wiedzieć, co powiedziała pani mojej córce.

Wyjaśniłam, że wyniki badań Shahiny były prawidłowe, ale jej reakcja na toksynę botulinową wzbudziła pewne podejrzenia.

– Moja córka powiedziała mi, że pani zdaniem ona robi to celowo.

Matka Shahiny stała na wprost mnie; nie mogłam nawet zobaczyć jej córki.

Wyciągnęłam szyję, żeby móc porozmawiać z Shahiną. – Nie uważam, żeby robiła to pani celowo. Martwię się tylko, że za pani dystonią kryje się coś, co nie zostało w pełni wyjaśnione. Wiem, że mogę się mylić. Jeśli tak jest, z góry przepraszam.

– Samo „przepraszam" nie wystarczy – oświadczyła matka Shahiny. – Czy naprawdę uważa pani, że młoda dziewczyna mogłaby trzymać rękę w takiej pozycji całymi tygodniami? Nie widzi pani tych czerwonych wyżłobień wokół jej paznokci? Przecież to ją boli.

– Wszyscy zgadzamy się co do tego, że skurcz mięśni w dłoni Shahiny jest mimowolny i jest przyczyną jej niepełnosprawności.

– Prześwietlenie wykazało złamanie kości. Wie pani o tym?

– Tak, dystonia została wywołana przez traumę.

– A więc przyznaje pani, że Shahina cierpi na dystonię?

– Tak, Shahina ma dystonię. Pytanie brzmi, dlaczego.

– Znam swoje dziecko. To bystra dziewczyna, która już wkrótce będzie prawniczką. Pracuje ciężko, nigdy nie choruje. Mogę panią zapewnić, że gdyby tylko miała nad tym kontrolę, na pewno by do tego nie dopuściła.

W trakcie tej szybkiej wymiany zdań poczułam się nagle tak, jakby Shahina wyszła z pokoju; jakbym została w nim sam na sam z jej matką. Shahina i jej ojciec całkowicie wtopili się w tło.

– Shahino? – próbowałam nawiązać z nią kontakt.

– Zabieram teraz moją córkę do domu. Kiedy tam dotrę, pierwszą rzeczą, jaką zrobię, będzie napisanie skargi na panią.

Na ten sygnał ojciec Shahiny podniósł walizkę i delikatnie położył dłoń na plecach swojej córki, tak jakby chciał ponaglić ją do wyjścia. Shahina wstała z krzesła i wzięła leżącą na łóżku torebkę. Obserwowałam, jak ściskając mocno uchwyt torebki w prawej dłoni wychodzi z pokoju, podążając za swoją matką.

– Ona nie wierzy, że coś mi dolega – powiedziała Shahina, przekraczając próg pokoju.

– Myli się – stwierdziła jej matka, po czym odwróciła się i podchwyciła moje spojrzenie. – Jeszcze pani o nas usłyszy.

Rodzice, dowiadując się o chorobie swojego dziecka, muszą się uporać z myślą, że życie, jakie zaplanowali dla swojej latorośli, staje pod znakiem zapytania. Są źli, że choroba odebrała im ich marzenia. Jeśli okazuje się, że dolegliwości ich dziecka mają naturę psychologiczną, to kogo mogą za to winić? Na kogo mają się złościć? Na samych siebie? W sytuacji, gdy ich dziecko dotyka przypadłość tak stygmatyzująca, że nie potrafią spokojnie o tym myśleć, muszą skierować swoją uwagę na coś innego.

Tydzień później do szpitala dotarła skarga.

Chciałabym złożyć skargę na doktor O'Sullivan, która leczyła moją córkę. Moja córka stała się w znacznym stopniu niepełnosprawna z powodu skurczów mięśni w prawej ręce. Córka prezentowała wyłącznie FIZYCZNE objawy, mimo to doktor O'Sullivan, nie mając żadnych dowodów na poparcie swoich tez, imputowała jej problemy psychiczne!!! Moja córka, która jest studentką prawa i osobą, na której można całkowicie polegać, twierdzi, że doktor O'Sullivan zakomunikowała jej bez ogródek, że zmyśla swoje objawy.

Kolejnych kilka akapitów napisanych było w tym samym stylu. Skargę wydrukowano na firmowym papierze kancelarii, w której pracowała matka Shahiny. List kończył się stwierdzeniem, że Shahina spotkała się z innym lekarzem, który zapewnił ją, że jej problemy z całą pewnością nie mogą mieć natury psychosomatycznej. Do skargi nie załączono jednak żadnej opinii lekarskiej.

Wysłałam do Shahiny klika listów, w których prosiłam ją o wizytę w przyszpitalnej przychodni i spotkanie ze mną. Wszystkie pozostały bez odpowiedzi. Dopiero ponad rok później dowiedziałam się, jakie były dalsze losy Shahiny. Wiadomości nadeszły w liście od pewnego neurologa z innego szpitala.

Szanowna doktor O'Sullivan,

byłbym wdzięczny, gdyby zechciała pani przesłać mi posiadane przez panią wyniki badań mojej pacjentki. Pacjentka powiedziała mi, że zdiagnozowała pani u niej dystonię ogniskową i z dobrym skutkiem zaaplikowała jej toksynę botulinową. Powodem jej wizyty u mnie był nawrót choroby. Ponowne zaaplikowanie botoksu zmniejszyło objawy. Niestety, poprawa była krótkotrwała. Obecnie dystoniczny skurcz objął całe lewe ramię i rozprzestrzenia się na tułów. Wszystko wskazuje na to, że rozwija się u niej uogólniona dystonia, której nie potrafię w żaden sposób wyjaśnić. Jestem ciekaw, jakie były pani obserwacje dotyczące tej pacjentki. Zaczynam się zastanawiać, czy niektóre z jej problemów, jeśli nie wszystkie, nie mają przypadkiem natury psychicznej.

Pacjenci, którzy odrzucają możliwość, że ich objawy mogą mieć komponent psychologiczny, często szukają opinii innych lekarzy – szukają opinii, które mogliby zaakceptować. Niestety, jeśli leczenie jest skuteczne głównie dzięki efektowi placebo, a nie dzięki biologicznym mechanizmom oddziaływania, jego pozytywne skutki nie zawsze daje się utrzymać. Nie oznacza to, że nie zastanawiałam się wiele razy, czy historia choroby Shahiny nie byłaby inna, gdyby udało mi się przedstawić moje podejrzenia w delikatniejszy sposób.

Przez lata zastanawiałam się, co zrobić, by powściągnąć reakcje pacjentów na diagnozę. Sposób, w jaki zakomunikowana zostaje diagnoza zaburzeń psychosomatycznych, ma decydujący wpływ na to, co dzieje się potem. Pacjent, któremu będzie się wydawało, że uznaliśmy jego objawy za wymyślone, nie będzie z nami współpracował. Zbyt często zdarza się, że takie przekonanie powstrzymuje ludzi przed skorzystaniem z pomocy, której potrzebują i na którą zasługują.

Nawet jeśli diagnoza zostaje zakomunikowana ostrożnie, częstą odpowiedzią na nią jest niepohamowany gniew. Kiedy odpowiedź pacjenta nadchodzi w postaci listu, jest to list pełen wykrzykników, podkreśleń i słów napisanych dużymi literami. Pacjent chce być wysłuchany, chce, by mu uwierzono i daje upust tym pragnieniom także na piśmie.

Ten gniew pełni pewną funkcję. Mówi innym, że pacjent nie czuje się dobrze. Ma też wiele wspólnego z objawami psychosomatycznymi.

Może prowadzić do mylnych wniosków, ponieważ często jest maską, pod którą kryją się inne emocje – strach lub poczucie krzywdy. Gniew często jest błędnie interpretowany, zarówno przez osobę, która go odczuwa, jak i przez osobę, która jest jego adresatem. Może być bardzo szkodliwy. Gniew przeraża. Osoba, do której gniew jest skierowany, może chcieć uciec – często wtedy, kiedy jest najbardziej potrzebna. Gniew może zniszczyć relację między pacjentem a lekarzem. Lekarz ucieka przed nim, unika go lub skupia swoją uwagę na gniewie pacjenta zamiast na samym pacjencie.

Jeśli o mnie chodzi, nauczyłam się akceptować gniew, ponieważ jest on etapem w trudnym procesie, przez jaki przechodzi pacjent. Chory musi się skonfrontować z nieprzyjemną dla niego prawdą i nie obywa się to bez konsekwencji. Gniew często przemija z czasem, są jednak inne mechanizmy obronne, które w dużo większym stopniu utrudniają powrót do zdrowia. Jednym z nich jest zaprzeczenie.

Shauna widuję raz lub dwa razy w każdym półroczu. Czekam na wiadomości od niego i kiedy się ze mną skontaktuje, zapisuję go na wizytę. Czasami dzwoni do mnie, żeby powiedzieć, że jego stan się pogorszył. A czasami dzwoni lekarz z innego szpitala, żeby mnie poinformować, że Shaun trafił na izbę przyjęć. To najlepsze z możliwych scenariuszy. Najgorzej jest wtedy, gdy otrzymuję list od lekarzy z oddziału intensywnej opieki medycznej tydzień po tym, jak Shaun został z niego wypisany: *mężczyzna został przyjęty w stanie padaczkowym, podaliśmy mu fenytoinę. Jak rozumiemy, mężczyzna ten leczy się u pani na padaczkę…*

Shauna poznałam dwa lata temu. Kiedy zachorował, pracował jako nauczyciel. Do jego pierwszego ataku doszło wtedy, kiedy był w pracy. W godzinach przedpołudniowych poczuł się źle. Miał mdłości, kręciło mu się w głowie, czuł się osłabiony. Kolega poradził mu, żeby wrócił do domu i zaoferował, że go podwiezie, Shaun wolał jednak sam prowadzić. Shaun mieszka trzy kilometry od szkoły, był prawie pod swoim domem, kiedy stracił przytomność. Nie pamięta nic z tego, co się wydarzyło. Kiedy się obudził, samochód stał częściowo na chodniku. Droga była pusta, nie było żadnych świadków.

Shaun udał się do swojego lekarza, który odradził mu prowadzenie samochodu i skierował go do neurologa. Neurolog, mając tak mało informacji, nie potrafił podać przyczyny utraty świadomości; zalecił więc swojemu pacjentowi badania. Tomografia komputerowa nie wykazała żadnych nieprawidłowości. Badanie elektroencefalograficzne wykazało za to drobne odstępstwa od normy, które co prawda nie stanowiły przesądzającego dowodu, że Shaun ma padaczkę, ale sprawiły, że neurolog zaczął brać taką możliwość pod uwagę.

Jakiś czas później Shaun stracił przytomność po raz drugi. Tym razem świadkiem tego zdarzenia była jego żona. Opowiadała potem, że Shaun zrobił się śmiertelnie blady i osunął się na podłogę niczym szmaciana lalka. Napady powtarzały się regularnie. Shaun zaczął przyjmować leki przeciwpadaczkowe. Na początku zaobserwowano poprawę; Shaun przez cały miesiąc ani razu nie stracił przytomności. Niepewna wstępna diagnoza została potwierdzona, co przyniosło wszystkim ulgę. A jednak niedługo potem napady powróciły i były jeszcze silniejsze niż poprzednio. Shaun gwałtownie trząsł się podczas ataków, które za każdym razem trwały coraz dłużej. Wkrótce jego żona zauważyła, że Shaun w trakcie rozmowy odpływa gdzieś myślą na kilka sekund. Zaczęła podejrzewać, że w tym czasie jej mąż również ma napady, tyle tylko, że nie prowadziły one do utraty przytomności. Shaun dostał inny lek przeciwpadaczkowy. Napady zniknęły, ale po trzech tygodniach wróciły. Shauna skierowano na oddział wideotelemetryczny. W ciągu trzech dni spędzonych w szpitalu wielokrotnie dostawał drgawek i kilka razy na krótko stracił świadomość. Żona towarzyszyła mu każdego dnia. Była przy Shaunie także wtedy, kiedy spotkałam się z nim i oznajmiłam, że nie ma padaczki, tylko drgawki dysocjacyjne.

– Przecież to nie ma żadnego sensu – powiedziała.

– Badania nie pozostawiają wątpliwości – odparłam.

– Jeśli Shaun nie ma padaczki, to dlaczego pomagały mu leki przeciwpadaczkowe? – zadała uzasadnione pytanie.

– Leki przeciwpadaczkowe mogą być w takim przypadku skuteczne z wielu powodów. Na przykład dlatego, że bardzo chcemy wyzdrowieć i wierzymy, że dzięki nim tak się stanie. A także dlatego, że leki przeciwpadaczkowe nie tylko ograniczają objawy padaczki, ale także poprawiają nastrój i sprawiają, że ogólnie czujemy się ze sobą lepiej.

– Kolega z pracy, którego dziecko ma padaczkę, widział jeden z moich napadów i twierdzi, że na pewno mam padaczkę – powiedział Shaun.

– Drgawki dysocjacyjne bardzo łatwo pomylić z padaczką. Mam pańskie wyniki badań, więc jestem pewna diagnozy.

– Czy wykres EEG nie może być prawidłowy w trakcie napadu padaczkowego?

– Nie w przypadku takich napadów jak pańskie.

– Czyli w niektórych rodzajach padaczki wykres może być prawidłowy.

– Nigdy taki nie jest w przypadku drgawek.

– To w przypadku jakich napadów jest prawidłowy?

– Wiem, że sytuacja, w której po upływie kilku miesięcy od rozpoznania padaczki słyszy pan, że diagnoza się zmieniła, jest dla pana trudna. Nie bagatelizuję tych napadów, bo wiem, że mają one duży wpływ na pańskie życie. Ale proszę na to spojrzeć z innej strony. Stracił pan prawo jazdy. Pracę. Zażywa pan toksyczne leki, które panu nie pomagają. Teraz już wiemy, co panu dolega. Można wyleczyć tę chorobę. Będzie to wymagało czasu, ale teraz, kiedy wiemy, na co pan choruje, możemy zaproponować właściwe leczenie. Odzyska pan to, co pan stracił.

Czy Shaun będzie skłonny poświęcić swoje przekonania, żeby wyzdrowieć? Czy odrzuci diagnozę padaczki i przyjmie to rozpoznanie, które daje mu szanse na powrót do zdrowia, choć jest trudne do zaakceptowania? Shaun zgodził się na wizytę u psychiatry. Później miał ponownie spotkać się ze mną.

– Rozmawiałem z innymi osobami chorującymi na padaczkę. Miały takie same objawy jak ja. Skąd wiadomo, że to na pewno nie padaczka?

Nie odpowiedziałam. Przerabialiśmy to już wcześniej.

– Czy to możliwe, że moje napady to objawy padaczki, tylko takiej, z jaką nigdy wcześniej nie miała pani do czynienia?

– Jak przebiegło pana spotkanie z psychiatrą? – zapytałam, starając się skierować rozmowę na inne tory.

– Dobrze. Powiedziała, że nie mam depresji, ale to dla mnie żadna nowość.

Psychiatra powiedziała mi, że Shaun nie miał depresji ani nie odczuwał lęku. Przy okazji opowiedziała jednak pewną historię, którą Shaun się ze mną nie podzielił. Rok przed pojawieniem się u niego pierwszych napadów, nastoletni uczeń szkoły, w której pacjent pracował, poskarżył się, że Shaun go uderzył. Shaun zaprzeczył tym zarzutom. Uczeń twierdził, że do zdarzenia doszło, kiedy byli sami. Shaun nie mógł więc w żaden sposób udowodnić swojej niewinności; został zawieszony. Wszczęto śledztwo, które trwało trzy miesiące. Shaun nie mógł w tym czasie pracować. Problem rozwiązał się sam – kolega owego ucznia wyznał innemu nauczycielowi, że oskarżenia były fałszywe. Miała to być zemsta za jakiś afront, który ponoć spotkał owego ucznia ze strony Shauna, choć sam Shaun nie przypominał sobie niczego takiego. Uczeń, ze łzami w oczach, wyznał w końcu prawdę. Shaun odzyskał pracę. Inni nauczyciele, którzy nigdy nie wierzyli w jego winę i cały czas go wspierali, przyjęli to z ogromnym entuzjazmem.

– Przez pewien czas jego życie przypominało piekło – relacjonowała psychiatra. – Miał za sobą trzy miesiące upokorzeń. Był przekonany, że stanie przed sądem, pójdzie do więzienia i nigdy nie będzie już pracował w szkole. Nie widział żadnego wyjścia ze swojej sytuacji.

Teraz jednak Shaun był całkowicie przekonany, że przeszedł najtrudniejszą próbę i wszystko, co złe, zostawił za sobą.

– Nie wydaje mi się, żeby był w stanie dostrzec, jak te oskarżenia na niego wpłynęły. Nie sądzę też, by potrafił zaakceptować diagnozę – powiedziała psychiatra.

Jak dotąd wszystko wskazywało na to, że psychiatra trafnie oceniła mojego pacjenta.

– Inny neurolog powiedział mi, że mam padaczkę – oznajmił Shaun.

– Trafił pan do mnie, bo pański lekarz nie był pewny diagnozy.

– Moje pierwsze EEG nie było prawidłowe. Lekarz, który je oceniał, stwierdził, że mogę mieć padaczkę.

– Badanie EEG należy odpowiednio zinterpretować. Trzeba pamiętać o tym, że każdy z nas jest inny. Łatwo zaszufladkować drobne odchylenie od normy jako nieprawidłowość, podczas gdy w rzeczywistości jest to dowód na to, że w środku wszyscy trochę się od siebie różnimy, tak samo jak wszyscy różnimy się wyglądem zewnętrznym.

– Każdy mówi mi coś innego – poskarżył się Shaun.

– Miałam możliwość przyjrzenia się pańskim napadom na oddziale wideotelemetrycznym. Inni lekarze mogli się opierać wyłącznie na pańskich relacjach.

– Sporo czytałem na temat padaczki. Wszystkie objawy się zgadzają.

Shaun nie był pierwszym ani ostatnim pacjentem, który nie chciał uwierzyć w postawioną mu diagnozę. Miał zupełny mętlik w głowie. Razem próbowaliśmy to przepracować, obserwując, gdzie nas to zaprowadzi. Shaun przebywał w szpitalu jeszcze przez tydzień; w tym czasie przestał zażywać leki przeciwpadaczkowe. W dniu, w którym miał zostać wypisany do domu, spotkaliśmy się ponownie.

– Nie twierdzę, że się z panią zgadzam, ale będę postępował według pani zaleceń. To przecież nie zaszkodzi.

Przyjęłam jego słowa z zadowoleniem.

Udzieliłam Shaunowi oraz jego żonie ostatnich wskazówek. Powiedziałam im, że napady mogą zniknąć, ale mogą też nadal się pojawiać. Jeśli Shaun wciąż będzie miał napady, to muszą pamiętać, że nie zagrażają one jego zdrowiu, dlatego rodzina i przyjaciele Shauna nie powinni wzywać karetki. Drgawki dysocjacyjne przybierają na sile, gdy otoczenie chorego zwraca na nie szczególną uwagę.

– Więc nie powinniśmy nic robić, kiedy do tego dojdzie? – Jego żona wyglądała na zaniepokojoną.

– Proszę dzwonić po pomoc, jeśli będą państwo jej potrzebować, ale lepiej będzie, jeśli nie będą państwo ingerować w to, co się dzieje.

Kiedy spotkałam się później z psychiatrą, opowiedziałam jej, jaki postęp zrobił mój pacjent.

– Wydaje mi się, że teraz podchodzi do tego inaczej – powiedziałam. – Moim zdaniem ma duże szanse na powrót do zdrowia.

– A ja myślę, że się mylisz.

Oczywiście to moja koleżanka miała rację.

W XXI wieku choroby psychosomatyczne to zaburzenia nieakceptowane społecznie. Nie zawsze jednak tak było. Był czas, gdy sprawy miały się zupełnie inaczej – pacjenci z radością witali diagnozę histerii. Tytuł medycznego autorytetu tamtych czasów można przyznać Jean-Martinowi Charcotowi, z kolei najsłynniejszą pacjentką tego okresu była Blanche Wittman.

XIX wiek był świadkiem narodzin teorii odruchu oraz teorii podrażnienia rdzenia kręgowego. Obie te teorie były wyłącznie spekulatywne i w bardzo niewielkim stopniu opierały się na jakiejkolwiek wiedzy dotyczącej anatomii czy fizjologii. Obie zyskały ogromną popularność zwłaszcza wśród ludzi zamożnych, którzy mogli sobie pozwolić na opłacenie zalecanego im leczenia. Wielu lekarzy wciąż jednak uważało, że histeria to oznaka szaleństwa. Biedaków, u których zdiagnozowano histerię, uważano za obłąkanych; zamykano ich w zakładach dla umysłowo chorych równie często, jak sto lat wcześniej. Radykalna zmiana tych postaw była rezultatem pracy Jean-Martina Charcota.

Charcot był jednym z najbardziej wpływowych lekarzy XIX wieku i jednym z najsłynniejszych neurologów wszech czasów. Miał na swoim koncie wiele osiągnięć. Na zrozumienie zjawiska histerii poświęcił całe dekady pracy naukowej. Był pierwszym lekarzem, który poddał histerię rygorystycznym badaniom. Zainteresował także tą kwestią wielkie umysły swojej epoki. Nie znalazł co prawda skutecznej metody leczenia, a wszystkie jego poglądy na temat histerii zostały ostatecznie podważone, ale uwaga, jaką poświęcił temu zagadnieniu, sprawiła, że zaczęto myśleć o histerii w inny sposób.

Wyobraźcie sobie tę scenę. Paryż, rok 1887. Blanche stoi przed publicznością. To na niej skupiają się wszystkie spojrzenia. Jest niekwestionowaną gwiazdą tego przedstawienia, ale przyciągałaby wzrok, nawet gdyby tak nie było. Na sali jest obecnych ponad trzydzieści osób, ona jest jedną z zaledwie trzech kobiet. Ale wyróżnia się nawet z tej trójki. Rozpięta bluzka głęboko odsłania jej dekolt. Skóra Blanche jest kremowobiała. Brązowe włosy, być może schludnie upięte o poranku, teraz są rozwichrzone i nadają jej nieco dziki wygląd. Dwie pozostałe kobiety to pielęgniarki. Obie noszą czepki ciasno zawiązane pod brodą. Mają na sobie ciemne, sztywne bluzki ze stójką, zapinane na guziki. Ale to nie dla nich przyszli tu ci wszyscy ludzie.

Obok Blanche stoi Jean-Martin Charcot, najwybitniejszy neurolog w Paryżu. Blanche jest jego pacjentką. Przez wysokie okna sączy się przyćmione światło. Jasna, obnażona skóra Blanche mocno kontrastuje z prostymi ciemnymi surdutami zebranych wokół niej mężczyzn. Mężczyźni gorączkowo robią notatki, żeby nie uronić ani jednego słowa z tego, co zostało powiedziane. Chcą zobaczyć na własne oczy to, co się za chwilę wydarzy. Do tej pory słyszeli jedynie suche opisy faz *la grande hystérie.*

Nie wszyscy z tych skwapliwych podglądaczy są lekarzami. Wtorkowe wykłady doktora Charcota zyskały taki rozgłos, że budzą ciekawość każdego paryskiego światowca. Wśród widzów znajduje się między innymi malarz André Brouillet. Syn Charcota, Jean-Baptiste, także zajął miejsce na widowni. Jest studentem medycyny, ale w przyszłości zyska sławę jako podróżnik. Przyszedł tam każdy, kto liczy się w tym mieście. Po zakończeniu wykładu najznamienitsi goście zostaną zaproszeni do salonu w domu Charcota przy bulwarze Saint-Germain, gdzie wieczorem oddadzą się bardziej wyrafinowanym rozrywkom. Blanche w tym czasie wróci na oddział zamknięty, gdzie spędziła już osiem lat.

Na początku XIX wieku paryski szpital Salpêtrière był zakładem dla umysłowo chorych. Osadzono w nim przeszło osiem tysięcy pacjentów pochodzących z najniższych warstw społecznych: prostytutek, żebraków, ubogich starców. Wielu rezydentom tego ośrodka przypisywano szaleństwo z powodu chorób wenerycznych, na które cierpieli; inni byli naprawdę obłąkani. Była to najmniej prestiżowa instytucja medyczna w Paryżu. Tym większe zdziwienie wzbudziło to, że jeden z najbardziej obiecujących, młodych lekarzy paryskich zdecydował się na przyjęcie etatu pracownika naukowego w Salpêtrière. Charcot związał swoją przyszłość z tym miejscem w 1863 roku. Widział w nim możliwości, których inni nie dostrzegali. Szpital zapewniał mu stały dostęp do populacji, którą chciał badać. Charcot znalazł idealne środowisko, w którym mógł testować swoją nową metodę badawczą, nazwaną przez niego metodą kliniczno-anatomiczną.

W czasach, gdy nikt nie posługiwał się wyrafinowanymi metodami badawczymi, Charcot zaczął uważnie przyglądać się chorobom - od ich wczesnych stadiów do tych najbardziej zaawansowanych. Bardzo dokładnie badał swoich pacjentów, a potem szczegółowo opisywał wyniki badania. Śledził każdą zmianę stanu zdrowia pacjenta i skrupulatnie zapisywał swoje obserwacje. Śmierć nie była niczym rzadkim w miejscu, gdzie przebywali niemal sami starsi i schorowani ludzie. Charcot, który początkowo specjalizował się w patologii, miał więc okazję przeprowadzić wiele sekcji zwłok. Mógł szukać korelacji między tym, co odkrył za pomocą badania fizykalnego za życia pacjenta, a tym, co zobaczył pod mikroskopem po śmierci chorego. Charcot zajmował stanowisko starszego lekarza w Salpêtrière przez przeszło trzydzieści lat. W tym czasie dzięki swojej metodzie scharakteryzował więcej chorób neurologicznych niż ktokolwiek przed nim. Przed Charcotem nie odróżniano drżenia charakterystycznego dla choroby Parkinsona od drżenia, które pojawiało się w przebiegu stwardnienia rozsianego. Dzięki dokładnym obserwacjom stanu pacjentów, połączonym z badaniem ich mózgów po śmierci, Charcot zidentyfikował różnice między tymi dwiema chorobami. Jego odkrycia pozwoliły lekarzom rozpoznawać wiele wcześniej niedostatecznie opisanych chorób - między innymi polio, kiłę i stwardnienie zanikowe boczne.

Szczegółowe badania naukowe Charcota i opracowana przez niego metoda kliniczno-anatomiczna zmieniły neurologię tak bardzo, że jego wkład w rozwój tej dziedziny jest odczuwalny po dziś dzień. Tym bardziej zaskakuje zatem, że teorie Charcota na temat histerii okazały się całkowicie błędne.

Zainteresowanie Charcota histerią było chyba nieuniknione. W murach Salpêtrière zamknięto ogromną liczbę histeryków, z kolei wśród lekarzy zdecydowaną większość stanowili psychiatrzy. Charcot, udowodniwszy użyteczność metody kliniczno-anatomicznej w przypadku innych chorób, zaczął ją stosować w badaniach nad histerią. Na określenie histerii zaczął używać terminu *la grande hystérie* i całkowicie poświęcił się zgłębianiu jej tajników.

Od samego początku Charcot postępował inaczej niż pozostali lekarze. Nie odwiedzał pacjentów na oddziale. To oni byli przyprowadzani do jego biura. Siadał za biurkiem i przyjmował rolę obserwatora. Niemal nie dotykał pacjentów, zamiast tego wydawał im polecenia. Pacjent zdejmował ubranie, a Charcot uważnie mu się przyglądał. Stażyści opowiadali o nieznośnej ciszy, jaka panowała w gabinecie, kiedy Charcot jedynie wpatrywał się w chorego. Potem prosił pacjenta, żeby zrobił kilka kroków, stanął lub podniósł ramię. Tak właśnie wyglądało pierwsze spotkanie Charcota i Blanche Wittman.

Blanche została przyjęta do Salpêtrière w 1878 roku. Urodziła się w biednej rodzinie. Jej ojciec był stolarzem; trafił do szpitala psychiatrycznego, kiedy Blanche była jeszcze dzieckiem. Matkę straciła jako młoda dziewczyna. Aby się utrzymać, Blanche pracowała jako praczka, pomocnica kuśnierza i pielęgniarka. Pierwszego napadu drgawek dostała w wieku lat piętnastu. Stało się to po tym, jak seksualnie napastował ją jej pracodawca. W wieku szesnastu lat trafiła do Salpêtrière i pozostała tam aż do śmierci. To, co wiemy o jej życiu przed Salpêtrière, opiera się głównie na pogłoskach. Po przyjęciu do szpitala stała się natomiast osobą publiczną – ten okres jej życia jest bardzo dobrze udokumentowany. Badano ją, fotografowano, malowano i pisano o niej. Nigdy o niej nie zapomniano.

Charcot, zanim zajął się przypadkiem Blanche, przez dziesięć lat starał się scharakteryzować wszystkie cechy *la grande hystérie*, mając nadzieję, że w końcu będzie ją w stanie wyjaśnić, tak jak zrobił to z innymi chorobami neurologicznymi. Poddawał pacjentów szczegółowym badaniom klinicznym, skrupulatnie zapisując każdy objaw, jaki u nich występował. Zaczął dostrzegać ważne podobieństwa między poszczególnymi przypadkami. Znakiem rozpoznawczym tej choroby były napady drgawek o specyficznym wzorcu, takim samym u wszystkich histeryków. Charcot zauważył, że ataki są wyzwalane przez traumatyczne zdarzenie, którego natura mogła być zarówno psychiczna, jak i fizyczna. Za kolejną ważną cechę diagnostyczną tej choroby uznał niezwykłą podatność histeryków na hipnozę.

Każdego tygodnia we wtorki i piątki Charcot dawał wykłady, podczas których omawiał kliniczne objawy histerii i wprowadzał swoich pacjentów w stan hipnozy. U zahipnotyzowanych pacjentów objawy histerii były szczególnie wyraźne. Blanche i inni chorzy wili się w konwulsjach, podczas gdy Charcot stał obok i wyjaśniał zachwyconej publice poszczególne stadia choroby. O tym, jak głęboka była utrata kontaktu z otoczeniem w przypadku zahipnotyzowanej osoby, świadczył fakt, że pacjenci dawali się namówić do wykonywania czynności, na które nigdy by się nie zgodzili, będąc w pełni świadomymi. Kobiety rozbierały się lub, przyjmując pozycję psa, pełzały po sali na czworakach.

Charcot eksperymentował także z metaloterapią. Zarówno wśród lekarzy, jak i pacjentów popularny był wtedy pogląd, że magnesy mają ogromny wpływ na organizm człowieka. Zdaniem Charcota, magnes mógł „przeciągnąć" objawy pomiędzy częściami ciała, a nawet pomiędzy dwiema osobami. Jego zdaniem drgawki mogły zostać przeniesione z jednej ręki na drugą, a dolegliwości pacjentki przeniesione na kobietę stojącą obok niej.

Do prowokowania ataków histerii używano w tamtych czasach nie tylko hipnozy. Panowało także przekonanie, że objawy pojawiają się natychmiast po zastosowaniu ucisku na jajniki. Charcot nie odrzucał całkowicie tych teorii. Co więcej, pokazał, że ucisk jajników może nie tylko wywołać ataki, ale także je przerwać.

Przez lata Charcot szczegółowo opisywał objawy, które uważał za typowe dla histerii. Były to utrata czucia, ograniczenie pola widzenia, bóle i zawroty głowy, oraz, oczywiście, drgawki. Nie mógł jednak prowadzić dokumentacji przebiegu choroby pacjentów aż do ich śmierci, tak jak robił to w przypadku innych chorób, ponieważ histeria nie była chorobą śmiertelną. Na szczęście dla Charcota pensjonariusze Salpêtrière rzadko opuszczali mury tego przybytku, było więc nieuniknione, że w końcu umrą z jakiegoś innego powodu. Badał wtedy ich mózgi, szukając patomorfologicznego wyjaśnienia objawów histerii. Nigdy go nie znalazł. W trakcie sekcji badał także jajniki, ale nie dostrzegł żadnych nieprawidłowości w ich budowie. Co dziwne, mimo braku jakichkolwiek dowodów żywił niezachwianą pewność, że histeria to choroba o przyczynach wyłącznie organicznych. Nie znalazł żadnych uszkodzeń w badanych mózgach, ale zauważył niezwykłe podobieństwo przebiegu choroby u wielu różnych pacjentów. Wszystkie ataki wyglądały tak samo, wszystkie rządziły się tymi samymi regułami. Obłąkanie rzadko przybierało tak jednolitą formę. Zauważył też, że histerycy mieli inne przypadki tego schorzenia w rodzinie; często zdarzało się też, że jakiś ich krewny był pacjentem zakładu dla umysłowo chorych. Charcot nabrał więc przekonania, że histeria jest chorobą dziedziczną, którą cechuje pojawianie się i znikanie *funkcjonalnych* uszkodzeń mózgu. Przypuszczał, że w przebiegu histerii dochodzi do obrzęku mózgu. Obrzęk ten miał znikać po śmierci chorego, nie można go było zatem wykryć w trakcie badania *post mortem*.

Histeria odwdzięczyła się Charcotowi za uwagę, jaką jej poświęcił. Dramatycznie wzrosła liczba przypadków tej choroby. W 1890 roku w Salpêtrière doszło wręcz do epidemii histerii. Charcot, czyniąc histerię przedmiotem badań naukowych, przyczynił się do szybkiego rozprzestrzenienia się w całej Francji, a potem także w pozostałych krajach Europy, plagi napadów histerycznych. W ciągu jednego roku sam Charcot przebadał trzy tysiące pacjentów i u ośmiuset z nich zdiagnozował histerię. Koniec XIX wieku był epoką histerii. Charcot stworzył modę na tę chorobę i to on ją zakończył. W 1893 roku, po trzydziestu latach niepodzielnych rządów, zmarł. Nie minął rok, a w zapomnienie odeszła także histeria. Gwałtownie zmniejszyła się liczba nowych przypadków; u dawnych pacjentów Charcota doszło do nagłej remisji choroby. Charcot sprawił, że z histerii zdjęto społeczne odium, ale udało mu się to, ponieważ usilnie forsował pogląd, że jest ona chorobą o przyczynach organicznych – chorobą mózgu. Inni lekarze, rozwijając później kolejne teorie na temat histerii, sprawili, że histeria znowu stała się dolegliwością nieakceptowalną.

Z Shaunem miałam się spotkać się ponownie w przyszpitalnej przychodni miesiąc po jego powrocie do domu. Okoliczności sprawiły jednak, że musieliśmy się spotkać dużo wcześniej. Sześć godzin po tym, jak Shaun został wypisany z oddziału neurologicznego, zadzwonił do mnie pracownik innego szpitala z informacją, że Shaun został tam przyjęty.

Żona wiozła go właśnie do domu, kiedy Shaun dostał napadu. Zjechała na pobocze. Gdy uznała, że nie zanosi się na to, by atak jej męża samoistnie przeminął, wezwała karetkę. Shaun został zabrany do najbliższego szpitala. Żaden inny napad Shauna nie trwał tak długo. Lekarze na izbie przyjęć podali mu leki stosowane w medycynie ratunkowej, zakładając, że mają do czynienia z pacjentem w stanie padaczkowym (stan padaczkowy to zagrażająca życiu chorego sytuacja, kiedy napad jest wyjątkowo silny).

Z zawodem lekarza wiąże się ogromna satysfakcja; nagrodę za naszą pracę często otrzymujemy od razu. Zdarzają się jednak przypadki, kiedy żadne nasze działania nie przynoszą skutku. To był właśnie jeden z tych przypadków. Myślałam o wypisie ze szpitala, który Shaun musiał mieć gdzieś w kieszeni. Napisano w nim: „Pacjent nie ma padaczki. Jego napady mają charakter rzekomopadaczkowy. Pacjentowi odstawiono wszystkie leki na padaczkę". Zastanawiałam się, czy żona pokazała wypis lekarzom. Prawdopodobnie tak; ani Shaun, ani jego żona nigdy nie zachowywali się pokrętnie. Jeśli jednak lekarze widzieli wypis, oznaczało to, że musieli go świadomie zignorować.

Zadzwoniłam do szpitala, w którym przebywał Shaun i porozmawiałam z zajmującą się nim lekarką stażystką.

– Przecież wie pani, że on nie ma padaczki.

– Tak powiedziała nam jego żona. Ale napad trwał bardzo długo. Ponad dwadzieścia minut.

Drgawki dysocjacyjne nie są niebezpieczne. Byłam naocznym świadkiem tych, które trwały cały godzinami. Godziny te powinno się spędzić z pacjentem, siedząc w ciszy i zapewniając mu wsparcie. Rozumiałam jednak zachowanie lekarki z izby przyjęć. Wyobraźcie sobie, że jesteście świadkami konwulsji Shauna. Wcześniej otrzymaliście ode mnie instrukcje, żeby nie podejmować w takiej sytuacji żadnych działań. Jak długo byście wytrzymali? W samochodzie jego żona wytrzymała dziesięć minut. Lekarze na izbie przyjęć wytrzymali dwadzieścia.

Shaun został wypisany ze szpitala. Tydzień później przyszedł na wizytę do przychodni, w której pracowałam. Jego żona z naciskiem zwróciła mi uwagę, że moje wskazówki, żeby *pozostawić go samemu sobie* w trakcie napadu, okazały się zupełnie nieprzydatne na poboczu autostrady.

Reagowanie na objawy psychosomatyczne powoduje ich utrwalenie. Zwracanie uwagi na coś, co desperacko tej uwagi potrzebuje, to bardzo nieroztropna postawa. Zdaję sobie jednak sprawę, że jest to rada, której udzielam zza biurka i że nie jest łatwo zastosować się do niej w prawdziwym życiu. Raz jeszcze omówiłam diagnozę z Shaunem i jego żoną.

– Ale lekarze z izby przyjęć byli przekonani, że mam padaczkę – powiedział.

– To był prawdopodobnie jedyny napad drgawek, jaki widzieli w swojej karierze – odpowiedziałam. – Myśleli, że postępują słusznie, chcieli panu pomóc, zareagowali jednak niewłaściwie.

– Niech pani wyjaśni mi to raz jeszcze. Dlaczego pierwszy lekarz powiedział, że mam padaczkę? Dlaczego bagatelizuje pani nieprawidłowe wyniki badania EEG? Dlaczego po lekach przeciwpadaczkowych czuję się lepiej?

Wyjaśniłam mu to po raz kolejny. Później zaś porozmawiałam z psychiatrą o tym, co się wydarzyło.

– Wcale mnie to nie dziwi – powiedziała. – Shaun był niezwykle dumny ze swojego zawodu. Praca go definiowała. To, co się stało, zagroziło nie tylko jego karierze, ale także jego obrazowi własnej osoby. A teraz ty sprawiasz, że to zagrożenie ponownie staje się dla niego realne.

Od tamtej pory Shaun był trzykrotnie hospitalizowany z powodu napadów drgawek. Za każdym razem podawano mu leki, których nie potrzebował. Co kilka miesięcy przychodzi do mnie na wizytę. Za każdym razem nasza rozmowa toczy się według podobnego schematu.

– Rozumiem, że moje poprzednie napady nie były wywołane padaczką, ale ten atak był zupełnie inny. Jestem pewien, że to był atak padaczkowy – twierdzi.

U ludzi chorujących na padaczkę czasami pojawiają się napady psychogenne. Mechanizm tego zjawiska jest nieznany, ale moim zdaniem jest to po prostu przykład wyuczonego zachowania. Jeśli przez całe życie dręczyły was napady padaczkowe, wasze ciało w sytuacji stresu może wrócić do wcześniejszych doświadczeń i wyrazić stres w dobrze znany sobie sposób. Nie zdarza się jednak, żeby u osób z drgawkami dysocjacyjnymi rozwinęła się padaczka.

– Nie, to nie jest padaczka.

– Nie? No dobrze. Ale moja żona znalazła w gazecie artykuł o kobiecie, która miała zapalenie układu limbicznego. Żona twierdzi, że też mogę to mieć. Czy badano mnie pod tym kątem?

– Zapalenie układu limbicznego wywołuje napady padaczkowe. Pańskie napady zostały zarejestrowane i przeanalizowane, dzięki temu jesteśmy najzupełniej pewni, że nie są to napady padaczkowe. Na pewno nie ma pan zapalenia układu limbicznego.

– A czy słyszała pani kiedyś o zespole sztywności uogólnionej? Wywołuje sztywność mięśni, a moje mięśnie stają się sztywne w trakcie napadów.

– Miał pan prawidłowe wyniki. Badania nie wykazały niczego takiego.

– Wciąż mam napady i wcale mi się nie polepsza. Nie uważa pani, że powinienem przetestować jakieś nowe leki przeciwpadaczkowe? Tak na wszelki wypadek?

– Przecież wie pan, że przyczyną pańskich napadów nie jest padaczka, prawda?

– Tak, oczywiście, że wiem.

Z dwojga złego wolę gniew od zaprzeczania. Gniew mówi nam, że wiadomość została usłyszana; zaprzeczenie to sygnał świadczący o tym, że przekaz nie dotarł. Kiedy informujemy pacjenta o diagnozie, ale nie możemy jej poprzeć potwierdzającymi ją jednoznacznie wynikami badań, tworzymy przestrzeń dla wątpliwości. Pacjenci często kwestionują diagnozę, gdy nie możemy im w pełni wyjaśnić mechanizmu powstawania choroby. Osoba zmagająca się z zaakceptowaniem otrzymanej diagnozy wykorzystuje wszystkie wątpliwości, by przed tą diagnozą uciec. Lekarzowi jest znacznie trudniej poradzić sobie z zaprzeczeniem niż z gniewem pacjenta; ta pierwsza reakcja nie rokuje też wyzdrowienia. Napady Shauna najprawdopodobniej wciąż będą się pojawiać, dopóki nie zastąpi ich inna dolegliwość – inna oznaka stresu.

5

Yvonne

Słuchajcież tego, narodzie nierozumny i bezmyślny,
co ma oczy, a nie widzi, uszy, a nie słyszy.

Jeremiasz 5, 21, Biblia Tysiąclecia

Istnieje pewien słynny eksperyment psychologiczny nazywany badaniem uwagi selektywnej lub eksperymentem z niewidzialnym gorylem. Uczestnikom eksperymentu wyświetla się film, w którym sześciu graczy podaje sobie dwie piłki do koszykówki. Trzech graczy jest ubranych na czarno i podaje piłkę tylko do siebie nawzajem. Pozostali gracze są ubrani na biało; oni również wymieniają podania tylko między sobą. Widzów prosi się o skupienie i policzenie liczby rzutów wykonanych przez graczy w białych koszulkach. Widzowie są zmotywowani. Chcą wygrać, chcą podać właściwą odpowiedź. Kiedy film się kończy, prowadzący badanie pyta, ile rzutów wykonali gracze w białych koszulkach.

– Piętnaście! – wołają triumfalnie widzowie, zadowoleni z siebie i pewni udzielanej odpowiedzi.

– A ilu z was zobaczyło goryla? – pyta prowadzący.

Podnosi się tylko kilka rąk, większość widzów jest zdezorientowana. Jaki goryl? O czym ten człowiek mówi?

Prowadzący ponownie włącza film. Tym razem oglądający nie liczą wykonanych rzutów. Zastanawiają się, na czym polega haczyk. Wszystko od razu staje się jasne. Gracze zwinnie podają sobie piłkę. Pomiędzy nich wbiega dorosły człowiek w kostiumie goryla. Nie próbuje się ukrywać. Zatrzymuje się na środku kadru, uderza pięściami w klatkę piersiową i odchodzi. Ci, którzy nie zauważyli go za pierwszym razem, nie mogą uwierzyć, że wcześniej też tam był. „To jakiś inny film" – stwierdza pewna kobieta. Ale to ten sam film. Widzom trudno jest uwierzyć, że zobaczyli tylko to, na czym mieli się skupić, a reszta została wymazana przez ich umysł.

Obejrzałam eksperyment z niewidzialnym gorylem i natychmiast przypomniała mi się pacjentka, którą zajmowałam się przez krótki czas wiele lat wcześniej.

Kiedy poznałam Yvonne, dopiero zdobywałam swoje pierwsze doświadczenia zawodowe. Miałam dwadzieścia kilka lat i właśnie ukończyłam studia medyczne w Dublinie. Pod wieloma względami wciąż byłam dzieckiem; miałam się dopiero przekonać, jak trudne wyzwania potrafi stawiać przed nami życie. Zdobyłam sporą wiedzę, ale wciąż jeszcze musiałam się wiele nauczyć. Na przykład tego, że pewnego rodzaju trudności związane z chorobami psychosomatycznymi są wspólne dla lekarzy i pacjentów – i tego właśnie nauczyła mnie Yvonne.

Po raz pierwszy usłyszałam historię Yvonne od innego lekarza z oddziału. Dziewięcioosobowy tłumek stłoczył się w małym pokoiku. Byli wśród nas lekarze stażyści, studenci medycyny i pielęgniarka; nadzorował nas specjalista neurolog. Im któryś z nas miał mniej doświadczenia, tym częściej chował się za plecami kolegów, bojąc się, że z ust neurologa padnie pytanie, na które nie będzie znał odpowiedzi. Jeden z moich kolegów, mający za sobą rok stażu więcej ode mnie, przyjął do szpitala Yvonne i szczegółowo opowiadał nam, czego nauczył go ten przypadek.

Yvonne miała czterdzieści lat i pracowała w supermarkecie. Pewnego wtorku, kiedy układała towar na półkach, przytrafił jej się wypadek. Yvonne razem z innymi pracownikami usuwała uszkodzone opakowania i przestawiała do przodu produkty z krótszym okresem przydatności do spożycia. Łatwo psujące się artykuły trzymano w chłodziarkach ze szklanymi drzwiami; Yvonne pracowała właśnie w tej części sklepu. Przesuwała się od jednej lodówki do drugiej, otwierając kolejne drzwi. Kobiety obok niej robiły to samo, w trakcie pracy rozmawiały ze sobą i żartowały.

Yvonne już prawie skończyła swoją pracę. Odsunęła się od półek, wiedząc, że inna osoba stoi po drugiej stronie szklanych drzwi, które przytrzymywała prawą ręką. Po chwili zamknęła drzwi lodówki i odruchowo odwróciła się twarzą w stronę swojej sąsiadki. Kiedy to zrobiła, kobieta, nie spodziewając się, że drzwi zostaną zamknięte, psiknęła jej płynem do mycia szyb prosto w oczy. Yvonne poczuła, jak krople płynu rozbryzgują się na jej twarzy. Odruchowo zamknęła powieki i podniosła dłonie w obronnym geście. Krzyknęła zaskoczona. Chwilę później poczuła ból. Intensywnie piekły ją oczy, chciała je otworzyć, ale nie mogła. Inna koleżanka szybko zaprowadziła ją do łazienki, gdzie przemyła jej oczy wodą. Kiedy okazało się, że ból nie ustępuje, wezwano karetkę. Yvonne została zawieziona do miejscowego szpitala. Na izbie przyjęć lekarz i pielęgniarka zbadali Yvonne, a potem starannie przepłukali jej oczy. Zadzwoniono także do jej męża. Zanim pojawił się w szpitalu, Yvonne zdążyła poczuć się lepiej. Miała czerwone i załzawione oczy, ale widziała normalnie, a ból się zmniejszył. Razem z mężem wróciła do domu.

Tego wieczora Yvonne powiedziała swojej rodzinie, że muszą radzić sobie sami i wcześnie położyła się do łóżka. Myślała, że zdąży wydobrzeć do następnego dnia, z rozczarowaniem przyjęła więc fakt, że jej oczy wciąż były nabiegłe krwią. Rano zrobiła śniadanie i przygotowała dzieciom lunch, mając niejasne uczucie, że nie może spojrzeć w pełne słonecznego blasku okno; wolała patrzeć na zacienione wnętrze kuchni.

W środy Yvonne zazwyczaj wychodziła z domu razem z dziećmi, bo pracowała na rannej zmianie. Tego dnia jednak mąż zasugerował jej, żeby została w domu. Yvonne nigdy nie opuściła ani jednego dnia pracy, nie chciała się więc zgodzić na jego propozycję. „Nikt w sklepie nie doceni twojego poświęcenia" – powiedział mąż i Yvonne w końcu dała się przekonać. W ciągu dnia zauważyła, że widzi coraz mniej wyraźnie. W porze lunchu, kiedy zadzwonił do niej mąż, żeby sprawdzić, jak się miewa, z trudem odczytywała godzinę na zegarze cyfrowym. Wciąż tarła oczy. Kiedy rodzina wróciła do domu, Yvonne usłyszała od swoich bliskich, że wygląda na zmęczoną. Jedno z dzieci zaoferowało, że zrobi wszystkim podwieczorek, żeby Yvonne mogła się położyć.

Kiedy Yvonne się obudziła i otworzyła oczy, zobaczyła przed sobą tylko czerń. Pomyślała, że musi być środek nocy. Usiadła i uświadomiła sobie, że otaczająca ją ciemność jest nieprzenikniona. Nie widziała ani jednej smugi światła, żadnego zarysu przedmiotów. Czekała, aż jej oczy zaadaptują się do ciemności. Kiedy po upływie dłuższej chwili nic się nie zmieniło, ogarnęła ją panika. Obmacała łóżko i zdała sobie sprawę, że leży w nim sama. Spróbowała wstać, zahaczyła o coś nogą. Jej serce waliło jak oszalałe, pocierała dłońmi oczy, jakby to mogło przywrócić jej wzrok. Krzyknęła o pomoc. Usłyszała wbiegających do pokoju ludzi, ale nie mogła ich zobaczyć. Zrozumiała, że jest całkowicie niewidoma.

Została natychmiast zawieziona do szpitala. Lekarz, który przyjął ją wcześniej, zbadał ją i ponownie przemył jej oczy. Nie przyniosło to jednak żadnego skutku. Przyjęto ją do szpitala w celu przeprowadzenia badań. Po tygodniu Yvonne wciąż nie odzyskała wzroku, a lekarze wciąż nie wiedzieli, jaka jest przyczyna jej ślepoty. Przez sześć następnych miesięcy Yvonne była pacjentką różnych szpitali i odwiedzała różnych lekarzy. Nikt nie potrafił wyjaśnić jej stanu. Kolejni lekarze stwierdzali, że nie znaleźli niczego niepokojącego i odsyłali ją do swoich kolegów po fachu. Ostatnią deską ratunku dla Yvonne miała być konsultacja z neurologiem. Ze skierowania wynikało, że żaden z lekarzy w istocie nie wierzy, że Yvonne może mieć problemy neurologiczne, ale była to jedyna ścieżka diagnostyczna, która nie została jeszcze w pełni zbadana. To wystarczyło, żebyśmy nabrali wobec Yvonne podejrzeń, zanim jeszcze zdążyliśmy ją zbadać.

Mój kolega, relacjonując nam historię Yvonne, często zaglądał do notatek. Opisał każdy prawidłowy wynik badania i każdą próbę leczenia, która nie przyniosła żadnego rezultatu. Opowiedział nam nie tylko o jej objawach, ale także o tym, jak choroba wpłynęła na jej życie.

– Nigdy nie wróciła do pracy. Otrzymuje teraz rentę.

Trudno było nam powstrzymać się od kpiących uśmiechów.

– Potrzebuje pełnoetatowej opiekunki. Nie może wykonywać obowiązków domowych, potrzebuje też pomocy przy wszystkich codziennych czynnościach.

Po zapoznaniu się z historią choroby Yvonne ruszyliśmy za neurologiem, który poprowadził nas do sali, w której leżała. Byłam zaskoczona, widząc ją po raz pierwszy. Chociaż miał tylko czterdzieści lat, mniej niż moja matka w tym czasie, wyglądała na starszą od niej. Trudno było mi określić, dlaczego. Nie chodziło o jej cerę – była jasna i pozbawiona zmarszczek. Nie chodziło też o włosy – w brązowych puklach nie pojawiły się jeszcze srebrne nitki. Może chodziło o jej zachowanie? Była bardzo drobna, siedziała na łóżku ze skulonymi ramionami, łokcie przyciskała do tułowia, a dłonie ze splecionymi placami położyła na kolanach. Pasek od pikowanego szlafroka był trochę zbyt mocno zawiązany wokół jej talii. Niewidzącymi oczami wpatrywała się gdzieś przed siebie. Jej mąż siedział obok łóżka. Jego ciało wydawało się wyjątkowo gibkie. Wyciągnął się na krześle z jedną nogą założoną na drugą. Skrzyżował ręce na szerokiej klatce piersiowej. Przyglądał się nam czujnym wzrokiem, kiedy szukaliśmy sobie miejsca wokół łóżka Yvonne.

Neurolog przedstawił się i zaczął sprawdzać, czy wszystkie szczegóły zapisane w karcie choroby Yvonne zgadzają się z rzeczywistością. Na pytania zamiast Yvonne odpowiadał jej mąż. Często robił sprostowania. „Nie, to nie był zwykły płyn do szyb, tylko detergent na bazie wybielacza". „Tak, koleżanki próbowały przemyć jej oczy, ale koniec końców jedynie przetarły je wilgotnym ręcznikiem. Nie użyły bieżącej wody, co na pewno byłoby lepsze w tym przypadku". Powiedział nam, że skontaktował się z producentem detergentu i uzyskał od niego informację, że produkt ten może powodować uszkodzenie nerwu, jeśli dostanie się do oka. Chciał, żebyśmy wpisali to w dokumentacji medycznej jego żony. Uśmiechnęłam się porozumiewawczo do jednego z lekarzy stażystów. „W sklepie, w którym pracowała Yvonne nie było nikogo, kto byłby przeszkolony w udzielaniu pierwszej pomocy". Kolega odwzajemnił mój uśmiech.

Teraz neurolog zwrócił się bezpośrednio do Yvonne. Zapytał, czy potrafi odróżnić światło od ciemności i czy rozpoznaje kształty. Yvonne odparła, że czasami udaje jej się dostrzec, że światło jest włączone, ale nic poza tym. Żeby zbadać Yvonne, lekarz zaświecił jej latarką prosto w oko i zapytał, czy zauważyła jakąś różnicę. Odpowiedziała, że być może tak. Nie była tego pewna. Kiedy Yvonne odpowiadała na pytania lekarza, na początku utkwiła wzrok gdzieś na prawo od niego, tak, jakby nie wiedziała, gdzie on jest. Wraz z upływem czasu oczy Yvonne zaczęły się poruszać; zatrzymywały się na moment na twarzy lekarza albo zwracały się w kierunku jej męża. Za każdym razem trwało to ułamek sekundy, po czym Yvonne ponownie zawieszała wzrok gdzieś w próżni.

Obserwowaliśmy, jak neurolog przeprowadza badanie. Źrenice Yvonne reagowały na światło szybko i symetrycznie, tak jak powinny. Ale kiedy lekarz poprosił ją, żeby podążała wzrokiem za światłem, nie potrafiła tego zrobić. Lekarz wyciągnął z torby mały osadzony na drewnianej rączce walec pomalowany w białe i czarne pasy, ustawił go przed twarzą Yvonne i wprawił w ruch. Oczy Yvonne minimalnie poruszyły się na boki, odruchowo podążyła wzrokiem za wirującymi pasami.

Następnie lekarz poprosił Yvonne, żeby wyciągnęła przed siebie ręce i złączyła w powietrzu koniuszki palców wskazujących. Yvonne uniosła ramiona i zbliżyła do siebie dłonie na wysokości klatki piersiowej. Jej palce wskazujące były zwrócone ku sobie, ale lewa dłoń znajdowała się wyżej niż prawa. Kłykcie prawej dłoni uderzyły w podniesiony kciuk lewej dłoni, a palce wskazujące rozminęły się.

Nigdy nie widzieliśmy, żeby lekarz poprosił pacjenta o coś takiego, dlatego za plecami neurologa połowa z nas stała z zamkniętymi oczami i próbowała zrobić, to, co nie udało się Yvonne.

Pod koniec badania lekarz przybliżył oftalmoskop do oka Yvonne, a ona mrugnęła. Usłyszałam stłumione parsknięcie. Yvonne też musiała je usłyszeć, bo wyglądała na zaskoczoną.

– Czy jest tutaj ktoś oprócz pana? – zapytała Yvonne.

Tym razem chichoty były trochę głośniejsze.

Kiedy wyszliśmy na korytarz, jedna osoba powiedziała szeptem to, o czym wszyscy myśleliśmy.

– Kiedy rozprawa w sądzie?

Już miałam się głośno roześmiać, ale zanim to zrobiłam, rozejrzałam się wokół siebie, szukając wyrazu aprobaty na twarzach moich kolegów. Wtedy zobaczyłam minę neurologa.

– Byłoby dla was lepiej, gdyby ta biedna kobieta była niewidoma, a przy tym głucha, i nie zdołała zauważyć, jak zachowywaliście się na sali. Na przyszłość proszę was o odrobinę dojrzałości – powiedział.

Mieliśmy na tyle rozumu, że trochę się wystraszyliśmy tych krytycznych słów. Szybko spoważnieliśmy i ucichliśmy. Od tej pory, przebywając na oddziale, zachowywaliśmy się w sposób pełen szacunku dla chorych. Ale ponieważ byliśmy tylko zarozumiałymi dzieciakami, spotykając się później przy kawie, śmialiśmy się wspólnie z tego, co zaobserwowaliśmy podczas pracy.

– Wchodząc do pokoju, zachowywaliśmy się jak stado słoni – powiedział jeden z nas. – Jakim cudem mogła nas nie usłyszeć?

– Powinni dawać Oscary za takie przedstawienie – powiedział ktoś inny.

Zastanawialiśmy się, w jaki sposób moglibyśmy przyłapać Yvonne na oszustwie. Powiedziałam, że następnym razem, kiedy będę w jej pokoju, upuszczę pięciofuntowy banknot na podłogę i będziemy mogli obserwować, po jakim czasie go znajdzie. Ktoś inny chciał po wejściu do sali krzyknąć przeraźliwie i wskazać ręką na okno. Oczywiście, w rzeczywistości nie zamierzaliśmy zrobić żadnej z tych rzeczy. Byliśmy smarkaczami, którzy dopiero co skończyli studia, mimo to zdążyliśmy się już napatrzyć na rzeczy, jakich większość ludzi nigdy nie będzie miała okazji zobaczyć. Zaledwie rok wcześniej poznałam pacjentów młodszych ode mnie, dla których nie było ratunku. Bardzo chcieliśmy pomagać poważnie chorym, cierpiącym ból ludziom. A zarazem nie byliśmy jeszcze gotowi na to, by zrozumieć, że istnieje także inny rodzaj cierpienia.

Yvonne spędziła w szpitalu tydzień, czekając na wyniki badań. Do moich obowiązków należało odwiedzanie jej i tłumaczenie wszystkich procedur. Spędzałam z nią więcej czasu niż z innymi pacjentami, bo jej przypadek szczególnie mnie interesował, chociaż nie do końca ze szlachetnych pobudek. Po tygodniu regularnych spotkań z Yvonne wiedziałam o niej dużo więcej.

Yvonne ciepło mówiła o swojej rodzinie i swoim życiu. Z jej opowieści wynikało jednak, że nie było to życie usłane wyłącznie różami. Dorastała na irlandzkiej wsi. Pierwszą połowę życia spędziła w domu rodziców, którzy ją kochali, ale też trzymali pod kloszem. Z takiego miejsca młoda dziewczyna rzadko odchodzi sama. W wieku dwudziestu lat Yvonne poślubiła swojego pierwszego chłopaka, Geralda, starszego od niej o dziesięć lat. Teraz, kiedy miała czterdzieści lat, a jej mąż pięćdziesiąt, różnica wieku nie wydawała się wcale taka duża, ale wtedy naprawdę miało to znaczenie. Dziesięć miesięcy po ślubie urodziła pierwsze dziecko. Jako trzydziestolatka była już matką sześciorga dzieci w wieku poniżej dziesięciu lat.

Większość dorosłego życia poświęciła na opiekowanie się rodziną. Jej mąż pracował na cały etat, to ona zmagała się więc z szóstką małych dzieci. Role życiowe Yvonne i jej męża były jasno zdefiniowane. On był żywicielem rodziny i dobrze wywiązywał się ze swojego zadania. Ona miała się opiekować dziećmi i stworzyć prawdziwy dom dla swojej rodziny.

– Jesteśmy zgraną drużyną – powiedziała.

Dopiero kiedy jej najstarsze dzieci wyprowadziły się z domu, a młodsze były już w szkole średniej, Yvonne dowiedziała się, jak to jest mieć czas dla siebie. Zachęcona przez najstarszą córkę zdecydowała się podjąć pracę w supermarkecie. Dla Yvonne, kobiety, która większość czasu spędzała sama lub z dziećmi, była to naprawdę ogromna zmiana. Tylko raz w życiu wykonywała pracę, za którą ktoś jej płacił. Było to dwa lata przed poślubieniem Geralda, miała wtedy osiemnaście lat. Yvonne należała do pierwszego pokolenia w swojej rodzinie, które miało szansę ukończyć szkołę. Po zakończeniu edukacji podjęła pracę jako sekretarka na lokalnym uniwersytecie. Była to najbardziej prestiżowa praca, na jaką mogła liczyć. Yvonne była bardzo dumna ze swojego sukcesu.

– Uwielbiałam wychodzić rano do biura – powiedziała Yvonne, a w jej głosie pobrzmiewało szczęście. Za chwilę jednak zmieniła ton, jakby upominając samą siebie. – To było dosyć pośledne stanowisko, ale pracowałam na uniwersytecie, dlatego bardzo je sobie ceniłam.

Yvonne poznała Geralda na potańcówce podczas jednego z tych rzadkich wieczorów, kiedy wychodziła na miasto ze swoimi znajomymi z pracy. Po roku byli już zaręczeni. Yvonne zrezygnowała z pracy zaraz po weselu.

– Wtedy kobieta po zawarciu małżeństwa musiała rzucić pracę. Poza tym Gerald uważał, że byłoby lepiej, gdybym zajmowała się własną rodziną, niż urabiała sobie ręce po łokcie tylko po to, żeby napełnić obcym ludziom kieszeń.

Niemal natychmiast po ślubie przenieśli się z Cork do Dublina. Gerald był najmłodszym dzieckiem w wielodzietnej rodzinie, nie odziedziczyłby zatem żadnej części rodzinnego domu ani farmy.

– Gerald był najbystrzejszy z nich wszystkich, ale jako najmłodszemu dziecku nie przypadało mu nic z rodzinnego majątku. Musieliśmy wyjechać – powiedziała mi Yvonne.

– Nie chciała pani wyjeżdżać z Cork?

– Nie, ale tak właśnie trzeba było zrobić. Gerald był elektrykiem; teraz ma własną firmę i wiedzie nam się dużo lepiej, niż wiodłoby się, gdybyśmy tam zostali.

– Czyli teraz to Dublin jest pani domem?

– Tak, chyba tak.

Kiedy Yvonne postanowiła ubiegać się o pracę w supermarkecie, Gerald był przeciwny temu pomysłowi. Martwił się, że nie będzie miała wystarczająco dużo czasu dla rodziny. Yvonne obiecała mu, że będzie pracować tylko w tych godzinach, kiedy dzieci są w szkole, a kiedy wszyscy wrócą do domu, ona już będzie na nich czekać, więc nawet nie zauważą jej nieobecności.

Praca w sklepie była prosta i niezbyt ekscytująca, ale Yvonne szybko ją polubiła. Miała dzięki niej własne pieniądze i mogła spędzić kilka godzin poza domem. Była małomówną kobietą i nawiązywanie znajomości nie przychodziło jej łatwo. W pracy zdobyła nowe koleżanki i kolegów, poznała także stałych klientów sklepu. Szybko poczuła się swobodnie w towarzystwie nowych znajomych i praca zaczęła jej sprawiać prawdziwą przyjemność. Jednocześnie skrupulatnie wywiązywała się ze swoich obowiązków domowych, życie jej rodziny toczyło się więc tak jak wcześniej. Gerald od czasu do czas gderał sobie pod nosem, ale Yvonne nie dała mu żadnego powodu do skarg. Wszystko układało się po jej myśli. Aż do wypadku.

Kiedy Yvonne przebywała w szpitalu, kilkakrotnie odwiedziły ją dzieci; zazwyczaj te starsze, które wyprowadziły się już z domu. Młodsze odwiedziły ją tylko raz, w towarzystwie starszego brata.

– Będę tu tylko przez tydzień. To nie tak długo – powiedziała Yvonne. – Tak czy siak, na nic im się teraz nie przydam.

– Czy mąż dziś panią odwiedzi? – pytałam czasami. Nie widziałam go od dnia naszego pierwszego spotkania.

– Gerald ma mnóstwo pracy w swojej firmie – odpowiedziała. – Zbudował ją od zera i lubi sam wszystkiego dopilnować.

Pewnego dnia zobaczyłam w pokoju Yvonne dziewczynę, która – jak się domyśliłam – musiała być jej starszą córką. Siedziała przy łóżku matki i czytała jej gazetę. Chwilę wcześniej robiłam notatki, stojąc na korytarzu, ale teraz nie mogłam oderwać od nich wzroku. To był taki wzruszający widok. W postawie dziewczyny widać było troskę: nalała Yvonne herbaty, wyregulowała radio, przysunęła przycisk wzywający pielęgniarkę. Wymieniły się czułymi pocałunkami, kiedy dziewczyna w końcu zaczęła zbierać się do wyjścia. Dłoń Yvonne nie chciała puścić ramienia dziewczyny, kiedy ta zrobiła krok w stronę drzwi.

Jeszcze przez kilka chwil po wyjściu dziewczyny Yvonne siedziała w milczeniu i wpatrywała się przed siebie. Wróciłam do moich notatek, ale ruch na łóżku przyciągnął mój wzrok. Yvonne odwróciła się w prawo i mechanicznie wyciągnęła rękę po chusteczkę, której brzeg wystawał z pudełka leżącego na dalszym brzegu nocnej szafki. Jak szybko to zrobiła! Bez żadnego wahania. Widząc to, miałam ochotę roześmiać się i pobiec do swoich kolegów, żeby opowiedzieć im o wyczynach niewidomej kobiety. Ale potem zauważyłam, że Yvonne płacze, co kazało mi jeszcze raz przemyśleć to, czego byłam świadkiem.

W ciągu następnego tygodnia Yvonne nauczyła się rozpoznawać mój głos i moje kroki. Witała mnie zawsze serdecznie, kiedy przychodziłam się z nią zobaczyć. Zauważyłam też stopniową, ale znaczącą zmianę jej zachowania. Pierwszego dnia w trakcie rozmowy ze mną wpatrywała się w jakiś punkt ponad moim ramieniem tak samo jak w trakcie rozmowy z neurologiem. Z biegiem kolejnych dni jednak coraz częściej patrzyła mi w oczy. To było coś więcej niż przelotne spojrzenie – to był intensywny kontakt wzrokowy.

Pod koniec tygodnia dołączyłam do neurologa w trakcie jego obchodu, żeby zobaczyć się z Yvonne. Tym razem był przy niej Gerald. Yvonne przeszła wiele badań wzroku i żadne z nich nie wykazało niczego niepokojącego.

Kiedy lekarz poinformował ją o wynikach, Gerald potrząsnął głową. – Znowu to samo – mruknął pod nosem. – Czy wykonano wszystkie możliwe badania? – zapytał już głośniej.

Yvonne miała przejść jeszcze jedno badanie obrazowe. Pacjentów skierowanych na to badanie wpisywano na listę oczekujących. Lekarze uznali, że Yvonne nie jest tak chora, żeby wpisać ją na początek kolejki. Neurolog powiedział, że Yvonne może wrócić do domu, a potem zgłosić się do szpitala już tylko na badanie. Musiałaby wtedy dłużej na nie poczekać, ale przynajmniej czekałaby w domu, otoczona rodziną.

– W takim stanie nie przydam się na nic w domu. Zostanę w szpitalu – powiedziała cicho Yvonne.

Yvonne często opowiadała o swoich dzieciach: o tym, jaka jest z nich dumna i jak bardzo za nimi tęskni. Niektórzy pacjenci znajdują w szpitalu wsparcie i towarzystwo. Szczególnie ci, którzy mieszkają sami. Dla nich powrót do domu może być trudny.

Wydawało mi się, że Yvonne nie zalicza się do tej grupy. A jednak nie skorzystała z możliwości powrotu do domu. Byłam tym szczerze zdziwiona.

Yvonne została w szpitalu przez cały następny tydzień, aż do momentu, kiedy mogliśmy wręczyć jej wszystkie wyniki badań. W dniu wypisu ze szpitala, kiedy odbierała wyniki od neurologa, był z nią Gerald. Integralność wzrokowych dróg nerwowych Yvonne była nienaruszona. Nie znaleźliśmy żadnego neurologicznego wyjaśnienia jej problemów. Ten przypadek utraty wzroku mogliśmy uznać jedynie za ślepotę czynnościową wywołaną przez stres.

– Moja żona w całym swoim życiu nie doświadczyła ani chwili stresu. Opowiada pan bzdury – powiedział Gerald.

Lekarz wyjaśnił, że wszelkie inne możliwości zostały starannie zbadane i to niejednokrotnie. Nie istniało żadne inne wyjaśnienie. Jeśli Yvonne chciała wrócić do zdrowia, powinna zastosować się do zaleceń, które teraz otrzymała. Yvonne znów zawiesiła wzrok w próżni. Ostatecznie stanęło na tym, że Yvonne odwiedzi psychiatrę, ale tylko po to, żeby „udowodnić nam, że się mylimy" – jak powiedział jej mąż.

Po odejściu od łóżka Yvonne powiedziałam neurologowi, że od pewnego czasu patrzy ona prosto na mnie za każdym razem, gdy wchodzę do jej pokoju; dodałam też, że pewnego dnia uśmiechnęła się do mnie i rozpoznała mnie, zanim zdążyłam się do niej odezwać.

– W każdym przypadku powinnaś rozstrzygać wątpliwości na korzyść pacjenta. Jeśli powiesz tej kobiecie, że, twoim zdaniem, ona widzi, utracisz jej zaufanie. – Tak brzmiała rada, jaką wtedy otrzymałam.

Kiedy wróciłam na oddział, żeby wręczyć Yvonne kartę wypisu ze szpitala, byłam zupełnie zdezorientowana. Czy usłyszałam właśnie, że mogę nie wierzyć w jej ślepotę, ale nie powinnam konfrontować jej z tym rozpoznaniem? A może nie powinnam wierzyć samej sobie i temu, co – jak mi się wydawało – wiedziałam?

Tym razem Yvonne była sama. Wręczyłam jej kartę wypisu, którą miała przekazać swojemu interniście i pożegnałam się z nią.

– Mam coś dla pani – powiedziała, gdy zaczęłam się zbierać do wyjścia. Wręczyła mi kartkę.

Na jednej stronie widniał obrazek obsypanej kwiatami łąki, nad którą górowało pojedyncze drzewo. Obrazek narysowano kolorowymi kredkami. Z drugiej strony zobaczyłam słowa „Dziękuję. Dobrze było móc z kimś porozmawiać każdego dnia".

– Sama to zrobiłam – powiedziała Yvonne.

– Sama pani to zrobiła! – nie potrafiłam ukryć zaskoczenia w głosie.

– Tak. Pożyczyłam papier i kredki od pacjentki z łóżka obok – odpowiedziała Yvonne.

– Ale jakim cudem, skoro nic pani nie widzi? – powiedziałam, chociaż w uszach wciąż dźwięczała mi przestroga mojego przełożonego.

– Czuję ślady, które zostawia kredka na papierze – odpowiedziała. Nie sprawiała wrażenia urażonej moim pytaniem

Pojawił się Gerald. Pozbierał rzeczy żony, po czym troskliwym gestem podał jej ramię i wyprowadził z sali. Kiedy wyszli, raz jeszcze spojrzałam na obrazek. Liście były zielone, pień brązowy, łąka nakrapiana fioletowymi i żółtymi kwiatami. Linie nie nachodziły na siebie, każdy kwiatek i listek był na swoim miejscu.

Wielu lekarzom trudno jest naprawdę uwierzyć w podświadomą naturę objawów ich pacjentów. Jeśli jednak nie potrafię w to uwierzyć, to nazywam każdego swojego pacjenta kłamcą, niezależnie od tego, czy wypowiadam takie słowa na głos, czy nie. Pierwsza myśl każdego pacjenta, u którego rozpoznano zaburzenie psychosomatyczne, to: *Oni myślą, że robię to celowo*. Nie łatwo uwierzyć w podświadomą naturę objawów, ta wiara jest jednak absolutnie konieczna zarówno w przypadku pacjenta, jak i lekarza.

Pierre Janet był francuskim filozofem i psychologiem, który odegrał zasadniczą rolę w rozwoju idei podświadomości. Był uczniem Charcota i wiele się nauczył od swojego mistrza, ale sam również wywarł na niego wpływ. Charcot przez niemal cały okres swojej kariery zawodowej twierdził, że histeria to choroba organiczna. Dopiero pod koniec życia uświadomił sobie, że mógł się pomylić. Zaczął się zastanawiać, czy to, że w trakcie sekcji zwłok nie znalazł patologicznych zmian w ciałach osób chorujących na histerię, nie świadczy przypadkiem o tym, że tych zmian po prostu tam nie było, a histeria może mieć jednak podłoże psychologiczne. Przypuszcza się, że zmienił zdanie pod wpływem dokonań Janeta.

W latach 80. XIX wieku Janet był młodym nauczycielem pracującym w liceum w Le Havre. Zainteresował się metodami stosowanymi przez Charcota, w szczególności hipnozą. W latach 90. XIX wieku przeprowadził się do Paryża, żeby studiować medycynę. Starał się jak najwięcej czasu spędzać w Salpêtrière. Charcot podziwiał pracę Janeta. Na krótko przed swoją śmiercią otworzył w szpitalu eksperymentalny oddział psychologiczny i zaoferował Janetowi prowadzenie małego laboratorium, żeby ten mógł realizować tam swoje badania. Zaledwie tydzień po rozpoczęciu współpracy Charcot zmarł, ale Janet był już etatowym pracownikiem Salpêtrière.

Śmierć Charcota i działalność Janeta okazały się punktami zwrotnymi w pojmowaniu histerii. Niemal natychmiast po śmierci Charcota do głosu doszli jego krytycy. Ci neurolodzy, którzy od dawna po cichu się z nim nie zgadzali, zaatakowali jego organiczny model histerii, wskazując na brak dowodów z badań histopatologicznych i absurdalność traktowania podatności na hipnozę jako argumentu przemawiającego za tezami Charcota. Opublikowano kilka artykułów naukowych w tym duchu i wkrótce świat przestał postrzegać histerię jako chorobę neurologiczną i zaczął traktować ją jako zaburzenie psychiczne zrodzone w umyśle.

Owocem działalności naukowej Janeta w Salpêtrière było kilka niezwykle istotnych idei, które wciąż wpływają na to, jak myślimy o histerii. Spośród nich najważniejsze i najskuteczniej opierające się upływowi czasu były pojęcia podświadomości i dysocjacji. Janet definiował świadomość jako myśli i doświadczenia zmysłowe, których jesteśmy świadomi i którym obecnie poświęcamy naszą uwagę. Jego zdaniem mogła się ona rozciągać i kurczyć, co sprawiało, że różne rzeczy wpadały do naszego pola świadomości i wypadały z niego. Był też zdania, że świadomość sama może wybrać, co rejestruje, a co ignoruje. Aby lepiej zrozumieć ten koncept, pomyślcie o krześle, na którym siedzicie. Kiedy zwrócicie uwagę na ten mebel, będziecie świadomi każdego jego konturu. Będzie odczuwać go każdym milimetrem skóry. Mimo to umysł uznaje większość tych wrażeń za niepotrzebny szum; w naszym umyśle zostaje tylko to, co ważne. Wyobraźcie sobie teraz, że w jednej chwili jesteście świadomi jakiegoś dźwięku, a w drugiej już nie. Janet postawił tezę, że te zlekceważone wrażenia mogą zostać usunięte ze świadomości – nie przejściowo, ale całkowicie. Zdaniem Janeta, ktoś może całkowicie stracić czucie w kończynie, ponieważ umysł ignoruje płynące z tej części ciała odczucia. W ekstremalnych przypadkach pole świadomości może się skurczyć tak bardzo, że osoba, u której do tego doszło, popada w katatonię – stan stuporu, w którym nie reaguje na żadne bodźce i nie jest świadoma niczego, co się wokół niej dzieje.

Według Janeta podświadomość to miejsce, w którym jest ukryte wszystko, czego się nauczyliśmy i czego doświadczyliśmy; to miejsce przechowywania informacji, do których świadomy umysł nie ma natychmiastowego dostępu. Janet uważał, że podświadomość istnieje równolegle ze świadomością i że te dwa byty mogą nie wiedzieć o sobie nawzajem. Udowodnił to dzięki seansom hipnotycznym. Zahipnotyzowani pacjenci tracili świadomość, a ich podświadomość stawała się podatna na różne wpływy. Okazało się, że u człowieka znajdującego się w stanie hipnozy samą tylko sugestią można wywołać paraliż. Po wybudzeniu ze stanu hipnozy sugestia pozostawała w podświadomości i świadome ja zahipnotyzowanej wcześniej osoby nic o niej nie wiedziało. Tę prawidłowość wykorzystano później w metodzie odreagowania – osobom znajdującym się w stanie hipnozy podawano sugestie, które miały pomóc im wyzdrowieć; sugestie te pozostawały w podświadomości pacjenta (o czym on sam nie wiedział) także po wyjściu z transu hipnotycznego. Na tym zjawisku opierają się również współczesne seanse hipnozy, będące przede wszystkim źródłem rozrywki.

Według teorii Janeta między różnymi częściami umysłu może dojść do rozłamu skutkującego utratą kontaktu z rzeczywistością. Wspomnienia i uczucia mogą istnieć w równoległych częściach umysłu, nie wiedząc nic o sobie nawzajem. Janet nazwał to zjawisko dysocjacją. Jak wyjaśniał, z dysocjacją mamy do czynienia wtedy, gdy uczucia, myśli i wspomnienia nie są ze sobą połączone. Jego zdaniem przyczyną tego rozłamu jest trauma. Skutkiem traumy psychicznej jest „wyciek" sekretów podświadomości – ich „właściciel" nie ma już do nich dostępu.

Zgodnie z modelem Janeta, w którym dwa stany umysłu istnieją jednocześnie, ale nie wiedzą o sobie nawzajem, możliwe jest, że Yvonne widziała, ale nie była świadoma tego, że widzi. Trudno jednak zrozumieć tę koncepcję. Wciąż nie ma dowodów na słuszność tych tez, a naukowcy nie są zgodni w ich ocenie. Nie potrafiąc zrozumieć, jak podświadomość może ukrywać przed nami różne rzeczy w taki właśnie sposób, szukałam dowodów na potwierdzenie takiego zjawiska w życiu codziennym. I znalazłam. Na pewno niejednokrotnie słyszeliście o zdradach w związku. Ktoś jest oszukiwany miesiącami, ale kiedy wykryje zdradę, uświadamia sobie, że wiedział o tym od dawna. Słyszał nocne telefony, widział podejrzane rachunki za kolacje, ale zepchnął te wszystkie nieprzyjemne podejrzenia do podświadomości i skonfrontował się z nimi dopiero wtedy, gdy został do tego zmuszony. Cały czas chowamy przed sobą niechciane myśli. Niektórym z nas od czasu do czasu przytrafia się krótka dysocjacja. Nie możecie znaleźć swojego portfela. W końcu okazuje się, że leżał w waszej teczce, chociaż jesteście przekonani, że go tam nie wkładaliście. Jedziecie pociągiem, docieracie na miejsce wcześniej, niż się tego spodziewaliście, i uświadamiacie sobie, że bardzo mało pamiętacie ze swojej podróży. Oglądacie wiadomości i nagle orientujecie się, że zgubiliście wątek i nie wiecie, o czym mówi prezenter.

Nasz umysł ciągle dokonuje wyborów, na co zwrócić uwagę, a co zignorować. Nie musieliście uczestniczyć w eksperymencie z niewidzialnym gorylem, żeby móc podać przykład sytuacji, w której patrzyliście na coś, ale nie byliście w stanie tego dostrzec. Na przykład szukaliście przyjaciela w tłumie ludzi. On stał przed wami, machał do was, ale patrzyliście gdzieś ponad nim, zupełnie tak, jakby go tam w ogóle nie było. „Musiałeś mnie widzieć. Patrzyłeś prosto na mnie!" – powie wam potem. Ale przecież go nie widzieliście. Przez chwilę wasz umysł włączył funkcję selektywnej uwagi i usunął coś z widoku przed waszymi oczami.

Idee Janeta znajdują zastosowanie jedynie w przypadku objawów negatywnych, czyli na przykład utraty czucia lub zaniku pamięci. Umysł może jednak nie tylko odciąć nas od niektórych wrażeń i emocji, ale też z taką samą łatwością może różne odczucia wytwarzać. Pewien mój starszy znajomy zaprosił mnie kiedyś do swojego domu. Kiedy tylko przekroczyłam próg, uderzył mnie w nozdrza zapach mokrego psa. Drzwi wejściowe otwierały się na salon zawalony starymi gazetami i innymi śmieciami, w kuchni na blatach stały całe sterty brudnych naczyń. Na sofie w salonie siedziały dwa psy. Mój znajomy szturchnął je, żeby zeskoczyły na podłogę, po czym gestem zachęcił mnie, bym zajęła zwolnione miejsce. Do tej pory pamiętam dokładnie dyskomfort, jaki wtedy odczuwałam. W mojej wyobraźni w tej sofie aż roiło się od różnych żyjątek. A przecież wcale ich tam nie było. Skóra tak mnie swędziała, że kiedy znajomy wyszedł na chwilę z pokoju, wstałam i zaczęłam otrzepywać ubranie, starając się pozbyć nieistniejących insektów. Nawet po powrocie do domu wciąż wydawało mi się, że kąsa mnie tysiąc pcheł. Dopiero po prysznicu i wypraniu ubrań poczułam ulgę.

W sofie nie było żadnych owadów, nic nie pełzało po mojej skórze, nic mnie nie gryzło. A jednak odczucie swędzenia było jak najbardziej realne. Mój umysł wyprodukował wrażenia, których przyczyną były wyłącznie moje myśli. Widziałam – na własne oczy – że nie ma tam pcheł, a jednak nie mogłam pozbyć się wrażenia, że coś mnie gryzie. Wydarzyło się to lata temu, ale wciąż o tym pamiętam. Tamto wrażenie powraca do mnie, kiedy tylko o nim pomyślę.

Najbardziej przekonujący dowód na podświadomy charakter zaburzeń psychosomatycznych znalazłam, pracując z osobami doświadczającymi drgawek dysocjacyjnych i przyglądając się ich zachowaniu.

Zauważyłam pewien wzorzec. Przed pierwszą wizytą w moim gabinecie pacjent doświadcza najczęściej kilku napadów drgawek – pięciu, czasem dziesięciu w ciągu pół roku. To oznacza, że w ciągu sześciu miesięcy łączny czas jego ataków wynosi w przybliżeniu godzinę. Potem spotykam go w przychodni i dostaje ataku na moich oczach, w poczekalni. Zapisuję go na EEG i do kolejnego napadu dochodzi w trakcie badania. Jeśli okazuje się, że był to typowy napad padaczkowy, odczuwam ulgę, bo wiem, że będę mogła postawić niebudzącą kontrowersji diagnozę. Ale jak wytłumaczyć to, że pacjent dostał napadu w tak istotnym momencie? Czy to zwykły zbieg okoliczności?

Dla napadów rzekomopadaczkowych charakterystyczne jest to, że nawet jeśli występują u kogoś tylko od czasu do czasu, to na ogół dochodzi do nich także w dzień przyjęcia tej osoby do szpitala. To naprawdę dziwne, że ktoś, kto rzadko doświadcza napadów, dostaje ataku akurat w trakcie krótkiej wizyty u mnie – ale spotkałam się z tym już wielokrotnie. Pacjenci z padaczką zazwyczaj nie mają napadów, kiedy są badani lub gdy odwiedzają przychodnię. W przypadku pacjentów z napadami rzekomopadaczkowymi prawdopodobieństwo napadu zaraz po przyjęciu do szpitala jest bardzo wysokie. Nie bez powodu.

Ataki w obecności lekarza najłatwiej ocenić jako rozmyślne działanie, którego celem jest pozyskanie uwagi, albo jako nierozsądną próbę oszukania systemu czy wywarcia wrażenia na lekarzu. Na początku mojej kariery uważałam, że pacjenci robią to celowo. Wiedziałam, że zasługują na współczucie, ale nie potrafiłam dopatrzeć się w ich zachowaniu niczego innego. Minęło sporo czasu, zanim zrozumiałam, że moje przekonanie nie ma sensu. Pacjentowi, który zgłasza się na badanie EEG, dokładnie tłumaczy się cel tej procedury. Dlaczego ktoś miałby próbować oszukać lekarzy dokładnie w tym momencie, kiedy ma sto procent pewności, że jego oszustwo zostanie *odkryte*?

Wyobraźcie sobie, że chcecie wywrzeć wrażenie na dopiero co poznanych osobach i mówicie im, że świetnie gracie na gitarze. Cudownym zbiegiem okoliczności wasi nowi znajomi mają przy sobie gitarę i proszą was, żebyście na niej zagrali. Jeśli nie jesteście stuprocentowo pewni swoich umiejętności, będziecie starali się od tego wymigać. Mieć napad drgawek w poradni leczenia padaczki w obecności specjalisty od padaczki to dowód niewinności, a nie dowód manipulacji. To wołanie o zrozumienie dobiegające z podświadomości. Jeśli pacjent jedynie opisuje mi swoje napady, ale ja nigdy nie mam okazji ich zobaczyć, to nie mogę być pewna stawianej diagnozy.

Moim zdaniem gorączkowy pościg za diagnozą, w jaki rzucają się pacjenci psychosomatyczni, jest najbardziej przekonującym dowodem podświadomej natury ich choroby. Kiedy Mathhew szukał przyczyn swojego paraliżu, robił to bardzo skrupulatnie. Yvonne poddała się ogromnej liczbie badań w nadziei, że znajdzie wyjaśnienie dla swojej utraty wzroku. Pauline wciąż powtarzała te same badania, bo była przekonana, że przyczyny jej dolegliwości mają naturę organiczną i niepomiernie dziwiło ją to, że nikt ich jeszcze nie znalazł. Osoba, która symuluje chorobę nie prowadzi takich poszukiwań. Jeśli *udawałabym* chorobę, wyrafinowane metody nowoczesnej medycyny stanowiłyby dla mnie zagrożenie. Zupełnie inaczej było w przypadku Yvonne, Matthew i Pauline. Oni nie potrafili przerwać swoich poszukiwań, bo szukali czegoś, czego istnienia byli absolutnie pewni.

Wierzę w nieświadomą i niepodlegającą kontroli naturę zaburzeń psychosomatycznych. Ale wiele osób ze środowiska lekarskiego wciąż nie jest pewnych, czy zgadza się z tym poglądem. Zadaniem lekarza jest rozwiewać wątpliwości pacjenta dotyczące diagnozy i uśmierzać jego lęki. Prawdziwy problem pojawia się wtedy, gdy to sam lekarz ma wątpliwości.

Niedługo po ukończeniu specjalizacji uczęszczałam na kurs dotyczący rozpoznawania i leczenia padaczki dziecięcej. Jedna z sesji była przeznaczona na ćwiczenia. Zostaliśmy podzieleni na małe grupy i oglądaliśmy filmy przedstawiające napady drgawek u dzieci. Następnie każdy z nas, opierając się tylko na obejrzanym filmie, miał przedstawić swoją propozycję diagnozy. W przeciwieństwie do mnie, większość z uczestników kursu nie przeszła specjalnego szkolenia dotyczącego padaczki. Co więcej, miałam już doświadczenie w określaniu rodzaju napadów na podstawie nagranych filmów (chociaż zazwyczaj diagnozowałam dorosłych). I właśnie dlatego byłam ostrożna w udzielaniu odpowiedzi.

Pod koniec zajęć pokazano nam film, na którym zobaczyliśmy napad drgawek u mniej więcej czternastoletniej dziewczynki. To, co zobaczyłam, nie różniło się zbytnio od tego, co widywałam u dorosłych, dlatego postawienie właściwej diagnozy w tym przypadku nie wydawało mi się trudne. Lekarz prowadzący zajęcia podchodził do każdego uczestnika i prosił o opinię na temat przyczyn napadu.

– Napad czołowy.

– Napad toniczno-kloniczny.

Siedziałam na końcu rzędu, więc odpowiadałam ostatnia. Byłam jedynym lekarzem, który stwierdził, że jest to napad dysocjacyjny. Zapytano mnie, dlaczego tak sądzę. Odpowiedziałam na to pytanie.

Jeden z uczestników kursu obrócił się w moją stronę. – Przecież to niemożliwe, żeby to dziecko udawało – powiedział wyjątkowo cierpkim tonem.

I tu pojawił się problem. Niezależnie od tego, czy moja diagnoza była trafna, czy też nie, jeśli ten lekarz uważał, że objawy dysocjacyjne to objawy symulowane, to jakim cudem mógłby skłonić pacjenta do zaakceptowania takiej diagnozy? Co gorsza, mógł nawet nie zauważyć, że ma do czynienia z napadem dysocjacyjnym. Wypowiedział swoje słowa kierowany współczuciem dla dziecka – zasadne wydaje się więc pytanie, czy w ogóle byłby w stanie postawić taką diagnozę, skoro w głębi serca uważał ją za potępiający osąd?

Obecnie pojawiam się na takich zajęciach w roli nauczyciela i wciąż spotykam się z tym samym problemem. Lekarze boją się postawić diagnozę.

„A co jeśli się mylę? Czy nie lepiej byłoby podać pacjentowi leki przeciwpadaczkowe na wszelki wypadek?".

Błąd polegający na zdiagnozowaniu choroby organicznej *na wszelki wypadek* skutkuje tym, że wielu ludzi cierpi z powodu nękających ich całe życie napadów drgawek, nie mając żadnych szans na uwolnienie się od tych objawów. Lekarze popełniają ten błąd z wielu powodów. Po pierwsze, boją się stawić czoła niemal nieuniknionej w przypadku rozpoznania zaburzenia psychosomatycznego złości pacjenta. Tymczasem próba ochrony pacjenta przed nieprzyjemnymi emocjami poprzez ukrywanie przed nim niewygodnej diagnozy na dłuższą metę wcale nie leży w jego interesie. Po drugie, lekarze obawiają się sytuacji, w której najpierw uznają, że jakaś dolegliwość ma przyczyny psychologiczne, a później odkryją, że źródłem problemu są jednak nieprawidłowości organiczne. Nazwanie organicznego zaburzenia czynnościowym to błąd, który wzbudza gniew w pacjencie, a także w członkach jego rodziny i może nawet skutkować otrzymaniem pozwu sądowego.

W 1965 roku wpływowy brytyjski psychiatra Eliot Slater opublikował w „British Medical Journal" artykuł, w którym opisał trwające dziesięć lat badania kohortowe dotyczące pacjentów ze zdiagnozowaną histerią. Slater napisał, że w przypadku dwudziestu pięciu procent pacjentów okazało się w końcu, że cierpią oni na chorobę organiczną, której nie wykryto, gdy stawiano im diagnozę po raz pierwszy. Stwierdził także: „taka kategoria diagnostyczna jak histeria to przebranie dla ignorancji i niewyczerpane źródło błędów klinicznych. Stawiając rozpoznanie histerii, nie tylko ulegamy złudzeniu, ale też wpadamy w pułapkę". Artykuł ten wpłynął na wielu lekarzy. Grając na ich najgłębszych lękach, sprawił, że przestali stawiać diagnozę zaburzenia konwersyjnego swoim pacjentom.

Nie wydaje mi się, żeby wielu współczesnych lekarzy czytało ten artykuł, ale instynktownie powielają oni postawę jego autora. W przeciwieństwie do tego, co myślą na ten temat pacjenci, lekarze nieustannie martwią się możliwością popełnienia błędu, zwłaszcza, jeśli stawiają diagnozę zaburzenia psychosomatycznego. Dręczy ich obawa, że jakieś nowe badania naukowe wykażą, iż wszystkie tego typu diagnozy były nieprawidłowe. Unikają więc stawiania takiego rozpoznania i nie chcą dostrzec szkód, jakie wyrządzają w ten sposób swoim pacjentom. Warto dodać, że w ciągu pięćdziesięciu lat, jakie minęły od publikacji artykułu Slatera, przeprowadzono wiele badań podobnych do tych opisywanych przez niego i żadne z nich nie potwierdziło jego tez. Badania Slatera uważa się obecnie za obarczone wieloma błędami. W XXI wieku w stawianiu diagnoz opartych na mocnych podstawach pomaga nam też współczesna technologia. Psychiatrzy równie wpływowi jak Slater udowodnili, że współcześnie, *kiedy diagnoza zaburzenia konwersyjnego jest stawiana w sposób bardzo rzetelny*, prawdopodobieństwo pomylenia choroby organicznej z tego typu zaburzeniem jest bardzo niskie. Tylko cztery procent pacjentów otrzymuje później inną diagnozę. Z podobnym wskaźnikiem błędnych diagnoz mamy do czynienia w przypadku innych chorób, do których rozpoznania nie wystarczy pojedyncze badanie diagnostyczne. Zatem w dziewięćdziesięciu sześciu procentach przypadków zaburzenie konwersyjne zostało rozpoznane prawidłowo – a mimo to lekarze nadal boją się stawiać taką diagnozę.

Przeoczenie choroby organicznej – narażenie na niebezpieczeństwo życia pacjenta, poczucie winy i zwątpienie we własne kompetencje zawodowe – tego błędu obawia się większość lekarzy, ale nie jest to wcale najgorszy błąd, jaki mogą popełnić. To całkiem częsta sytuacja, kiedy zaburzenie psychosomatyczne zostaje na początku uznane za organiczne. Dla lekarzy i pacjentów jest to diagnoza łatwiejsza do zaakceptowania, nawet jeśli później okazuje się nieprawidłowa. Często jednak nie docenia się szkód, jakie może wyrządzić tego typu pomyłka. A szkody te mogą być ogromne.

Po pierwsze, zanim pacjent zaakceptuje, że rozpoznano u niego zaburzenie natury psychologicznej, a nie organicznej, musi stoczyć wewnętrzną walkę, której stawką jest – jak mu się wydaje – zachowanie twarzy. Często walka ta okazuje się zbyt trudna i pacjent odrzuca diagnozę. Im dłużej pacjent wierzy w nieprawidłową diagnozę, tym gorsze są jego rokowania. Kiedy ktoś słyszy, że objawy, których doświadcza, mają przyczynę organiczną, jego szanse na wyzdrowienie szybko spadają. Wiele badań wykazało, że jeśli komuś przed postawieniem prawidłowej diagnozy powiedziano, że przyczyną jego napadów jest padaczka, jego lub jej szanse na to, że napady się nie powtórzą, drastycznie spadają. Dzieje się tak prawdopodobnie dlatego, że błędna diagnoza opóźnia postawienie trafnej diagnozy, a im dłużej pacjent doświadcza napadów dysocjacyjnych, tym mniejsze są jego szanse na wyzdrowienie. Może to być również skutek przekonań pacjenta. Jeśli komuś powiedziano, że choruje na padaczkę i pozwolono mu uwierzyć, że ma ciężką, potencjalnie zagrażającą życiu chorobę mózgu, to takie przekonanie może tak głęboko zakorzenić się w umyśle pacjenta, że wpływa to na jego zdolność powrotu do zdrowia. Jeśli jesteście przekonani, że nie przebiegniecie maratonu, to prawdopodobnie nigdy nawet nie spróbujecie tego zrobić. Rokowania w odniesieniu do wszystkich wywołanych stresem objawów pogarszają się, kiedy tylko przypisze im się organiczne przyczyny. Przypuśćmy, że u kogoś, komu dokucza ból szyi, znaleziono w prześwietleniu rentgenowskim kręgosłupa zmiany zwyrodnieniowe wynikające z naturalnego zużycia dysków. Każdy człowiek w średnim wieku może mieć takie zmiany, ponieważ są one nieodłączną częścią procesu starzenia się. Jeśli jednak pacjent nabierze przekonania, że to właśnie te zmiany, a nie na przykład napięcie mięśniowe czy stres stanowią przyczynę jego dolegliwości, to jest dużo mniej prawdopodobne, że zdoła uwolnić się od bólu.

Nieprawidłowa diagnoza choroby organicznej ma także inne skutki. Może prowadzić do podawania pacjentowi leków o wielu działaniach niepożądanych. Pacjent, chcąc dostosować się do ograniczeń narzucanych przez chorobę organiczną, może także wprowadzić w swoje życie niepotrzebne zmiany. Najważniejszą konsekwencją nieprawidłowej diagnozy jest jednak pozbawienie pacjenta możliwości właściwego leczenia.

Nie zawsze za oporem przed postawieniem diagnozy zaburzenia psychosomatycznego stoją tak szlachetne pobudki jak strach przed nierozpoznaniem choroby somatycznej albo obawa, że taka diagnoza zdenerwuje pacjenta. Wielu lekarzy wciąż uważa, że paraliż psychogenny to paraliż symulowany i że pacjent mógłby chodzić, gdyby tylko zechciał, albo że drgawki psychogenne to celowe działanie pacjenta, podlegające jego świadomej kontroli. W dawnych czasach, kiedy ludzie rzadziej cenzurowali swoje myśli i zachowania, lekarze, którzy mieli takie poglądy, stosowali wobec swoich pacjentów wyjątkowo okrutne metody. Pewien XIX-wieczny lekarz bardzo lubił ordynować lewatywy chorym doświadczającym napadów rzekomopadaczkowych. Był pewien, że pacjent nie będzie w stanie jednocześnie utrzymać wlewu w jelicie i udawać drgawek. Inny lekarz zamykał sparaliżowanych pacjentów w swoim gabinecie i odmawiał otworzenia drzwi, dopóki nie wstaną i nie zaczną chodzić.

Obecnie lekarze, którzy tak myślą, zazwyczaj nie przyznają się do tego pacjentom. Zazwyczaj, ale nie zawsze. Spotkałam już pacjentów, których oskarżono wcześniej o udawanie. Trudno mi jednak odnieść się do ich opowieści, ponieważ w przypadku przekazywania informacji o diagnozie psychosomatycznej to, co pacjent słyszy, nie zawsze jest tym, co powiedział lekarz. Jestem pewna, że niektórym z moich pacjentów lekarze rzeczywiście powiedzieli, żeby „wzięli się w garść". Ten potępiający osąd wyrządza ogromne szkody. Nie tylko sprawia pacjentom przykrość, ale także wywołuje poczucie wyobcowania. Popularność takich „dobrych rad" sprzyja stygmatyzacji, z jaką spotykają się osoby, u których rozpoznano zaburzenie psychosomatyczne.

Dla lekarzy, tak jak dla pacjentów, zaburzenia psychosomatyczne to trudny temat. Co gorsza, w trakcie studiów medycznych oraz późniejszych szkoleń i staży nie poświęca się temu zjawisku wystarczająco dużo czasu. Nic więc dziwnego, że zagadnienie to budzi tyle wątpliwości. Sytuacji na pewno nie poprawia to, że od czasu do czasu lekarze stykają się z przypadkami, które budzą w nich całkiem uzasadnione wątpliwości.

Judith skierowano do mnie z rozpoznaniem padaczki. W skierowaniu od jej lekarza przeczytałam, że chorowała na białaczkę, ale wyzdrowiała; lekarz zastanawiał się też, czy padaczka jego pacjentki nie jest późnym powikłaniem białaczki. Oto, co opowiedziała mi sama Judith.

Urodziła się w Anglii, ale kiedy była nastolatką, jej rodzina przeprowadziła się do Miami z powodu nowej pracy ojca. Judith mieszkała w Miami już od pół roku, kiedy zachorowała. Zaczęło się od pojawiających się bez powodu siniaków. Pierwszy lekarz, do którego poszła, zbagatelizował jej objawy. Dzieci przewracają się i nabijają sobie siniaki. Zwykła rzecz. Ale kiedy zachorowała na oporne na leczenie zapalenie płuc, poddano ją serii badań krwi. Wyniki były bardzo niepomyślne: liczba krwinek Judith była niepokojąco niska. Na podstawie biopsji szpiku zdiagnozowano u niej ostrą białaczkę. Judith przeszła najpierw wiele nieprzyjemnych badań, a później chemioterapię. Wypadły jej włosy. Mózg Judith został naświetlony, a do jej płynu rdzeniowego wstrzyknięto lek cytostatyczny, co miało zapobiec rozprzestrzenianiu się nowotworu przez system nerwowy. System odpornościowy Judith był bardzo osłabiony, dlatego wciąż chorowała. Miała poważną niedowagę. Spędziła wiele czasu w szpitalnej izolatce. Skutkiem leczenia była remisja choroby, ale po trzech miesiącach nowotwór zaatakował ponownie. Jedyną nadzieją był dla niej przeszczep szpiku. Judith miała w końcu trochę szczęścia, bo okazało się, że dawcą może być jej starsza siostra.

Judith opowiedziała mi, że zanim poszła do szpitala na ostatnią chemioterapię, która miała przygotować jej organizm do przeszczepu, rodzice zabrali ją i jej siostrę do Disneylandu. Przez cały dzień towarzyszyły jej ambiwalentne uczucia – czuła, że jest to jednocześnie najlepszy i najgorszy dzień jej życia. Wreszcie miała okazję robić coś normalnego, ale wcale nie czuła się normalnie.

– Nie czułam się wystarczająco dobrze, żeby tam być – powiedziała. – To było trochę okrutne.

– Świetnie się złożyło, że pani siostra mogła być dawcą.

– To też nie było w porządku. Czułam, że jestem jej coś winna. Ale byłam wtedy dzieckiem, które choruje na raka. Nie było we mnie miejsca na wdzięczność – głos Judith był monotonny i śmiertelnie poważny.

Kolejne tygodnie spędziła w niemal całkowitej izolacji, koniecznej w przypadku przeszczepu szpiku. Rzadko dopuszczano do niej rodzinę. Kiedy już było to możliwe, wszyscy musieli być zakryci od stóp do głów – mieli na sobie fartuchy i maski, które chroniły Judith przed zewnętrznym światem.

Po pewnym czasie sprawy przybrały lepszy obrót. Judith powoli wracała do zdrowia – liczba krwinek zaczęła się zwiększać. Na początku pozwolono jej opuścić izolatkę, po jakimś czasie mogła wrócić do domu. Wciąż jednak musiała przestrzegać wielu zakazów. Nie mogła chodzić w zatłoczone miejsca, żeby nie złapać żadnej infekcji. Mogła jeść tylko gotowane jedzenie. Matka przygotowywała jej posiłki, wręcz obsesyjnie przestrzegając zasad higieny. Judith siedziała w pokoju, wyglądała przez okno i obserwowała dzieciaki grające na podwórku w koszykówkę i jedzące pizzę. Tęskniła za tym niedoskonałym dniem, który spędziła w Disneylandzie.

Wszystko to wydarzyło się dwanaście lat przed naszym pierwszym spotkaniem. Wiele się przez ten czas zmieniło. Rodzina Judith wróciła do Anglii; Judith zdała egzaminy kończące szkołę średnią i wyjechała na studia do Londynu. Dostała pracę jako opiekunka w przedszkolu. Pewnego dnia, kiedy bawiła się z jednym z dzieci, nagle straciła przytomność. Wezwano karetkę. Kiedy Judith odzyskała świadomość, była w szpitalu.

– Tak dobrze poznałam szpitale, że czuję się w nich prawie jak w domu – powiedziała mi.

Zarówno Judith jak i lekarze byli przekonani, że jej atak to skutek naświetlania mózgu w trakcie leczenia białaczki. Przepisano jej leki przeciwpadaczkowe i wypisano do domu. Napady nie ustępowały, została więc skierowana do poradni leczenia padaczki, w której pracowałam.

Jako stażystka spędziłam sześć miesięcy na oddziale hematologii. Widziałam wielu pacjentów cierpiących tak, jak opisywała to Judith. Wielu z nich było bardzo młodych; kilkoro szczególnie mocno utkwiło mi w pamięci. Dlaczego więc nie poruszyła mnie opowieść Judith o jej walce z nowotworem? Wiedziałam, dlaczego. Nie wierzyłam jej. Niby wszystko się zgadzało, ale czułam, że czegoś w tej historii brakuje. Co to było? Czy to, czego słuchałam i na co patrzyłam, było starannie wyreżyserowanym przedstawieniem? Nie mogłam sprecyzować moich podejrzeń. Coś było z pewnością nie tak, ale czy mogłam z całym przekonaniem powiedzieć, że moja pacjentka fantazjuje, czy nawet kłamie? Dlaczego Judith nie pokazała mi swojej dokumentacji medycznej? Pacjenci ze skomplikowanymi problemami zdrowotnymi często przynoszą ze sobą kopie listów od leczących ich wcześniej lekarzy, wyniki badań, spis zażywanych leków. Judith przyszła z pustymi rękami. A gdzie byli jej rodzice? Oczywiście, Judith miała dwadzieścia sześć lat i nie musiała chodzić do lekarza w asyście rodziców; mimo to ludzie, którzy patrzyli, jak ich dziecko zmagało się z zagrażającą życiu chorobą, zwykle już zawsze starają się wspierać je w trudnych sytuacjach.

Postanowiłam sprawdzić kilka szczegółów.

Jakie antybiotyki brała po przeszczepie? Odpowiedź prawidłowa.

Po której stronie kręgosłupa zrobiono jej wkłucie w trakcie biopsji szpiku? Odpowiedź prawidłowa.

Czy pamięta, jakiego rodzaju był jej przeszczep? Autologiczny? Allogeniczny? Kolejna prawidłowa odpowiedź.

Było mi wstyd, że urządzam swojej pacjentce taki quiz, ale musiałam wiedzieć. Jeżeli historia o białaczce nie była prawdziwa, to po co mi ją opowiadała?

Nazwa szpitala, w którym zrobiono jej przeszczep?

– Miami General Hospital.

Coś mi tu nie pasowało. Zanotowałam w pamięci, żeby to później sprawdzić.

– Jak brzmi nazwisko lekarza, który się panią opiekował? Pytam na wypadek, gdybym musiała się z nim lub z nią skontaktować.

– Doktor Marrow*.

– Doktor Marrow!

Absurdalne, prawda? A może wcale nie. W końcu pewien bardzo sławny neurolog nosi nazwisko Brain**. Być może doktor Marrow dał wyraz swojemu poczuciu humoru, kiedy podejmował decyzje dotyczące kariery zawodowej.

Skarciłam się w myślach. Oprócz zabawnego nazwiska lekarza nie miałam nic, co mogłoby uzasadniać moje podejrzenia. Najwidoczniej kiedy stykacie się z taką liczbą cierpiących ludzi, wasze serce twardnieje i dziewczyna, która szczerze, ale niezbyt emocjonalnie opowiada o tym, co ją spotkało, wydaje się wam kłamczuchą. Pozostałe pytania, które chciałam zadać Judith, uznałam za cyniczne i niepotrzebne. Poprosiłam, żeby usiadła na leżance i przeprowadziłam badanie neurologiczne. Jego wyniki były prawidłowe, ale często zdarza się tak nawet w przypadku ludzi, którzy cierpią na najcięższą postać padaczki.

* Marrow – po angielsku szpik [przyp. tłum.].

** Brain – po angielsku mózg [przyp. tłum.].

Zanim Judith wstała z leżanki, sprawdziłam jeszcze jedną rzecz.

– Po której stronie miała pani założony cewnik Hickmana? – zapytałam o rurkę wprowadzaną do żyły centralnej, przez którą podaje się leki cytostatyczne i inne substancje osobom chorującym na białaczkę.

Judith nawet się nie zawahała. Podciągnęła koszulkę i wskazała palcem na małe przebarwienie pod prawą piersią. To nie była blizna, zwykłe przebarwienie, umiejscowione zupełnie nie tam, gdzie powinien znajdować się ślad po wkłuciu centralnym. Tym razem odpowiedź na pytanie nie była prawidłowa. Ale przecież Judith zachorowała jako dziecko i od czasu jej pobytu w szpitalu minęło wiele lat.

Następnie poprosiłam Judith, żeby siedząc, pochyliła się do przodu. Chciałam przyjrzeć się jej plecom. Zobaczyłam idealnie gładką, alabastrową skórę. W miejscu, w którym spodziewałam się blizny po biopsji, skóra również była nieskazitelna. Jak to się stało, że ktoś, kto chorował na białaczkę, nie ma żadnej blizny? Czy to w ogóle możliwe?

Kiedy skończyłam, poinformowałam Judith, że przyjmę ją do szpitala, żeby móc obserwować jej napady. Nie miałam dowodu, który potwierdzałby moje podejrzenia; nawet przyciśnięta do muru nie umiałabym uzasadnić moich wątpliwości. Poza tym moją powinnością jako lekarza było wysłuchać jej bez uprzedzeń. Nie przeszkodziło mi to jednak wpisać do wyszukiwarki „Miami General Hospital" tuż po tym, jak Judith opuściła mój gabinet. Okazało się, że jest taki szpital. Judith nie kłamała.

Kilka tygodni później Judith została przyjęta na oddział neurologiczny w celu przeprowadzenia badań. Wciąż nie udało mi się zdobyć jej historii choroby. Dowiedziałam się, co prawda, że w szpitalu w Miami jest oddział hematologiczny, ale kiedy tam zadzwoniłam, okazało się, że żaden doktor Marrow nie jest ich pracownikiem. Dziewczyna, z którą rozmawiałam przez telefon, chyba zachichotała, kiedy wymieniłam to nazwisko. „Być może doktor Marrow już tu nie pracuje" – odpowiedziała grzecznie. Kiedy zaczęłam wypytywać o inne szczegóły, okazało się, że szpital nie zajmuje się pacjentami chorymi na raka i nigdy nie przeprowadzał przeszczepów szpiku. W dokumentacji nie mieli też nikogo o nazwisku, jakie nosiła Judith.

– Skontaktowałam się z Miami General Hospital. Nie mają tam pani dokumentacji. Czy ma pani może swoją kartę wypisu ze szpitala?

– Nie.

– Kiedy zadzwoniłam do szpitala, dowiedziałam się, że nie przeprowadzają przeszczepów szpiku. Być może przekręciła pani nazwę szpitala?

– Być może.

– A może pani rodzice mogliby pomóc w tej sprawie?

– Pewnie tak.

– Czy mogę zadzwonić do nich, żeby dowiedzieć się kilku szczegółów?

– Nie, oboje są teraz w pracy. Nie mogą odbierać telefonów.

– W takim razie może pani mogłaby ich wypytać?

– Dobrze. Ale możliwe, że oni również niewiele pamiętają.

– Nie szkodzi. Będę wdzięczna za każdą informację.

Judith została przyjęta na pododdział wideotelemetryczny na całonocną obserwację. Niezależnie od tego, jaka była historia jej chorób, napady, których doświadczała, wymagały wyjaśnienia. Następnego ranka personel oddziału powiedział mi, że poprzedniego wieczoru znaleźli Judith leżącą na podłodze. Pielęgniarka zajmowała się wtedy innym pacjentem i nikt nie wiedział, co się właściwie stało. Judith zraniła się w rękę i trzeba ją było zabrać na prześwietlenie, żeby sprawdzić, czy nie doszło do złamania. Na szczęście ręka była cała.

Przewinęłam film, żeby znaleźć kluczowy moment. Pielęgniarki znalazły Judith na podłodze o 21:15. Przez większość wieczoru

Judith siedziała na łóżku, kartkowała czasopisma i oglądała telewizję. Parę minut po dwudziestej pierwszej wstała i podeszła do drzwi. Dosyć krótkie kable elektrod przyklejonych do jej głowy sprawiały, że nie mogła przekroczyć progu pokoju. Stała przez chwilę w miejscu, porozglądała się trochę, po czym delikatnie zamknęła drzwi. Odwróciła się, z powrotem przemaszerowała przez pokój aż do miejsca, gdzie stało jej łóżko. Byłam przerażona, widząc, co zrobiła później. Potrząsnęła dłonią, którą trzymała na wysokości ramienia i gwałtownie uderzyła nią o ścianę. Skrzywiła się z bólu. Przez moment odczuwałam ten ból razem z nią, czułam wręcz potrzebę rozmasowania własnej dłoni. Potem zrobiła to jeszcze trzy razy. I znowu się skrzywiła. Następnie ułożyła się starannie na podłodze i zrzuciła talerz ze stolika, żeby narobić hałasu. Kilka sekund później pielęgniarka otworzyła drzwi i weszła do pokoju. Nie zdołała ocucić Judith.

Nagle zalało mnie współczucie i zrozumienie, których nie znalazłam w sobie, kiedy Judith opowiadała mi o swojej chorobie. Byłam poruszona zupełnym brakiem wyrachowania w jej zachowaniu. Wiedziała, że jest obserwowana. Kamerę umieszczono na ścianie, nie była ukryta. Jak Judith mogła dojść do wniosku, że nie zobaczymy, co zrobiła? Ale może właśnie o to chodziło. Być może jakaś część jej osobowości chciała, żebyśmy to zobaczyli. Z jakiego powodu cierpiała Judith, skoro tylko w taki sposób potrafiła prosić o pomoc?

Każda osoba, u której zdiagnozowano zaburzenie psychosomatyczne, obawia się, że zostanie oskarżona o to, co zrobiła Judith – o kłamstwa i celowe uszkodzenia ciała, których celem jest ściągnięcie na siebie uwagi. Pacjenci psychosomatyczni czują się zranieni takim porównaniem. Prawdziwy symulant to rzadkość. Słyszy się czasem plotki o kobiecie, która zabarwiała swój mocz krwią, żeby przekonać innych, że ma poważną chorobę nerek, albo o mężczyźnie, który wcierał brud w rany, żeby wywołać zakażenie. Większość lekarzy ma jednak do czynienia z takimi przypadkami nie więcej niż raz albo dwa razy w całej karierze. Mimo to każdy pacjent z objawami fizycznymi, dla których nie znaleziono organicznej przyczyny, jest podejrzewany o oszustwo.

Prawdopodobnie sporą część odpowiedzialności za ten stan rzeczy możemy przypisać Karlowi Friedrichowi von Münchausenowi, „kłamliwemu baronowi", którego imieniem nazwano jedno z zaburzeń psychicznych. Zespół Münchausena, nazywany teraz bardziej trafnie zaburzeniem pozorowanym, polega na wytwarzaniu lub imitowaniu choroby w celu pozyskania uwagi lekarzy. Celem osób cierpiących na to zaburzenie nie jest zysk finansowy (np. renta czy odszkodowanie); osoby te pragną jedynie uwagi i opieki, jakie otrzymują chorzy. Zachowanie takich pacjentów jest często poddawane krytycznemu osądowi. Równie często budzi wesołość. Większość ludzi nie zdaje sobie sprawy z tego, jak poważnym zaburzeniem jest zespół Münchausena. Osoby dotknięte tą przypadłością niepotrzebnie zażywają leki, poddają się leczeniu obarczonemu wieloma skutkami ubocznymi, operacjom i amputacjom zagrażającym życiu; w pogoni za szczególnym rodzajem uwagi rujnują sobie życie. Większość z nich ucieka, kiedy tylko lekarze rozpoznają ich zaburzenie – nie otrzymują więc potrzebnej im pomocy. Nawet ci, którym udaje się dotrzeć do psychiatrów, rzadko wracają do zdrowia. Zespół Münchausena to problem zdrowotny, który wręcz dewastuje życie chorego.

Na szczęście zdarza się rzadko. Pracowałam z wieloma osobami, u których rozpoznano zaburzenia konwersyjne, mogłam więc oczekiwać, że będę miała do czynienia z zespołem Münchausena częściej niż większość lekarzy. A jednak rozpoznałam to zaburzenie tylko trzy razy. Judith była tym trzecim przypadkiem.

Pierwszy raz spotkałam się z tym zaburzeniem jeszcze jako stażystka. Do szpitala została przyjęta kobieta z bólem głowy i rozszerzoną źrenicą. Na oddziale neurologicznym pacjent z jedną trwale rozszerzoną źrenicą może budzić spore poruszenie. Tak też było w tym przypadku. Kiedy wyniki badań obrazowych okazały się prawidłowe, byliśmy początkowo zbici z tropu. Aż do chwili, kiedy pielęgniarka, wchodząc do niezamkniętej na klucz łazienki, odkryła, że pacjentka podaje sobie do sprawiającego kłopoty oka krople rozszerzające źrenice.

Pięć lat później poznałam przypadek numer dwa. Na pierwszy rzut oka w Joan nie było nic niezwykłego. Miała niewyjaśnione napady drgawek. Ich powodem mogła być padaczka, ale nikt nie był tego całkowicie pewny. Wyniki standardowych badań okazały się prawidłowe, przyjęto ją więc na obserwację. Po raz pierwszy straciła przytomność na oddziale, kiedy siedziała na łóżku i oglądała telewizję. Kolejny taki wypadek zdarzył się, kiedy siedziała na krześle. Za każdym razem robiła się śmiertelnie blada i osuwała się bezwładnie na podłogę lub łóżko. Na nagranym filmie i na zapisie aktywności elektrycznej jej mózgu wyglądało to tak, jakby po prostu mdlała. Nie było żadnych oznak padaczki. Ale przecież młode, zdrowe kobiety nie mdleją, kiedy siedzą zrelaksowane w łóżku – o co tu więc, do licha, chodziło?

Jako pierwszy zauważył to technik, z którym współpracowałam.

– Co ona robi z tą chusteczką? – zapytał.

Powiększyliśmy obraz tak, żeby dobrze było widać twarz Joan i odtworzyliśmy film jeszcze raz. Kiedy już to zobaczyliśmy, nie mogliśmy uwierzyć, że nie dostrzegliśmy tego wcześniej. Często nie dostrzegamy tego, czego nie spodziewany się zobaczyć. Joan wyciągnęła chusteczkę z kieszeni i wytarła w nią nos – albo tak nam się wydawało. Na powiększonym obrazie bez trudu zauważyliśmy ukrytą w chusteczce małą fiolkę. Joan odkręciła nakrętkę jedną ręką i wzięła głęboki wdech, po czym włożyła owiniętą chusteczką fiolkę z powrotem do kieszeni. Po zaledwie kilku sekundach zbladła i straciła przytomność.

Joan uciekła ze szpitala zaraz po tym, jak powiedzieliśmy jej o naszych podejrzeniach. Nie mogliśmy sprawdzić zawartości fiolki, ale łatwo było się domyślić, co to za substancja. W ampułkach tej wielkości sprzedaje się zazwyczaj azotan amylu. To lek, który ma także narkotyczne działanie. Jego wdychanie powoduje euforię. Skutkiem ubocznym stosowania azotanu amylu jest obniżenie ciśnienia krwi, co może doprowadzić do omdlenia.

Kiedy stykamy się z zaburzeniami pozorowanymi, naszą pierwszą reakcją może być chęć napiętnowania i wyśmiania takiego zjawiska. Ta chęć mija, kiedy uświadomimy sobie, że osoby cierpiące na te zaburzenia mogą wyrządzić sobie i innym ogromną krzywdę i bardzo rzadko udaje im się wyzdrowieć. Nigdy się nie dowiedziałam, co kierowało Judith. Podobnie jak Joan uciekła ze szpitala zaraz po tym, jak próbowałam ją skonfrontować z jej problemem. Nie zobaczyła się z psychiatrią i nigdy nie dotarły do mnie żadne wieści o niej. Wielokrotnie się zastanawiałam, skąd wzięła historię o białaczce. Znała tyle szczegółowych informacji – nie mogła o tym przeczytać w książce. Być może jakaś część tego, co mi powiedziała, była prawdą. Niektóre osoby cierpiące na zaburzenia pozorowane miały do czynienia z chorobą jako dziecko. Pomyślałam o wycieczce do Disneylandu, o której opowiadała mi Judith. Jej relacja była pełna charakterystycznych szczegółów. Po co mi o tym mówiła? Ten fragment historii wydawał się zbędny. Przypomniała mi się siostra Judith, która odgrywała tak ważną rolę w tej historii i do której Judith żywiła jakąś urazę. Być może opowieść Judith była w pełni prawdziwa. Z jednym małym wyjątkiem – nie dotyczyła jej samej.

Ludzie okłamują swoich lekarzy lub nie mówią im całej prawdy z wielu różnych powodów. Scott pod pewnym względem przypominał Judith, ale dzięki chorobie chciał zyskać coś zupełnie innego niż ona.

Zanim zaczęły się jego problemy zdrowotne, pracował w magazynie. Wykonywał głównie prace manualne, naprawiał maszyny i dźwigał ciężary, kiedy więc zaczął doświadczać bólu pleców, jego życie dosłownie rozpadło się na kawałki. Był głównym żywicielem rodziny. Zapewniał pieniądze byłej żonie, która opiekowała się trójką ich dzieci. Mieszkał ze swoją dziewczyną, Debbie i dwójką jej dzieci z poprzedniego związku. Debbie pracowała w szkolnej stołówce, ale ani Scott, ani Debbie nie zarabiali zbyt wiele, dlatego kiedy Scott nie mógł już pracować, szybko popadli w kłopoty finansowe.

Scott zaczął odczuwać ból po kilku szczególnie wyczerpujących dniach w pracy. Wziął krótki urlop i spędził go w łóżku, mając nadzieję, że dzięki temu poczuje się lepiej. Kiedy wrócił do magazynu, ból nie był już tak uciążliwy, ale Scott czuł, że czas spędzony w łóżku go osłabił. Ciężary, które dźwigał, wydawały mu się dwa razy cięższe niż wcześniej. W ciągu następnego miesiąca ból na przemian pojawiał się i ustępował. Wchodzenie na drabinę zaczęło sprawiać Scottowi trudność. Wziął kolejny tydzień wolnego i odwiedził lekarza, który przepisał mu środki przeciwbólowe i wysłał go do fizjoterapeuty. Kiedy Scott ponownie wrócił do pracy, podnoszenie ciężarów było już czymś ponad jego siły.

Powiedział mi, że przy noszeniu ciężkich przedmiotów nogi odmawiały mu posłuszeństwa, chociaż ręce miał sprawne. Jego przełożony dał mu inne zajęcie. Scott zaczął jeździć wózkiem widłowym i przenosił pakunki o niewielkim ciężarze. Minęło kolejnych sześć miesięcy. Bywały okresy, że Scott czuł się lepiej, ale trwało to krótko i zawsze było poprzedzone znacznym pogorszeniem jego stanu zdrowia. Wciąż brał dni wolne, aż w końcu cierpliwość jego szefa zaczęła się wyczerpywać. Scott otrzymał ostrzeżenie, że jeśli jego stan zdrowia nie poprawi się, zostanie zwolniony z pracy. Ta groźba nie zrobiła na nim wielkiego wrażenia, ponieważ w ciągu kolejnych dwóch tygodni zaczął powoli tracić władzę w nogach. Nie miał innego wyboru – musiał rzucić pracę.

W ciągu roku Scott całkowicie stracił władzę w nogach. Był zupełnie sparaliżowany od pasa w dół, przykuty do wózka i całkowicie zależny od innych. Debbie musiała odejść z pracy. Musieli także zrezygnować z domu, w którym mieszkali przez dziesięć lat i przenieść się do mieszkania na parterze, położonego w okolicy, której nie znali. Dzieci Debbie musiały zmienić szkołę.

Zanim Scott trafił do mnie, odwiedził wiele gabinetów lekarskich. Niektórzy lekarze mówili mu, że nie potrafią znaleźć przyczyn jego paraliżu; inni twierdzili, że może to być paraliż psychogenny. Scott wjechał do mojego gabinetu na elektrycznym wózku, nogi miał przykryte kocem. Była z nim Debbie. Nie wydawał się zadowolony ze spotkania ze mną. Już na wstępie zakomunikował, że nie będzie tolerował kolejnego lekarza, który powtórzy mu to, co już słyszał. Po wysłuchaniu jego relacji i zapoznaniu się z wynikami badań zaczęłam się obawiać, że również rozczaruję Scotta.

Chciałam go zbadać, ale okazało się, że nie ma mowy o tym, by udało mu się przenieść z wózka na leżankę. Tak głęboki był jego paraliż. Zamiast tego Debbie zdjęła mu buty i skarpetki oraz podciągnęła spodnie, żebym mogła przeprowadzić badanie, kiedy Scott siedział na wózku.

– Jak radzą sobie z tym państwo w domu? – zapytałam.

– Jakoś dajemy radę – odpowiedział Scott.

Zrobiłam krok do tyłu i przyjrzałam się nogom Scotta. Właśnie tego uczy się studentów medycyny – najpierw uważnie się przyjrzyj. Mięśnie Scotta były prawidłowo rozwinięte, nie zauważyłam w nich nic niepokojącego. Ale przecież coś musiało być nie tak – pomyślałam. Zgięłam nogi Scotta i zaczęłam nimi poruszać. Nie bolało go to – w ogóle nic nie czuł. Jego nogi poruszały się swobodnie; kiedy je trzymałam, wydawały mi się ciężkie.

– Korzysta pan z fizjoterapii?

– Ja jestem jego fizjoterapeutką – powiedziała Debbie. Była teraz pełnoetatową opiekunką Scotta.

Kiedy poprosiłam Scotta, żeby chociaż minimalnie poruszył nogami, nie był w stanie tego zrobić. Nie miał żadnego czucia w nogach. Nacisnęłam mocno na paznokieć dużego palca, sprawdzając czy pojawi się jakaś reakcja bólowa, ale Scott w ogóle nie zareagował. Po zakończonym badaniu Debbie i ja zaczęłyśmy opuszczać nogawki jego spodni.

– Debbie się tym zajmie – powiedział Scott.

– Dziękuję – powiedziałam i wróciłam do mojego biurka. Kiedy usiadłam, zobaczyłam, że Debbie niezgrabnie naciąga prawą skarpetkę na zwisającą stopę Scotta. Czy coś mi się przewidziało? Scott podniósł lekko nogę, czy to Debbie przesunęła ją odrobinę do góry? Opuściłam głowę i zaczęłam uzupełniać notatki. Zerknąwszy na nich po raz drugi, byłam już niemal pewna, że Scott poruszył nogą. I to więcej niż raz.

Na podstawie wyników badań Scotta można było wyciągnąć tylko jeden wniosek: cierpiał na czynnościowe osłabienie mięśni nóg. To, że poruszył nogą, nie podważało powagi jego choroby. Być może, w przeciwieństwie do tego, co sam sądził, jego paraliż nie był całkowity; to nie powinno było jednak odwracać uwagi żadnego lekarza od niepełnosprawności Scotta.

Powiedziałam mu, że jeśli sobie życzy, mogę powtórzyć niektóre z wykonanych wcześniej badań. Dodałam jednak, że najprawdopodobniej dojdę do tych samych wniosków co poprzedni lekarze.

– Wierzy pani, że jestem sparaliżowany? – zapytał Scott.

– Tak, wierzę.

– W takim razie jaki jest sens w powtarzaniu tych wszystkich badań? Dlaczego wy, lekarze, nie potraficie po prostu przyznać, że nie wiecie, co mi dolega?

Scott nie był zadowolony z przebiegu wizyty. Na odchodnym rzucił, że więcej do mnie nie przyjdzie. Powiedziałam, że jeśli zmieni zdanie, z przyjemnością przyjmę go ponownie. Jego słowa brzmiały szczerze, było więc zupełnie prawdopodobne, że już nigdy więcej się nie zobaczymy. Stało się jednak inaczej, a wszystko przez to, że tego dnia bardzo spieszyłam się do domu.

Parę chwil po wyjściu Scotta i Debbie pozbierałam swoje rzeczy i również wyszłam. Mój samochód stał na parkingu oddalonym o dziesięć minut drogi od głównego budynku szpitala. Szłam szybkim krokiem i po chwili zorientowałam się, że widzę przed sobą Scotta i Debbie. Scott popychał rękami koła wózka, a Debbie szła obok niego. Prawie zrównałam się z nimi, kiedy Scott zatrzymał się obok czarnego minivana. Debbie obeszła samochód i wsiadła do środka od strony pasażera. Otworzyły się tylne, elektryczne drzwi po stronie kierowcy. Byłam parę kroków od samochodu, kiedy Scott wstał z wózka, chwycił go i wrzucił na tył samochodu, po czym usiadł na miejscu kierowcy. Kiedy przechodziłam tuż obok niego, odwrócił głowę i spojrzał na mnie. Wykrzyknął jakieś przekleństwo stłumione przez zasuniętą szybę. Odeszłam.

Scott miał sporo na sumieniu. Tacy ludzie, choć najmniej liczni, najbardziej psują wizerunek grupy. Scott to jedyny symulant, z jakim zetknęłam się w trakcie mojej kariery zawodowej, a jednak wielu pacjentów psychosomatycznych czuje, że ciążą na nich mniejsze lub większe podejrzenia.

Zaburzenia konwersyjne, zaburzenia pozorowane i symulowanie to trzy zupełnie różne zjawiska. Tylko dwa pierwsze z nich możemy uznać za poważne choroby. Przyczyna zaburzeń konwersyjnych tkwi w podświadomości; pacjent jest zdziwiony, kiedy słyszy, że nie znaleziono u niego żadnej choroby organicznej. Osoby z zaburzeniem pozorowanym mają świadomość własnych kłamstw, ale kłamią kierowane potrzebą uzyskania uwagi i wsparcia specjalnego rodzaju. Często nie wiedzą, co nimi kieruje, i nie potrafią kontrolować swojego zachowania. Symulowanie jest czymś zupełnie innym. Polega na stwarzaniu pozorów, że jest się chorym, dla zysku finansowego, wygranej w sądzie lub w celu uniknięcia poboru do wojska. Symulowanie to działanie sprzeczne z prawem, które powinno skutkować wniesieniem oskarżenia, a nie medyczną interwencją.

Tylko czy na pewno jest to takie proste? *Podręcznik diagnostyczny i statystyczny zaburzeń psychicznych* (DSM) nie traktuje symulowania jako kategorii diagnostycznej. Zdemaskowani symulanci nie są kierowani w żadne miejsce, w którym mogliby uzyskać pomoc. Ale czy wszystkie przypadki symulowania są takie same? Wyobraźcie sobie kobietę z targanego wojną kraju, w którym doświadczyła niemal każdego rodzaju przemocy i straciła całą swoją rodzinę. Kobieta ucieka do Wielkiej Brytanii i ubiega się o azyl. Bojąc się możliwej deportacji, symuluje chorobę, żeby nie odesłano jej do domu.

A teraz wyobraźcie sobie mężczyznę, który poślizgnął się na mokrej podłodze w supermarkecie. Udaje sparaliżowanego, żeby pozwać potężną korporację i dostać wysokie odszkodowanie.

Wyobraźcie sobie także mężczyznę wychowanego przez samotną, zaniedbującą go matkę, która zamiast pracować, żyła z zasiłków i nie nauczyła go, jak radzić sobie w życiu. Mężczyzna ten, już jako dorosły, wykorzystuje chorobę, żeby uniknąć konieczności pracy, tak jak robiła to jego matka.

Czy sytuacja tych ludzi jest podobna i czy wszyscy w takim samym stopniu zasłużyli na nasze potępienie?

Często jestem pytana, po czym rozpoznaję symulantów. Odpowiadam, że wcale nie próbuję tego robić. Zawsze zakładam, że cierpienie moich pacjentów jest prawdziwe i nie staram się im udowodnić, że jest inaczej. Niektórym ludziom trudno jest zrozumieć taki punkt widzenia. Wyobrażają sobie chyba, że udający paraliż pacjent skacze i wywija hołubce za każdym razem, kiedy lekarz odwróci głowę. Być może niektórym z moich pacjentów rzeczywiście udało się oszukać system. Ale wolę nie zauważyć kilku symulantów, niż narazić resztę na poniżenie lub poczucie wyobcowania.

Widziałam wystarczająco wielu pacjentów z zaburzeniami konwersyjnymi, żeby wiedzieć, jak ogromne szkody może wyrządzić oskarżenie kogoś o udawanie i żeby się upewnić, że nie chcę popełnić takiego błędu.

W liście do internisty Scotta opisałam sytuację, której byłam świadkiem. Lekarz odpisał mi, że Scott pozwał swojego pracodawcę za uraz, którego rzekomo doznał w czasie wykonywania obowiązków i który miał być przyczyną jego paraliżu. Jakiś czas później otrzymałam prośbę od kilku adwokatów o przesłanie dokumentacji medycznej Scotta. Wysłałam im te dokumenty, łącznie z listem wysłanym do lekarza Scotta, w którym napisałam, że nie tylko widziałam, jak Scott chodzi, ale też mogłam zobaczyć na własne oczy, jak podnosi ciężki wózek inwalidzki oraz prowadzi samochód. Nie otrzymałam informacji o wyniku procesu, ale wątpię, by był korzystny dla Scotta. Wciąż nie jestem pewna, jak powinnam go ocenić. Trudno mi się z nim rozmawiało i nie pochwalałam jego zachowania, ale być może, oceniając go, powinnam uwzględnić coś jeszcze? Scott ciężko pracował przez wiele lat. Nie dostał zbyt wielu życiowych szans. Utrzymywał dwie rodziny. Wybrał złą drogę wyjścia z trudnej sytuacji, ale być może miał ku temu powód. Być może gdybyśmy wiedzieli, jakie były jego motywy, moglibyśmy zrozumieć, dlaczego zrobił to, co zrobił. Być może i tak potępilibyśmy jego zachowania, a być może nie.

Symulowanie i zaburzenia pozorowane to rzadkość w praktyce lekarskiej. Ale łatwo je rozpoznać. Zachowanie osób, które symulują lub mają zaburzenia pozorowane jest często inne niż zachowanie pacjentów z zaburzeniami konwersyjnymi. Winny czy nie, pacjent, który jest świadomy własnego oszustwa, unika konfrontacji. W ich opowieściach brzmi nuta fałszu. Nie pojawiają się na badaniach, odwołują wizyty w szpitalu. Nie ma w nich tego nieprzepartego dążenia do odkrycia prawdy, jakie miała w sobie Yvonne.

Zastanawiałam się, czy jeszcze ją kiedyś zobaczę. Jeśli pacjenci mają trudności z zaakceptowaniem diagnozy zaburzenia konwersyjnego, nie zawsze wracają do naszej przychodni przyszpitalnej. Niektórzy idą do kolejnego lekarza z nadzieją, że otrzymają inną diagnozę. Niektórzy wybierają życie z niepełnosprawnością. A jeszcze inni powoli zdrowieją. Po jakimś czasie nazywają swoją chorobę „niewyjaśnioną" i zostawiają to doświadczenie za sobą. Miałam nadzieję, że Yvonne pojawi się w naszej przychodni. Stopień jej niepełnosprawności był tak duży, a skutki, które to ze sobą niosło, tak drastyczne, że nie mogła, jak gdyby nigdy nic, wrócić do swojego poprzedniego życia.

Kilka tygodni po wypisie ze szpitala Yvonne zapisała się na wizytę. Pojawiła się w asyście córki, która pchała jej wózek. W domu Yvonne poruszała się bez pomocy innych (w niektórych czynnościach pomagały jej dzieci), ale w miejscach, których nie znała, potrzebowała większego wsparcia. Jej córka powiedziała mi, że Yvonne odmówiła nauki posługiwania się laską dla niewidomych.

– Wydaje jej się chyba, że używanie laski jest równoznaczne z przyznaniem, że już nigdy nie wróci do zdrowia – powiedziała.

– Może to wcale nie jest takie złe – odparłam. – To oznacza, że ma nadzieję.

Nie znaleźliśmy żadnej fizycznej przyczyny ślepoty Yvonne, wciąż istniała więc szansa, że wróci do zdrowia. Ucieszyłam się, że Yvonne się nie poddała.

– Zgodziła się na wizytę u psychiatry, chociaż podchodzi do tego z pewną rezerwą... Właściwie to mój ojciec tak do tego podchodzi.

Zauważyłam, nie po raz pierwszy, że wiele osób chce mówić w imieniu Yvonne.

Powiedziałam, że umówię Yvonne na wizytę u psychiatry i zapytałam, czy chciałaby mi coś powiedzieć lub o coś zapytać.

Yvonne odpowiedziała, że nie, i nasze spotkanie dobiegło końca. Kiedy córka złapała za rączki wózka, Yvonne wyciągnęła rękę w moim kierunku. Ujęłam jej dłoń.

– Jeśli nie wyzdrowieję, nie będzie ze mnie pożytku. Proszę zrobić wszystko, co w pani mocy.

– Wierzę, że wróci pani do zdrowia. – Tylko tyle zdołałam z siebie wykrztusić.

Myślałam, że to koniec wizyty. Yvonne i jej córka otworzyły już drzwi gabinetu. Często jednak zdarza się tak, że ktoś dopiero w ostatniej chwili mówi to, co zamierzał powiedzieć przez całe spotkanie, a nawet wtedy przychodzi mu to z dużą trudnością. Tego dnia była to córka Yvonne. Kiedy tylko przekroczyły próg, zawróciła.

– Jeśli mama powie psychiatrze, że wszystko jest w porządku, to chciałabym, żeby pani wiedziała, że to kłamstwo – gorączkowo wyrzuciła z siebie tych kilka słów.

Byłam zdumiona, nie tyle treścią tego, co powiedziała, ile sposobem, w jaki to zrobiła.

– Maire – zawołała Yvonne, chwytając córkę za rękę.

– Tylko tyle mam do powiedzenia – stwierdziła córka i wyswobodziła dłoń z uścisku matki. A potem obie opuściły gabinet.

Nie spotkałam się już z Yvonne, ale słowa jej córki utkwiły mi w pamięci. Nieco więcej o całej historii dowiedziałam się z listu od psychiatry. Takie listy są zawsze bardzo rzeczowe, jasno napisane, ale też nieco wymijające. Muszą takie być. Nie możecie opisywać najintymniejszych szczegółów czyjegoś życia w liście. Jeśli ktoś zdradza komuś niewypowiedzianą nigdy na głos myśl, nie należy uwieczniać jej na papierze i pozwalać oglądać jej obcym oczom.

Pierwszy list zaczynał się od szczegółów dotyczących problemów zdrowotnych Yvonne i podsumowania wykonanych do tej pory badań. Potem poruszono bardziej osobiste kwestie:

Yvonne wyszła za mąż w wieku dwudziestu lat. Powiedziała, że była z tego powodu bardzo szczęśliwa, chociaż małżeństwo wiązało się też z pewnymi poświęceniami z jej strony – najpierw zrezygnowała z pracy, potem opuściła rodzinne miasto. Jej mąż, Gerald, który wyznawał bardzo tradycyjne wartości, stanowczo sprzeciwiał się podejmowaniu przez nią pracy zawodowej i od razu chciał założyć rodzinę. Yvonne miała obawy co do posiadania dzieci w tak młodym wieku, ale kiedy urodziła się jej pierwsza córka, Maire, nawiązała z nią silną więź. Brak dłuższych przerw między narodzinami kolejnych dzieci to decyzja Geralda. Yvonne stwierdziła, że ma problem z mówieniem Geraldowi „nie".

Ponieważ jej mąż spędzał bardzo dużo czasu w pracy, wychowywała dzieci właściwie sama, ale czuła, że to, co robi, ma ogromny sens. Yvonne opisuje samą siebie jako osobę, która ma doskonały kontakt z dziećmi. Gerald sprawdza się w roli żywiciela rodziny; zdaniem Yvonne, są dobrze zabezpieczeni finansowo. Jest bardzo dumna z każdego dziecka, ale martwi ją, że Maire, która pokłóciła się z ojcem, trochę oddaliła się od rodziny.

Yvonne deklaruje, że jest szczęśliwa w małżeństwie, ale inne jej uwagi sugerują, że przedkłada opinie Geralda nad własne. Praca Yvonne w supermarkecie była źródłem ogromnych napięć w domu i to częściowo z tego powodu Maire zerwała stosunki z ojcem. Gerald uważał, że taka praca będzie poniżająca dla Yvonne i nie widział żadnych powodów, dla których miałaby ją podejmować. Tymczasem Maire zachęcała Yvonne do podjęcia samodzielnej decyzji.

Wypadek Yvonne w pracy był przyczyną ostrej wymiany zdań w domu. Gerald musiał opuścić pracę i przyjechać do szpitala, żeby odebrać żonę. Kiedy usłyszał, co się stało, naciskał, żeby Yvonne natychmiast zrezygnowała z pracy. Yvonne, która po wypadku widziała jeszcze dobrze, próbowała przekonać go do swoich racji. Gerald zadzwonił do przełożonego Yvonne i w imieniu swojej żony złożył jej rezygnację z pracy. Później tego wieczora, kiedy Yvonne odkryła, że straciła wzrok, wcześniejsza kłótnia przestała mieć znaczenie.

W dalszej części listu napisano, że Yvonne miała ogromne trudności z zaakceptowaniem czynnościowej natury jej utraty wzroku, ale chciała spróbować wszystkiego, co tylko mogłoby poprawić jej stan zdrowia. W domu, nie mogąc wykonywać swoich codziennych obowiązków, czuła się źle. Gerald wynajął gosposię, która zajmowała się domem i dziećmi, ale już nie Yvonne. Ta czuła się przez to jednocześnie przestraszona i niepotrzebna we własnym domu.

Pod koniec wizyty u psychiatry Yvonne wyraziła zgodę na pobyt na oddziale psychiatrycznym, gdzie miała przejść intensywną rehabilitację i uczestniczyć w terapii psychologicznej.

Drugi list przyszedł miesiąc później:

> Po czterotygodniowym pobycie Yvonne została wypisana. Na początku chciała wrócić do domu, ale ostatecznie zadecydowała, że zamieszka z córką, Maire, do momentu wyraźniejszej poprawy swojego stanu zdrowia. Wydaje się, że Yvonne odniosła korzyści zarówno z terapii zajęciowej, jak i z terapii behawioralno-poznawczej. Częściowo wrócił jej wzrok. Yvonne planuje kontynuować terapię w przyszpitalnej poradni. Wciąż będę mieć z nią kontakt i dam Pani znać o jej dalszych losach.

I wreszcie przyszedł trzeci, ostatni list.

> Z radością informuję Panią, że Yvonne całkowicie odzyskała wzrok. Zaangażowała się w proces leczenia, chociaż zarówno ona, jak i jej mąż wciąż nie do końca zaakceptowali diagnozę. Yvonne wróciła do swojego domu. Jak mi powiedziała, wszystko układa się po jej myśli. Możliwość ponownego przebywania z młodszymi dziećmi sprawia jej tak dużą przyjemność, że postanowiła nie wracać do pracy.

Przypadek Yvonne utkwił mi w pamięci. Po jakimś czasie doszłam do wniosku, że zrobiłam jej krzywdę. Polubiłam ją, współczułam jej, ale nie wierzyłam, że straciła wzrok. W ciągu kolejnych lat widziałam wielu pacjentów podobnych do Yvonne, desperacko poszukujących wyjaśnienia doświadczanych przez nich objawów fizycznych. Poddawali się każdemu badaniu dwa razy, wierząc, że ktoś w końcu udzieli odpowiedzi na ich pytania. Musiałam się zetknąć z wieloma takimi przypadkami, żeby zrozumieć, że myliłam się co do Yvonne.

Przypomniało mi się, jak po raz pierwszy zobaczyłam eksperyment z niewidzialnym gorylem na jakiejś konferencji. Nie zauważyłam goryla. Mój umysł po prostu go wymazał. Najbardziej zdziwiło mnie to, że skupiając się na jednej, istotnej dla mnie rzeczy, nie pominęłam jakichś nieznaczących i błahych szczegółów. Pominęłam coś naprawdę dziwnego i rzucającego się w oczy. Potem trudno było mi nawet uwierzyć, że goryl rzeczywiście był jednym z bohaterów filmu.

Zachowywałam się niemądrze, podając w wątpliwość spostrzeżenia Yvonne i motywy, jakimi się kierowała, ponieważ pacjentka ta, chcąc lub nie chcąc, dała mi odpowiedź na pytanie, jaka jest przyczyna jej dolegliwości w dniu, w którym wypisano ją ze szpitala. W momencie, w którym Yvonne wręczyła mi zrobioną przez siebie kartkę, powinnam była wszystko zrozumieć. Kobieta, która kłamie, oszukuje i udaje, włożyłaby na nos okulary przeciwsłoneczne i chodziłaby wszędzie z białą laską, potykając się od czasu do czasu. Taka kobieta z pewnością nie zabrałaby się za rysowanie. Rysunek Yvonne nie był dowodem jej winy, ale dowodem jej niewinności. I to ja byłam wtedy ślepa, skoro nie potrafiłam tego dostrzec.

6

Alice

Różnorodność i zmienność zaburzeń hipochondrycznych oraz histerycznych jest porównywalna z różnorodnością i zmiennością kolorów, jakie przybiera kameleon.

Robert Whytt, *On Nervous, Hypochondriac, or Hysteric Diseases...* (Obserwacje na temat natury, przyczyn i sposobów leczenia zaburzeń nerwowych, hipochondrycznych i histerycznych), 1764

Większość chorób somatycznych niejako wyświadcza nam przysługę i ogranicza się do określonej liczby symptomów. Choroby serca manifestują się w bardzo bezpośredni sposób – bólem w klatce piersiowej i palpitacjami. Ludzie, którzy zauważyli u siebie takie objawy, od razu udają się do kardiologa. Czasami choroba jest bardziej podstępna i powoduje jedynie zatrzymanie wody w organizmie oraz puchnięcie kostek, czemu nie towarzyszą żadne objawy dotyczące klatki piersiowej. W większości przypadków jednak zaburzenia kardiologiczne, neurologiczne, choroby układu oddechowego oraz choroby dotykające innych układów i narządów przestrzegają pewnego rodzaju „zasad"; konkretne przypadki zachorowań różnią się nie tyle rodzajem prezentowanych objawów, ile ich nasileniem.

Istnieją jednak choroby, których przebieg jest tak zróżnicowany, że często można ich nie rozpoznać, kiedy ma się z nimi do czynienia po raz pierwszy. Choroby autoimmunologiczne, takie jak toczeń, mogą się manifestować na tysiąc różnych sposobów. To może być wysypka na skórze, ból stawów lub zwykłe zmęczenie. Toczeń atakuje wiele organów, czego skutkiem jest ogrom mylących objawów utrudniających zdiagnozowanie choroby. W rezultacie część pacjentów musi odwiedzić wielu różnych specjalistów, zanim dowie się, co w istocie im dolega.

Zaburzenia psychosomatyczne, nawet na tle agresywnych wieloukładowych chorób somatycznych, wyróżniają się swoją wszystkożernością. Nie są wybredne. Mogą upośledzić każdą funkcję organizmu. A jak szybko przerzucają się z jednej części ciała na drugą! – zupełnie niczym małe gryzonie uciekające i zręcznie wymykające się pościgowi. W miejsce jednego objawu zdiagnozowanego jako psychosomatyczny natychmiast pojawia się inny.

Jak już pisałam wcześniej, starożytni Grecy uważali, że macica może się przemieszczać po całym ciele i wywoływać różne objawy chorobowe. Wędrująca macica była nazywana „zwierzęciem wewnątrz zwierzęcia". Wyobrażano sobie wtedy, że może opuścić miednicę i zakwaterować się na przykład w gardle, upośledzając funkcje przełykania. Następnego dnia mogła się przemieścić do żołądka, wywołując w ten sposób ból brzucha i wymioty. Chociaż opis ten nie ma wiele wspólnego z rzeczywistością, możemy tu rozpoznać pewien znajomy element – proces przemieszczania się. Tym jednak, co się przemieszcza, nie jest zwierzę ani organ, tylko smutek. Smutek, który szuka sobie nowych sposobów wyrazu.

Historia Alice zaczęła się od nowotworu złośliwego.

W wieku dwudziestu czterech lat Alice znalazła guzek w swojej piersi. Wyczuła go w jej górnej części, tuż obok pachy. Po raz pierwszy zauważyła go, biorąc prysznic przed wyjściem do pracy. Kiedy jej dłoń natknęła się na to wybrzuszenie, natychmiast wróciły do niej straszne wspomnienia, a jej umysł wypełnił strach. Nie poszła tego dnia do pracy. Odwiedziła natomiast lekarza, który z powagą potraktował jej obawy i natychmiast umówił ją na wizytę w ośrodku zajmującym się diagnozowaniem i leczeniem raka piersi.

Tydzień później Alice siedziała w poczekalni przychodni. Pojawiła się godzinę przed wyznaczonym terminem. Nikt jej nie towarzyszył. Nie chciała martwić rodziny, dopóki się nie upewni, że faktycznie jest się o co martwić. Lekarka, która przyjęła Alice, była dla niej miła i uważnie ją wysłuchała. Po zbadaniu pacjentki stwierdziła, że nie wyczuwa żadnego wyraźnego guzka i dodała, że Alice najprawdopodobniej nie ma powodu do zmartwień. Alice jednocześnie zmartwiła się i poczuła ulgę. Brak wyczuwalnego guzka był bardzo dobrą wiadomością. Zarazem jednak była pewna, że coś wyczuła i nie chciała, żeby cała sprawa skończyła się tylko na zapewnieniach lekarki. Poczuła się lepiej, kiedy lekarka umówiła ją na mammografię i USG piersi. Dzięki tym badaniom obie miały zyskać pewność.

W wyznaczonym dniu Alice znów pojawiła się w poczekalni godzinę wcześniej. Kiedy weszła do gabinetu, techniczka radiografii – kobieta w średnim wieku – powiedziała: „O, jest pani młodsza niż inne pacjentki". Techniczka umieściła piersi Alice w mammografie, komentując jednocześnie pogodę oraz strajk pracowników transportu publicznego. Radiolog dołączył do nich, żeby przeprowadzić badanie USG. W pokoju zapanowała cisza. Kiedy badania zostały zakończone, Alice poproszono, żeby poczekała przez chwilę na zewnątrz. Wyobraziła to sobie, czy też ton głosu techniczki naprawdę się zmienił?

Dwadzieścia minut później Alice została zaproszona do gabinetu lekarza specjalisty.

– Znaleźliśmy guzek. Myślę, że trzeba działać szybko. Powinniśmy się dowiedzieć, co to dokładnie jest, dlatego proponuję biopsję – tu i teraz.

– To rak, prawda?

– Nie wyciągajmy pochopnych wniosków.

Wyniki biopsji przyszły tydzień później. Potwierdziły się przeczucia Alice. Lekarz powiedział jej, że konieczna będzie zarówno operacja, jak i chemioterapia, przedtem trzeba będzie jednak wykonać serię badań, żeby ocenić stopień zaawansowania nowotworu.

Po wyjściu ze szpitala Alice zadzwoniła do pracy i powiedziała, że już nie pojawi się tego dnia i że w przyszłości będzie potrzebowała trochę wolnego. Następnie weszła do punktu sprzedaży biletów na różne wydarzenia kulturalne i kupiła bilet na musical *A Chorus Line*.

– Nie potrafię wyjaśnić, dlaczego to zrobiłam – opowiadała mi później. – Cały czas miałam w głowie myśl, że mogę w każdej chwili umrzeć. Nie chciałam opuścić tego świata, nie zobaczywszy nigdy prawdziwego musicalu na deskach teatru. Przede mną usiadły dwie kobiety w średnim wieku. Zanim przedstawienie się rozpoczęło, zdążyłam wysłuchać ich rozmowy na temat wakacji, ich mężów, tego, co zjadły na lunch. Miałam ochotę wrzasnąć na nie, żeby wreszcie się zamknęły. Ale wtedy kurtyna poszła w górę. Przez kilka godzin udało mi się nie myśleć o mojej chorobie. Wciąż dziwię się sama sobie, że poszłam obejrzeć musical akurat w takim momencie.

W trakcie serii rozmów telefonicznych przeprowadzonych w ciągu tygodnia Alice poinformowała rodzinę i przyjaciół o swojej chorobie. Jej jedyna siostra, która mieszkała w Australii, chciała natychmiast przylecieć do Anglii. Alice wytłumaczyła siostrze, że bardziej będzie bardziej potrzebować jej obecności w okresie rekonwalescencji po operacji. Ojciec Alice nalegał, żeby wyprowadziła się ze swojej kawalerki w centrum Londynu i wróciła do domu; nie chciał, żeby była sama. Alice bardzo ceniła swoją niezależność, ale wiedziała, że będzie potrzebować pomocy, spakowała więc torbę i jeszcze tego samego wieczora wprowadziła się do domu – robiła to bardziej dla swojej rodziny niż dla siebie. Teraz pozostało jej tylko czekać.

W ciągu następnego tygodnia Alice jak zwykle przychodziła do pracy. O swojej chorobie powiedziała tylko bezpośredniemu przełożonemu. Nie widziała żadnego sensu w przesiadywaniu w domu i rozmyślaniu o diagnozie. Przyszły do niej listy ze szpitala z wyznaczonymi datami poszczególnych badań. Następnych siedem dni spędziła, kursując między domem a szpitalem; zawsze towarzyszył jej ojciec.

Mniej więcej dwa tygodnie po otrzymaniu diagnozy, jeszcze zanim wdrożono leczenie, Alice zaczęła doświadczać silnych bólów głowy. Przez dzień lub dwa przypisywała te dolegliwości stresowi i próbowała je ignorować. Wkrótce jednak ból stał się tak silny, że z trudem wytrzymywała w pracy. Odwiedziła swojego internistę, który skontaktował się z onkologiem Alice ze szpitala. Po opisaniu swoich objawów Alice została natychmiast przyjęta do szpitala. Istniało podejrzenie, że doszło do przerzutów do mózgu. Zaraz po przyjęciu do szpitala Alice poddano pierwszemu obrazowemu badaniu mózgu. Ku wielkiej uldze wszystkich badanie nie wykazało żadnych nieprawidłowości. Alice czuła się pokrzepiona wynikami, ale bóle głowy nie ustąpiły. Umówiono ją więc na drugie, bardziej dokładne badanie obrazowe. Na szczęście ono również nie wykazało niczego niepokojącego. Następnie do kręgosłupa Alice wprowadzono igłę w celu pobrania płynu rdzeniowego. Dzięki temu lekarze mogli sprawdzić, czy nie ma tam oznak rozprzestrzenia się nowotworu. Nie znaleziono żadnych komórek rakowych. Mimo to bóle głowy wciąż były tak samo dotkliwe. Przez następny tydzień Alice z trudem podnosiła się ze szpitalnego łóżka. Nikt nie potrafił wyjaśnić jej dolegliwości, a środki przeciwbólowe były właściwie bezużyteczne. Podjęto decyzję o przyspieszeniu wszystkich badań i jak najszybszym przeprowadzeni operacji.

Tydzień później Alice przeszła operację usunięcia lewej piersi. Jej siostra, której nie zdołała dłużej powstrzymywać przed przyjazdem, była przy niej i widziała, jak wiozą ją na salę operacyjną. Była przy niej także wtedy, gdy obudziła się po operacji i odkryła, że po raz pierwszy od tygodnia nie czuje bólu głowy. Pod koniec dnia Alice odwiedził chirurg i poinformował ją, że operacja w pełni się udała, a jej szanse na szybki powrót do zdrowia są bardzo duże.

Tej nocy – pomimo ulgi, że operacja jest już za nią, i radości, że bóle głowy ustąpiły – Alice spała niespokojnie. Około północy, kiedy na oddziale zapanowała cisza i wydawało się, że wszyscy pacjenci są pogrążeni we śnie, Alice zaczęła doświadczać bólu w klatce piersiowej. To, co na początku było tylko irytującym dyskomfortem, szybko zamieniło się w palący ból, najsilniejszy, jakiego doświadczyła w życiu. Bolało ją oddychanie. Miała wrażenie, że za chwilę się udusi, każdy jej oddech był tak płytki, że mógł nie wystarczyć, aby utrzymać ją przy życiu. Kiedy już nie mogła dłużej tego wytrzymać, nacisnęła guzik wzywający pielęgniarkę. Pielęgniarka rzuciła tylko okiem na sparaliżowaną bólem pacjentkę i wezwała jednego z lekarzy. Lekarz wysłał Alice na prześwietlenie klatki piersiowej. Nie wykazało ono niczego niepokojącego. Podobnie EKG i badania krwi. Alice podano morfinę, aby uśmierzyć jej ból. Stała się przez to senna, ale jednocześnie miała jeszcze większe trudności z oddychaniem. W końcu pielęgniarka usunęła opatrunek, żeby sprawdzić, jak wygląda jej rana. Była czysta, a szwy pozostawały na swoim miejscu. Nikt nie miał już pomysłu, co jeszcze można by zrobić. Dla bezpieczeństwa Alice pielęgniarka całą noc spędziła przy jej łóżku. Rano Alice spotkała się z lekarzem specjalistą, ale on także nie potrafił znaleźć przyczyny bólu. Wykonano serię kolejnych badań. Wszystkie wyniki były prawidłowe. Po jakimś czasie, pomimo braku wyjaśnienia jej objawów, Alice poczuła się lepiej i została wypisana do domu.

Po dwóch tygodniach zaczęła się chemioterapia. Lekarze poinformowali Alice, że badania nie wykazały rozprzestrzeniania się nowotworu, biorąc jednak pod uwagę młody wiek pacjentki, zalecili jej chemioterapię, ponieważ zwiększała szanse na wyleczenie. Siostra Alice została w Londynie na dwa tygodnie, żeby ją wspierać. Później musiała wrócić do Australii – do swojej pracy i swojej rodziny. Mniej więcej tydzień po wyjeździe siostry Alice zaczęła odczuwać piekący ból w ręce. Ból narastał, kiedy kładła się do łóżka i próbowała zasnąć. Odczucie pieczenia stawało się coraz bardziej i bardziej nieprzyjemne. Kiedy sprawdzała sprawność swoich palców, odkryła, że mimo bólu są odrętwiałe. Zaczęła się też zastanawiać, czy przypadkiem jej dłoń nie jest mniej sprawna niż kiedyś. Pewnego dnia obudziła się i zauważyła, że cała jej lewa ręka jest zupełnie sparaliżowana. Obudziła ojca, a ten zawiózł ją prosto do szpitala.

Onkolog Alice umówił ją na kolejne badanie obrazowe mózgu. Kiedy okazało się, że wyniki są prawidłowe, zbadano nerwy w ramieniu Alice. To badanie również nie wykazało niczego niepokojącego. Alice została zbadana przez neurologa, przeszła także badania przewodnictwa nerwów oceniające integralność jej systemu nerwowego – lekarze chcieli zobaczyć, co dzieje się z impulsem elektrycznym, który po wyjściu z mózgu powinien trafić do jej ręki, przekazując wydane przez mózg polecenie wykonania ruchu. Po raz drugi pobrano płyn rdzeniowy z kręgosłupa Alice. Wszystkie wyniki były prawidłowe. Wciąż nie było wiadomo, co wywołuje paraliż ręki.

Następnego ranka Alice miała mieć jeszcze jedno prześwietlenie. Tuż przed badaniem osunęła się na podłogę i straciła przytomność. Przerażony personel z trudem poradził sobie z opanowaniem głęboko nieprzytomnej i wstrząsanej drgawkami pacjentki. Niedługo później poznałam Alice i razem z nią próbowałam zrozumieć, co może wywoływać tak szerokie spektrum objawów.

Mnogość sposobów manifestowania się rozstroju psychicznego często każe mi się zastanawiać, dlaczego właśnie u tego, a nie innego pacjenta obserwuję takie, a nie inne objawy. Czasami wydaje mi się, że wiem dlaczego, czasami nie. W przypadku Alice nie znałam odpowiedzi na to pytanie, ale miałam nadzieję, że z czasem ją poznam. Z kolei inna moja pacjentka, Mary, nigdy nie zaakceptowała postawionej jej diagnozy i chociaż, moim zdaniem, przyczyna jej stanu była oczywista, ona sama widziała to zupełnie inaczej.

– Mówię to pani tylko dlatego, że jeśli ja tego nie zrobię, to powie to pani ktoś inny – oznajmiła Mary. – Mój mąż trafił do aresztu za wykorzystywanie dziecka.

W trakcie spotkania ze mną Mary cały czas miała zaciśnięte powieki. To był właśnie powód jej wizyty. Dwa tygodnie wcześniej Mary zauważyła, że wciąż odczuwa nieprzeparte pragnienie zamknięcia oczu. Ciągle mrugała, ale naprawdę dobrze czuła się dopiero wtedy, gdy jej oczy pozostawały zamknięte. Stopniowo coraz trudniej było jej unosić powieki. Przez pewien czas z trudem podnosiła je palcami. W końcu nawet to stało się niemożliwe.

– A wie pani, co było w tym najgorsze? – zapytała. – To jego własna siostra zawiadomiła policję. Jaką osobą trzeba być, żeby zrobić coś takiego komuś ze swojej rodziny?

– Uważa pani, że sytuacja pani męża może być istotna dla zrozumienia pani dolegliwości?

– Mówię pani o tym dlatego, że nie mogę chorować, kiedy John jest w więzieniu. Nasze córki mają tylko mnie i jego.

– Ile ma pani dzieci?

– Dwie córki. Jedna ma czternaście lat, a druga jedenaście.

Mary cierpiała na dystonię mięśni okrężnych oka – zaburzenie ruchowe polegające na skurczu mięśni wokół gałki ocznej, który powoduje mimowolne zaciskanie powiek. Nie ma żadnych obiektywnych badań diagnostycznych, które mogłyby określić przyczynę tego zaburzenia. Badanie przewodnictwa elektrycznego dotkniętych skurczem mięśni wykaże ich nadreaktywność, ale nie pozwoli nam łatwo odróżnić skurczu mięśni, który ma podłoże psychologiczne, od skurczu wywołanego chorobą mózgu. Co więcej, w przypadku dystonii o przyczynach organicznych wyniki badań często są prawidłowe, lekarze nie mogą więc z całą stanowczością stwierdzić, że przyczyną zaburzeń jest wyłącznie stres, nawet jeśli mają takie podejrzenia. Pewną wskazówką diagnostyczną może być stopień nasilenia objawów. Na przykład w przypadku organicznego podłoża zaburzeń chory zazwyczaj może unieść powieki chociaż na kilka milimetrów. Mary w ogóle nie mogła otworzyć oczu, więc nawet jeśli nie opowiedziałaby mi o swoim życiu, to i tak podejrzewałabym, że źródłem jej problemów jest stres. Przedstawiłam Mary moją opinię i zasugerowałam jej wizytę u psychiatry. Kategorycznie odmówiła. Powiedziała, że mi nie wierzy. Poza tym kto miałby opiekować się jej dziećmi, podczas gdy ona będzie tracić czas z psychiatrą? Mary – jak mi powiedziała – musiała wyzdrowieć *dzisiaj*. Podjęto decyzję, żeby podać jej diazepam – środek zwiotczający mięśnie. Lek zadziałał. Mary poczuła się lepiej i po dwóch dniach została wypisana ze szpitala.

Diazepam jedynie zamaskował objawy; problem będący ich przyczyną nie został rozwiązany. „Zwierzę wewnątrz zwierzęcia" znów rozpoczęło swoją wędrówkę i zaledwie miesiąc później Mary została ponownie przyjęta do szpitala. Przyprowadziła ją sąsiadka. Zauważyła Mary spacerującą po ulicy, ubraną jedynie w nocną koszulę. Mary straciła pamięć i twierdziła, że nigdy wcześniej mnie nie spotkała.

Miejsce dystonii mięśniowej zajęła głęboka amnezja obejmująca wszystkie wydarzenia z życia Mary. Nie pamiętała, jak się nazywa ani ile ma dzieci. Nie potrafiła sobie przypomnieć, gdzie dorastała ani gdzie pracowała. Inni ludzie musieli mówić jej, co lubi, a czego nie. Całkowicie utraciła swoją tożsamość.

– Kto zajmuje się dziećmi? – zapytałam ją.

Mary patrzyła przed siebie bez wyrazu. Na moje pytanie odpowiedziała sąsiadka. – Są w domu razem z moimi dziećmi. Jej mąż wyszedł z więzienia w zeszłym tygodniu i nie może się spotykać z dziewczynkami aż do zakończenia procesu.

Mary została ponownie przyjęta do szpitala. Często przychodziły do niej córki; uczyły ją, jakie jedzenie jej smakuje. Opowiadały Mary o jej życiu.

– To całkiem miłe dziewczynki – powiedziała Mary, kiedy wyszły.

Zbadałam jej pamięć. Pokazałam Mary różne obrazki i poprosiłam, żeby nazywała to, co zobaczyła. Kiedy pokazałam jej rysunek konia, powiedziała, że nie może przypomnieć sobie odpowiedniego słowa, ale zastanawia się, czy nie jest to przypadkiem „żonkil". Kiedy pokazałam jej obrazek jabłka powiedziała: „Wiem, co to jest. Dziewczynki powiedziały mi, że to lubię. To jabłko". I uśmiechnęła się zadowolona ze zwycięstwa nad swoją pamięcią. Kiedy zapytałam ją o jej dzieciństwo, nie potrafiła odpowiedzieć na ani jedno moje pytanie.

Następnie pokazałam Mary serię zdjęć znanych ludzi. Zapytałam ją, czy wie, kim są i czy jest w stanie wskazać, którzy z nich już nie żyją. Mary odpowiedziała źle niemal na każde pytanie z kategorii „żywy czy martwy". To praktycznie niemożliwe, aby odpowiedzieć błędnie na każde takie pytanie. Z samego rachunku prawdopodobieństwa wynika, że mniej więcej połowa odpowiedzi powinna być trafna.

Musiałam powiedzieć Mary, że badania obrazowe mózgu i badanie EEG nie wykazały niczego niepokojącego. Co więcej, sposób, w jaki zachowywała się jej pamięć, nie wpisywał się we wzorzec żadnej choroby neurologicznej. Powiedziałam jej, że moim zdaniem to stres jest źródłem jej problemów. Także tym razem Mary natychmiast odrzuciła moją diagnozę. Została wypisana do domu i już nigdy nie miałam okazji jej spotkać, ale pozostawiła mnie z uczuciem, z którego nie potrafiłam się otrząsnąć. Wciąż rozmyślałam na temat rzeczy, których Mary nie chciała i nie mogła dłużej oglądać ani pamiętać.

Zaburzenia psychosomatyczne, tak jak ich poprzedniczka – histeria, również były przyrównywane do kameleona. Za każdym razem, kiedy medycyna usiłuje je „przyszpilić", zamieniają się w coś innego. Drgawki histeryczne od dawna były podstawowym objawem histerii. Raz przywiązywano do nich większą wagę, raz mniejszą, ale zawsze były – i są nadal – dobrze opisanym przejawem rozstroju psychicznego. Ale nie jedynym.

Niemal każda funkcja ciała może zostać upośledzona w niemal dowolny sposób. Jednego dnia kobieta całkowicie traci mowę, a dzień później mówi głosem dziecka. Mężczyzna nie potrafi sobie przypomnieć, kim jest; nie wie, jak zapiąć koszulę ani jak uczesać włosy. Wita się ze swoją żoną, jakby była kimś obcym. Dziewczyna wyczuwa guzek w gardle i nabiera przekonania, że nie zdoła niczego przełknąć. Czyjeś kończyny zaczynają żyć własnym życiem i poruszają się w nieskoordynowany sposób, jakby nie należały do jednego ciała. Oczy zamykają się samoczynnie i żadne namowy ani próby podniesienia powiek palcami nie sprawią, by się otworzyły. Chłopiec wciąż przewraca się na ziemię; za każdym razem, kiedy wstaje, upada. Wszystkie te przypadki zapisały się na kartach historii medycyny.

Nawet u jednej i tej samej osoby objawy zmieniają się w czasie; czasami powoli, latami, czasami w ciągu kilku dni, godzin lub nawet minut. Ale dlaczego jeden pacjent doznaje paraliżu, a drugi cierpi z powodu bólu brzucha? Wiele osób próbowało odpowiedzieć na to pytanie, a jednymi z najciekawszych odpowiedzi były te udzielone przez Zygmunta Freuda i Josefa Breuera.

Freud, zaledwie trzy lata młodszy od Janeta, był kolejnym uczniem Charcota. To Charcot zainteresował Freuda histerią i hipnozą. Z kolei stworzone przez Janeta pojęcia dysocjacji i podświadomości zainspirowały Freuda do stworzenia własnej teorii na temat histerii.

Freud zdobył dyplom lekarza w 1881 roku w Austrii. Choć zazwyczaj jest kojarzony z psychoanalizą, to na początku kariery zajmował się zoologią, neuroanatomią i patologią. Pod koniec 1885 roku przeprowadził się do Paryża, gdzie przez pięć miesięcy pobierał nauki w Salpêtrière. To doświadczenie zmieniło jego życie. Freud nie spędził w Paryżu wiele czasu, ale to, czego się tam nauczył, na zawsze zapisało się w jego pamięci. Oto cytat z listu Freuda do narzeczonej, Marthy: „Charcot, jeden z najwybitniejszych lekarzy i człowiek, którego zdrowy rozsądek graniczy z geniuszem, podważa wszystkie moje przekonania i przekreśla cele, które sobie wyznaczyłem. Wychodząc z jego wykładów, czuję się czasami, jakbym wychodził z Notre Dame – zmienia się moje pojmowanie tego, czym jest doskonałość".

Freud zakończył staż u Charcota z mocnym postanowieniem znalezienia przyczyn histerii. Szczególną inspirację stanowił dla niego sposób, w jaki Charcot wykorzystywał w swojej pracy hipnozę oraz jego przekonanie, że histeria może zostać wywołana przez traumę. Niedługo potem Freud nawiązał współpracę z austriackim lekarzem Josephem Breuerem, który podzielał jego zainteresowania.

Przypadek długoletniej pacjentki Breuera, Berthy Pappenheim, stał się dla Freuda bodźcem do rozwoju jego teorii.

Bertha zachorowała w 1880 roku w wieku dwudziestu sześciu lat. Była inteligentną dziewczyną dorastającą w środowisku, które nie było intelektualnie stymulujące dla kobiet. Przed banalnością życia uciekała w świat swojej bujnej wyobraźni. Kiedy w 1880 roku jej ojciec podupadł na zdrowiu, z natury życzliwa i troskliwa Bertha bez wahania wzięła na swe barki ciężar opieki nad chorym. Wkrótce potem zaczęły się jej własne problemy ze zdrowiem.

Zaczęło się niewinnie: czuła się osłabiona i straciła apetyt, ale łatwo było to wytłumaczyć brakiem snu i długimi godzinami spędzanymi przy łóżku chorego ojca. Wkrótce jednak jej stan się pogorszył. Czuła mdłości na sam widok jedzenia. Odczuwała ogromne pragnienie, ale nie mogła wypić szklanki wody. Później zaczęła kaszleć; kaszel nie ustępował i nie dało się go wytłumaczyć żadną przyczyną fizyczną. Jej choroba wpisywała się w dobrze znany nam schemat: dziwne objawy, które przenoszą się z jednej części ciała na drugą, zanim znajdzie się dla nich wytłumaczenie. Jej prawa ręka stała się bezwładna i wykręcona w dziwny sposób. Podobnie jej nogi. Widziała podwójnie, a potem utraciła wzrok. Zaczęła mieć problemy z mówieniem, a potem prawie w ogóle przestała się odzywać. Kiedy znów zaczęła mówić, posługiwała się tylko językiem angielskim, a nie swoim ojczystym – niemieckim.

Breuer, lecząc Berthę, zastosował nowe podejście do tego typu problemów. Leczenie opierało się głównie na wyczerpującym połączeniu hipnozy i długich rozmów. Hipnotyzował ją, żeby weszła w stan podatności na sugestię; wtedy rozmawiali na temat jej objawów i próbowali dociec ich przyczyn. Razem odkryli, że jeśli udało jej się zidentyfikować moment, w którym pojawił się konkretny objaw, a potem przeżyć go na nowo w trakcie hipnozy, objaw ustępował.

Pewnego razu w trakcie sesji hipnozy Bercie nagle przypomniało się pewne nieprzyjemne wydarzenie z przeszłości związane z jej awersją do wody. Bertha miała służącą, której nie lubiła. Służąca ta posiadała psa. Berta zobaczyła kiedyś, jak pies pije wodę ze szklanki. Ten widok wzbudził w niej takie obrzydzenie, że odtąd, kiedy tylko widziała szklankę wody, czuła tę samą odrazę, chociaż zupełnie wyparła ze świadomości wspomnienie o pierwotnej przyczynie tego uczucia. Kiedy przypomniała sobie o tym wydarzeniu, wodowstręt minął.

Freud połączył idee Charcota, Janeta i Breuera. Wysunął hipotezę, że traumatyczne wydarzenie, szczególnie, jeśli doszło do niego, gdy osoba znajdowała się w stanie hipnotycznym (śniła na jawie), może prowadzić do wyparcia ze świadomości wspomnienia o tym wydarzeniu i towarzyszących mu uczuć. To właśnie stanowiło rdzeń jego teorii na temat tego, jak powstają objawy histeryczne. Zdaniem Freuda był to proces nie tyle organiczny, ile psychiczny. Zgadzał się z Janetem, że w takiej sytuacji dochodzi do podziału świadomości - dysocjacji - ale, jego zdaniem, niechciana myśl była spychana do nieświadomości, pacjent w ogóle nie wiedział więc o jej istnieniu. To nie było pasywne zapominanie, tylko dużo bardziej dynamiczny proces. Freud uważał, że histerycy aktywnie odrzucają niechciane wspomnienia. Jakiś czas później zaczął stosować metodę Breuera, polegającą na rozmowie z zahipnotyzowanym pacjentem. Wysunął hipotezę, że trauma psychiczna może prowadzić do psychicznego pobudzenia. Jeśli silne pobudzenie nie zostanie w żaden sposób rozładowane, dochodzi do jego konwersji w objaw fizyczny. Tak oto histeria stała się *zaburzeniem konwersyjnym*.

Freud i Breuer opisali swoje doświadczenia z nową metodą leczenia we wspólnym dziele *Studia nad histerią*, opublikowanym w 1895. Książka zawierała opisy pięciu przypadków. Pierwszym z nich była historia Berthy, która w książce występowała pod pseudonimem Anna O. To ona zasugerowała, że taką formę terapii powinno się nazwać „leczeniem przez rozmowę".

W *Studiach nad histerią* Freud i Breuer opisali kilka mechanizmów odpowiedzialnych ich zdaniem za to, że konkretny objaw pojawia się u danej osoby w jakimś określonym czasie. Zwrócili między innymi uwagę na symbolikę objawów. Jeśli na przykład jakaś kobieta doświadczyła zniewagi w postaci spoliczkowania i nie pozbyła się negatywnych emocji związanych z tym wydarzeniem, mogło to doprowadzić do sytuacji, w której będzie odczuwać silne bóle twarzy. Na podobnej zasadzie kobieta, która powstrzymuje się, by nie powiedzieć komuś czegoś niemiłego albo z różnych względów nie może sobie pozwolić na powiedzenie głośno tego, co naprawdę myśli, może utracić zdolność mowy. Może też mieć odczucie, że coś utknęło jej w gardle. Symboliczne objawy histeryczne mają bezpośredni, chociaż podświadomy, związek ze zniewagą, która jest ich przyczyną.

Czasami objaw nie pełnił funkcji symbolu i był jedynie w jakiś sposób powiązany z bolesnym wspomnieniem. Jeśli ktoś jadł w momencie, gdy wydarzyło się coś smutnego lub traumatycznego, w jego umyśle jedzenie mogło zostać powiązane z negatywnymi uczuciami. Widok jedzenia powodował zatem u niego psychosomatyczne mdłości, wymioty lub jadłowstręt.

Co warte podkreślenia, w teorii Freuda i Breuera wydarzenie wyzwalające reakcję było całkowicie wypierane z pamięci i zastępowane przez objawy fizyczne. W *Studiach nad histerią* Breuer pisał: „histerycy cierpią przede wszystkim z powodu reminiscencji". Dla Freuda i Breuera histeria była nieznośnym wspomnieniem lub uczuciem, z którym umysł radzi sobie, zamieniając je w fizyczny objaw. Aby uleczyć pacjenta, trzeba było odzyskać utracone wspomnienia. Właśnie dlatego rozpoczęli eksperymenty z hipnozą. Śledzili chorobę aż do jej źródeł i odkryli, że kiedy pacjent przypomni sobie, jakie czynniki wywołały u niego objawy chorobowe, przeżywa katharsis. Był to niesłychanie powolny proces; wydarzenia omawiano w odwrotnej kolejności chronologicznej, każda przeoczona trauma oznaczała, że poprawa stanu pacjenta będzie jedynie przejściowa.

Od czasu opublikowania *Studiów nad histerią* minęło prawie sto lat. W tym czasie teoria Freuda była wielokrotnie krytykowana. Freud porzucił eksperymenty z hipnozą i swoją teorię uwiedzenia na rzecz metody wolnych skojarzeń i teorii, w której główną rolę odgrywał kompleks Edypa. Z biegiem czasu Freud i Breuer oddalili się od siebie, zdystansowali się także wobec niektórych idei zawartych w *Studiach nad histerią*. U wielu pacjentów, których uważali za wyleczonych doszło do nawrotu choroby. Breuer, relacjonując w książce przypadek Berthy Pappenhaim, stwierdza pod koniec, że jej objawy ustąpiły. Jakiś czas później Bertha jednak znowu zachorowała i spędziła wiele lat w szpitalu psychiatrycznym. Koniec końców, Freud porzucił badania nad histerią i skupił swoje zainteresowania na nerwicy.

Mimo wszystkich niedociągnięć teorii przedstawionej przez Freuda i Breuera w *Studiach nad histerią* XXI wiek nie przyniósł lepszego wyjaśnienia mechanizmów tego zaburzenia. Takie pojęcia jak dysocjacja czy konwersja wciąż są w powszechnym użytku; czasami stosuje się je zamiennie, czasami ich użycie to zaledwie ukłon w stronę historii psychiatrii – w tym przypadku ludzie posługujący się tymi pojęciami nie uważają konwersji i dysocjacji za rzeczywiste mechanizmy powstawania histerii.

W ostatniej wersji podręcznika statystyczno-diagnostycznego DSM termin *dysocjacja* definiuje się jako niewyjaśnioną utratę kontaktu z rzeczywistością. Stan taki może się objawiać derealizacją (poczuciem nierealności świata) lub utratą poczucia własnej tożsamości. Z tego typu manifestacją zaburzenia dysocjacyjnego mają zazwyczaj do czynienia psychiatrzy. Neurologom pacjenci skarżą się na zawroty głowy, roztargnienie, utraty pamięci lub utraty świadomości. Dysocjacja wciąż jest uważana za potencjalny mechanizm rozwoju napadów rzekomopadaczkowych, które właśnie z tego powodu często nazywa się napadami dysocjacyjnymi.

Wielu neurologów i psychiatrów uważa, że dysocjacja pojawia się u pacjentów wykorzystywanych kiedyś seksualnie. To nie do końca prawda. Autorzy DSM stwierdzają, że dysocjacja jest zazwyczaj wywoływana przez jakiś rodzaj traumy, zatem w sensie ogólnym termin ten jest traktowany w DSM podobnie jak u Freuda czy Janeta. Pojawiają się jednak pewne różnice. Janet uważał, że dysocjacja to podział świadomości osłabionego umysłu. Freud stał na stanowisku, że nieprzyjemne wspomnienia są na zawsze spychane do nieświadomości. Obecnie mamy pewne zastrzeżenia wobec tych teorii, ale współczesne rozumienie dysocjacji nie odbiega zbytnio od tego, jak zjawisko to było postrzegane w epoce wiktoriańskiej.

Termin *zaburzenie konwersyjne*, pojęcie zaczerpnięte z teorii Freuda, zgodnie z którą rozstrój nerwowy był przekształcany w objawy fizyczne, wciąż jest powszechnie używany na określenie neurologicznych postaci zaburzeń psychosomatycznych. Kiedy tego pojęcia używa współczesny lekarz, nie oznacza to, że wierzy w teorie Freuda czy nawet w ogóle je zna. Zazwyczaj jest to po prostu poręczna etykietka pozbawiona pejoratywnego wydźwięku i – co jest natychmiast zrozumiałe dla każdego członka środowiska medycznego – implikująca nieorganiczny charakter zaburzeń.

W codziennej praktyce lekarskiej pojęcia z teorii Freuda i Janeta są regularnie wykorzystywane – czasem niewłaściwie. Ja osobiście odwołuję się do nich, kiedy próbuję zrozumieć złożone problemy, jakie napotykam w trakcie mojej pracy, i staram się wyjaśnić moim pacjentom istotę zaburzeń psychosomatycznych. Moje dłonie drżą, kiedy jestem zdenerwowana, więc stwierdzenie, że emocje mogą zostać zamienione w objawy fizyczne, wydaje mi się uprawnione.

Nie chcę przez to powiedzieć, że w naszym myśleniu nie zaszły żadne zmiany. Świadomość nie jest już uważana za pojedynczy, amorficzny byt. Wyróżnia się w niej wiele części składowych, między innymi uwagę, spostrzeganie, pamięć. Świadomość to mechanizm, za pomocą którego selekcjonujemy nasze przeżycia psychiczne; świadomość nie jest nieograniczonym zasobem, musi więc być selektywna. Uwaga to ten komponent naszej świadomości, który decyduje o tym, z czego w danym momencie zdajemy sobie sprawę; to właśnie za sprawą uwagi dokonujemy selekcji bodźców. Kiedy zdajemy sobie sprawę z jakichś bodźców, oceniamy je, zaprzęgając do tego zadania procesy spostrzegania. Spostrzeganie jest zawsze subiektywne, zależne od naszych osobistych i kulturowych doświadczeń. Pamięć możemy podzielić na pamięć jawną i pamięć utajoną. Dzięki pamięci utajonej potrafimy jeździć na rowerze, nawet jeśli ostatnio robiliśmy to kilka lat temu. Jest to również ten zakątek umysłu, w którym nasze emocjonalne reakcje są warunkowane przez przeszłe doświadczenia i to nawet wtedy, gdy nie potrafimy sobie przypomnieć tych doświadczeń. Pamięć utajona to pamięć podświadoma. Dzięki nowoczesnej technologii te abstrakcyjne idee przybrały bardziej konkretny kształt. Funkcjonalny rezonans magnetyczny (fMRI) pokazuje nam, które części mózgu uczestniczą w wytwarzaniu różnych aspektów świadomości. Wciąż mamy wiele do odkrycia, wiemy już jednak, że płat czołowy jest zaangażowany w utrzymywanie uwagi, płat skroniowy przyśrodkowy odgrywa główną rolę w procesach pamięciowych, a pień mózgu pełni ważną funkcję w utrzymywaniu stanu świadomości.

Takie badanie jak funkcjonalny rezonans magnetyczny przeprowadza się także po to, aby udowodnić, że ludzie mogą odczuwać emocje, z których jedynie podświadomie zdają sobie sprawę. Oto jeden z przykładów takich badań. Uczestnikom badania znajdującym się w skanerze MRI pokazano nieprzyjemne obrazy. Zdjęcia wyświetlano w tempie, które umożliwiało ich spostrzeganie, ale nie pozwalało na świadome zarejestrowanie obrazu. Badani nie dostrzegli żadnej zmiany w swoim samopoczuciu, ale przyspieszony puls wskazywał na emocjonalne poruszenie, którego nie byli świadomi. Kiedy zmieniła się częstość akcji serca, skaner MRI zarejestrował zmiany aktywności w obszarze mózgu nazywanym ciałem migdałowatym. Z badań wyciągnięto wniosek, że uczucia mogą się rodzić w nieświadomej części umysłu i że w proces ten zaangażowane jest ciało migdałowate.

Możemy więc obecnie obrazować pracę mózgu, dzięki czemu rzuciliśmy nieco światła na kilka tajemnic naszego ciała, ale nawet mając do dyspozycji tak zaawansowane technologicznie narzędzia, wciąż nie wiemy, jak to się dzieje, że zdrowy mózg wytwarza tak dramatyczne objawy, jak śpiączka czy utrata świadomości. Dowiedzieliśmy się jednak co nieco na temat fizycznej odpowiedzi ludzkiego ciała na stres. Trudno obiektywnie zmierzyć wpływ stresu na mózg, ale łatwo zmierzyć wpływ stresu na pozostałe części systemu nerwowego.

Reakcje naszego ciała na stres reguluje przede wszystkim autonomiczny system nerwowy będący częścią obwodowego układu nerwowego. Obwodowy układ nerwowy łączy mózg i rdzeń kręgowy z narządami i kończynami. Na system ten składa się kilka różnych rodzajów nerwów. Mamy nerwy ruchowe, które pozwalają nam się poruszać – kiedy chcemy podnieść ramię, to właśnie te nerwy przekazują mięśniom informacje płynące z mózgu; to dzięki nim całe działanie może dojść do skutku. Nerwy czuciowe przewodzą impulsy, które dostarczają nam zarówno przyjemnych, jak i nieprzyjemnych doznań. Istnieje też odrębny system nerwów kontrolujących funkcje ciała, które nie podlegają naszej woli, i to właśnie reakcje tej grupy nerwów najlepiej odzwierciedlają nasz stan emocjonalny. Autonomiczny system nerwowy oddziałuje na nasze narządy wewnętrzne. Ma wpływ na ruch jelit, opróżnia pęcherz, reguluje aktywność gruczołów potowych, zmienia średnicę źrenic, rozszerza i zwęża naczynia krwionośne, zwalnia i przyspiesza akcję serca. Autonomiczny system nerwowy możemy podzielić na dwa podsystemy. Od nerwów współczulnych (sympatycznych) zależy, jak zareagujemy w obliczu zagrożenia. To one przygotowują nas do walki albo ucieczki. Ich nazwa wywodzi się z teorii współodczuwania (sympatii) Galena; nerwy te pozwalają różnym narządom ciała współpracować ze sobą. Kiedy jesteśmy przestraszeni, sprawiają, że serce zaczyna nam bić szybciej, dłonie się pocą i zasycha nam w ustach. Skutek działania nerwów przywspółczulnych (parasympatycznych) jest zupełnie odwrotny. Przejmują one kontrolę nad naszym ciałem, z czego nawet nie zdajemy sobie sprawy, kiedy jesteśmy zrelaksowani.

Autonomiczny system nerwowy reguluje puls i ciśnienie tętnicze, ale jak każdy inny układ w naszym organizmie nie zawsze działa tak jak należy. W obliczu nagłego zagrożenia nerwy współczulne reagują szybko, ale ich reakcja zostaje wygaszona, kiedy tylko niebezpieczeństwo mija. Ma to sens w przypadku nagłych sytuacji, kiedy jednak doświadczamy chronicznego stresu, we współczulnym układzie nerwowym przez długi czas utrzymuje się niski poziom wzbudzenia. Nasze ciała nie są w stanie przystosować się do chronicznego stresu; właśnie wtedy działanie autonomicznego układu nerwowego naraża na szwank nasze zdrowie, podwyższając ciśnienie krwi i przyspieszając akcję serca. W przypadku Pauline chroniczny stres mógł być przyczyną niemożności opróżnienia pęcherza oraz bólu brzucha spowodowanego wzmożonymi ruchami mięśni jelit. Galen miał w pewnym sensie rację – ciało Pauline reagowało w ten sposób, bo współodczuwało stres razem z nią.

Innym sposobem pomiaru stresu jest monitorowanie aktywności osi podwzgórze-przysadka-nadnercza (HPA). Oś HPA integruje działalność układu nerwowego i hormonalnego. Pewna część mózgu – podwzgórze – wydziela hormony, które zostają przetransportowane do przysadki mózgowej. W odpowiedzi przysadka mózgowa wydziela hormon ACTH (hormon adrenokortykotropowy), który pobudza korę nadnerczy do produkcji kortyzolu. Kortyzol w istotny sposób wpływa na to, jak organizm reaguje na stres pod względem metabolicznym, sercowo-naczyniowym, immunologicznym i behawioralnym. Co ważne, kortyzol reguluje także aktywność osi HPA. Podwyższony poziom kortyzolu wpływa na podwzgórze i przysadkę oraz powoduje zmniejszenie wydzielania ACTH i kortyzolu. Ta negatywna pętla zwrotna to ważny mechanizm zapobiegający nadmiernej reakcji organizmu na stres. Stwierdzono, że zarówno nieadekwatna w stosunku do bodźca aktywność osi HPA, jak i brak negatywnej pętli zwrotnej w przypadku chronicznego stresu odgrywają ważną rolę w genezie zaburzeń psychosomatycznych.

Chociaż działaniem autonomicznego systemu nerwowego i aktywnością osi HPA można wytłumaczyć niektóre objawy psychosomatyczne, są też objawy, których nie da się wyjaśnić w ten sposób. Paraliżu kończyn nie można przypisać wyłącznie dysfunkcji nerwów współczulnych. Celowy ruch jest zapoczątkowywany w korze ruchowej, następnie impulsy nerwowe są przesyłane drogami ruchowymi do nerwów ruchowych. Nerwy te przekazują informację bezpośrednio do poprzecznie prążkowanych mięśni kończyn, czego rezultatem jest wykonanie ruchu. Autonomiczny układ nerwowy sprawuje kontrolę nad mięśniami gładkimi jelit i naczyń krwionośnych, nie wpływa jednak na wykonywanie ruchów dowolnych. Dysfunkcją nerwów współczulnych nie da się także wytłumaczyć napadów rzekomopadaczkowych. Autonomiczny układ nerwowy może obniżyć ciśnienie krwi, co spowoduje omdlenie, nie istnieje jednak żaden mechanizm, za pomocą którego mógłby wywołać drgawki, zachowując przy tym prawidłowe ciśnienie krwi i normalny wzorzec aktywności fal mózgowych u osoby doświadczającej napadu.

Chociaż zatem kołatanie serca i skurcze jelit mogą mieć biologiczne wyjaśnienie, większości zaburzeń konwersyjnych nie można przypisać takich przyczyn. Na początku XX wieku źródeł problemu upatrywano w rozstroju emocjonalnym i podświadomości; obecnie lekarze zaczęli myśleć o zaburzeniach konwersyjnych w inny sposób. Niektórzy uważają, że przyczyną tych dolegliwości nie jest stres, trauma ani treści ukryte w podświadomości. Ich zdaniem zaburzenia konwersyjne są zaburzeniem zachowania – chorobą społeczną. Zgodnie z teorią Freuda i Janeta, aby rozpoznać u pacjenta tego typu zaburzenia, konieczne jest stwierdzenie konfliktu psychospołecznego, ale wielu pacjentów zaprzecza sugestii, jakoby zetknęli się z jakimś konkretnym bodźcem wywołującym stres. W latach 70. Issy Pilowsky, profesor psychiatrii na University of Adelaide, podkreślał znaczenie tzw. zachowań w chorobie (*illness behaviour*) oraz przyjmowania roli chorego (*sick role*) w genezie zaburzeń psychosomatycznych. Badacze, mówiąc o zaburzeniach związanych z zachowaniami w chorobie, nie starali się zidentyfikować specyficznych bodźców wyzwalających objawy psychosomatyczne, zamiast tego zwrócili uwagę, że ludzie różnie oceniają objawy, których doświadczyli i rozmaicie na nie reagują. Niektórzy ludzie medykalizują każde odczucie fizyczne i już samo to może prowadzić do choroby. Z pojęciem opisanym powyżej wiąże się także termin choroba społeczna (*social illness*) – oznacza on zjawisko racjonalizowania problemów psychospołecznych za pomocą choroby; choroba jest tutaj mechanizmem radzenia sobie z problemami. Większość ludzi woli czuć się dobrze, ale są tacy, dla których choroba stanowi drogę ucieczki od codziennych problemów lub jest wytłumaczeniem ich życiowych niepowodzeń. Niektórzy stwierdziliby zapewne, że nie jest to żadne nowe odkrycie.

Istnieje teoria, zgodnie z którą choroby psychosomatyczne to zaburzenia percepcji. Ludzie czasami zupełnie nieadekwatnie postrzegają powagę i uporczywość swoich objawów. Nie można obiektywnie zmierzyć bólu ani zmęczenia, musimy więc zadowolić się oceną osób, które ich doświadczają. Niektóre objawy da się jednak określić ilościowo. Porównanie uzyskanych wyników z relacją pacjenta może przynieść zaskakujące rezultaty. Drżenie to częsty objaw psychosomatyczny. Czasami drżenie jest tak nasilone, że poważnie upośledza funkcjonowanie pacjenta. Neurolodzy zajmujący się zaburzeniami ruchu korzystają z aktygrafu. Jest to przypominające zegarek urządzenie noszone przez pacjenta na nadgarstku, które rejestruje ruchy wykonywane przez rękę dwadzieścia cztery godziny na dobę. Następnie lekarz przygląda się nagraniu, co pozwala mu ocenić uporczywość drżenia. W trakcie badania pacjent prowadzi dziennik, w którym zapisuje wszystkie zauważone przypadki drżenia. Całkiem często zdarza się, że pacjent informuje o drżeniu utrzymującym się niemal cały czas, a na nagraniu widać, że objaw ten występował jedynie przez część dnia. Pacjenci nie kłamią, ale ich wyczulenie na własne objawy i skłonność do martwienia się skutkuje przekonaniem, że drżenie występuje częściej, niż faktycznie ma to miejsce. Tego typu obserwacje stanowią argument za tezą, że to nie symptomy same w sobie, ale to, jak o nich myślimy, ma największy wpływ na przebieg choroby.

Największym postępem w myśleniu o zaburzeniach psychosomatycznych było najprawdopodobniej zrezygnowanie z dualizmu mózg-umysł. Coraz mniej osób uważa, że mózg i umysł to dwa oddzielne byty. Choroby psychosomatyczne nie polegają na tym, że mózg jest zdrowy, a umysł nie. Mózg i umysł są współzależne. Ludzie z chorobami mózgu, takimi jak padaczka czy stwardnienie rozsiane, często cierpią z powodu depresji. Z kolei u ludzi z chorobami psychicznymi, na przykład schizofrenią, badania obrazowe wykazały nieprawidłowości w budowie mózgu. Zaburzenia psychosomatyczne możemy uznać za chorobę umysłu, ale w fizjologii mózgu osób z takimi problemami musi być coś, co przyczynia się do pojawienia się ich dolegliwości.

Współczesne badania skupiają się na poszukiwaniu mechanizmów neurobiologicznych tych zaburzeń. Stres może być jednym z czynników spustowych, ale co dokładnie dzieje się w mózgu – jakie patologiczne zmiany tam zachodzą – kiedy pojawiają się objawy psychosomatyczne? Tego właśnie chcą się dowiedzieć pacjenci. Jedną z wykorzystywanych obecnie metod jest funkcjonalny rezonans magnetyczny. Poddano mu pacjentów z zaburzeniami psychogennymi, takimi jak paraliż, utrata czucia czy dystonia. W mózgach badanych zaobserwowano zmiany. U osób, które utraciły czucie, zaobserwowano obniżoną aktywność w rejonach mózgu odpowiedzialnych za odbiór wrażeń czuciowych. U osób z zaburzeniami ruchowymi zaobserwowano większą liczbę połączeń między jądrem migdałowatym (obszarem mózgu odgrywającym ważną rolę w procesie wzbudzania uwagi), a dodatkowym polem ruchowym w płacie czołowym (obszarem odpowiedzialnym za kontrolę ruchu). Kilka niezależnych badań wykazało zwiększoną aktywację w korze przedczołowej prawej półkuli u osób z zaburzeniami psychogennymi.

Pytanie brzmi, jakie jest znaczenie zaobserwowanych zmian? Jedna z interpretacji podaje, że ludzie z zaburzeniami konwersyjnymi mają *wadliwe okablowanie* mózgu. Inna, że jest to wyraz neuroplastyczności (zmiany lub wzmocnienia połączeń synaptycznych spowodowanych psychiczną traumą lub stresem), która jest nie tyle przyczyną choroby, ile jej wskaźnikiem. Może to być także dowód na to, że pacjenci z tego typu zaburzeniami muszą włożyć większy wysiłek w wykonanie jakiegokolwiek ruchu – nie jest to oznaka nieprawidłowości w mózgu, ale przejaw wytężonych prób poruszenia kończyną.

Nie ulega wątpliwości, że badania z wykorzystaniem funkcjonalnego rezonansu magnetycznego dostarczyły nam sporo interesujących informacji. Uzyskaliśmy wiele dowodów na poparcie tezy, że zaburzenia psychosomatyczne nie są wyłącznie chorobą umysłu, ale wciąż brakuje pełnego wyjaśnienia natury tych schorzeń. Przebadano niewielką liczbę pacjentów, w wynikach badań pojawiły się istotne różnice i nie wszystkie badania udało się zreplikować. Nie można stwierdzić, że takie wyniki badań są charakterystyczne tylko dla osób z zaburzeniami psychosomatycznymi, ponieważ chorzy z organiczną dystonią lub padaczką uzyskali podobne wyniki. Trzeba również podkreślić, że sposób interpretacji uzyskanych rezultatów jest oparty na spekulacjach – mamy do czynienia z sytuacją, w której naukowcy, patrząc na cienie widoczne na skanie, próbują zrozumieć działanie tak skomplikowanego narządu jak mózg. Dane pozyskane dzięki funkcjonalnemu rezonansowi magnetycznemu mówią nam, że mózgi osób z zaburzeniami psychosomatycznymi działają inaczej niż mózgi osób z grupy kontrolnej. Niekoniecznie oznacza to chorobę mózgu, ale wspiera pogląd, że objawy, które zgłaszają pacjenci, nie są objawami wyobrażonymi.

Jak widać, w naszym podejściu do kwestii relacji mózgu i umysłu zaszły istotne zmiany. Dużo rzadziej niż kiedyś zdarza się, że objawy psychosomatyczne są uznawane za symboliczne lub będące jedynie „wytworem umysłu". Moim zdaniem jednak (a także zdaniem moich pacjentów) wciąż jesteśmy równie daleko od rozwiązania zagadki histerii, jak byliśmy w czasach Charcota, Freuda i Janeta. A przecież od ich śmierci minął już szmat czasu.

Objawy Alice nie miały charakteru symbolicznego. Jej odczucia dotyczące choroby nowotworowej zostały ukształtowane przez jej wiedzę na temat nowotworów i życiowe doświadczenie. Alice była najmłodszym spośród czworga dzieci. Miała dwóch braci i siostrę. W wieku zaledwie dwunastu lat musiała się zmierzyć z chorobą i śmiercią swojej matki.

Matka Alice miała czterdzieści sześć lat, kiedy wyczuła w piersi guzek. Choroba zaczęła się u niej podobnie jak u Alice, ale przebiegała dużo szybciej. Jeszcze przed usunięciem guzka badania obrazowe wykazały powiększenie węzłów chłonnych, co oznaczało, że nowotwór się rozprzestrzenia. Powiedziano jej, że przed operacją powinna przejść chemioterapię, żeby nowotwór się zmniejszył. Kiedy matka Alice zaczęła przyjmować leki, nie mogła już chronić córki przed trudnymi przeżyciami. Wkrótce Alice zobaczyła, jak jej pełna życia matka zaczyna umierać. Każdego dnia, kiedy wracała ze szkoły, z obawą myślała o tym, co zobaczy po przyjściu do domu. Rodzice zaproponowali, żeby na czas chemioterapii zamieszkała u dziadków, ale Alice nie chciała się rozstawać z matką. Miała dwanaście lat, wystarczająco dużo, by zdawać sobie sprawę, że chemioterapia nie zawsze działa.

Kiedy pod wpływem chemioterapii guz się zmniejszył, matka Alice przeszła operację usunięcia piersi i zaatakowanych przez nowotwór węzłów chłonnych. Następnie poddano ją ekstensywnej radioterapii, która miała zniszczyć pozostałe komórki rakowe. Czas tuż po operacji był dla Alice i jej rodziny krótkim okresem wytchnienia. Matce Alice zaczęły odrastać włosy. Patrząc wtedy na tę krótką szczecinkę, Alice pomyślała, że być może choroba nie zabierze jej matki. Ich szczęście trwało krótko. Pewnego dnia matka Alice zaczęła się skarżyć na silny ból w ręce. Jej ręka stopniowo stawała się coraz słabsza, aż końcu zwisła bezwładnie wzdłuż jej ciała. Im bardziej starała się ją oszczędzać, tym bardziej była spuchnięta. Lekarz powiedział jej, że radioterapia uszkodziła nerwy w jej ramieniu, co spowodowało osłabienie mięśni. Rodzina odetchnęła z ulgą, dowiadując się, że dolegliwości matki Alice nie są związane z nawrotem choroby.

W ciągu następnego miesiąca matka Alice przybrała na wadze i odzyskała trochę energii utraconej w trakcie leczenia. Wkrótce jednak zaczęły ją dręczyć bóle żołądka i wymioty, znowu schudła. Nowotwór zaatakował wątrobę. Lekarze orzekli, że nic już nie da się zrobić.

Alice i jej rodzina dopóty opiekowali się chorą w domu, dopóki mogli. Któregoś dnia zaczęły boleć ją plecy. Zabrano ją do szpitala, gdzie odkryto, że nastąpiły przerzuty do kości. Onkolodzy powiedzieli, że nie zostało jej wiele życia. Mogli tylko podawać jej sterydy, żeby zredukować opuchliznę; potem zamierzali wypisać ją do domu, żeby mogła umrzeć otoczona rodziną. Nie zdążyli tego zrobić. Choroba nowotworowa matki Alice trwała zaledwie rok – rok pełen bólu. Alice stała przy jej łóżku, kiedy umierała.

Obserwowanie choroby matki odcisnęło na Alice niezatarte piętno. To było straszne doświadczenie, ale nie każde wspomnienie Alice z tego okresu było złe. Ten rok był okropny, Alice spędziła jednak wiele czasu ze swoją matką. To było intensywne doznanie, możliwe tylko wtedy, kiedy wiecie, że za chwilę kogoś stracicie i chcecie, żeby czas, jaki wam pozostał, był czasem naprawdę wartościowym.

Alice mogła zobaczyć, jak lekarze i pielęgniarki w szpitalu fachowo zajmowali się jej matką. To ją zainspirowało. Zanim matka umarła, Alice powiedziała jej, że chciałaby zostać lekarką. Sześć lat później rozpoczęła studia medyczne. Po kolejnych pięciu latach zdobyła dyplom lekarza. Cieszyło ją, że jej matka przed śmiercią dowiedziała się jeszcze czegoś o przyszłości córki. Alice nie wiedziała jednak, że niecały rok po podjęciu pracy ona również zachoruje na raka.

Alice wyznała mi, że kiedy dowiedziała się o chorobie, za nic w świecie nie chciała powiedzieć o tym swojej rodzinie. Zanim zadzwoniła do ojca, minęły prawie dwadzieścia cztery godziny. Nie potrafiła powiedzieć mu tego prosto w oczy, wiedząc, z jakimi wspomnieniami będzie musiał się zmierzyć. Tak jak przypuszczała, gdy jej bliscy w końcu poznali prawdę, starali się wesprzeć ją w każdy możliwy sposób. Nalegali, żeby wprowadziła się z powrotem do domu. Towarzyszyli jej w trakcie wizyt u lekarza. Otoczyli ją troską, ale Alice widziała, że robiąc to, ponownie przeżywają śmierć jej matki.

– Wolałbym chyba nie mówić im o chorobie i przejść przez to sama, ale nowotwór to nie jest coś, co można ukryć.

Ojciec Alice chciał jej towarzyszyć w trakcie każdej wizyty w szpitalu. Uważał, że jego córka nie powinna być sama, kiedy może usłyszeć jakąś złą wiadomość. Alice kochała swojego ojca. To on wychowywał ją po śmierci matki. Wiele jej najbardziej żywych wspomnień z dzieciństwa dotyczyło opieki, jaką ją otaczał. Chciała, żeby przy niej był, wkrótce jednak odkryła, że w jego towarzystwie zaczyna zadawać sobie trudne pytania. Jak mogła zmusić tego biednego wdowca, żeby ponownie przeżywał śmierć swojej żony? Jak mogła bez ogródek pytać o różne aspekty swojej choroby i pozwalać, żeby słuchał odpowiedzi lekarzy? Po jakimś czasie błagała go, żeby pozwolił jej przychodzić do szpitala samej. Zgodził się niechętnie, ale wciąż chciał odwozić ją do domu po każdej wizycie. Alice wiedziała, że ojciec się obawiał, iż pewnego dnia będzie czekał pod drzwiami szpitala, a ona się w nich nie pojawi.

Alice opowiedziała mi o pierwszej nocy po operacji.

– Czułam się źle. Nie mogłam zasnąć. Nie chodziło o ból, lecz o całe doświadczenie. Z powodu bandaży musiałam próbować zasnąć, leżąc na plecach, czego w normalnych warunkach nigdy nie robię. Łóżko było wąskie, zupełnie inne niż moje własne. Pokój był zimny i nieprzyjazny. Wieczorem odwiedziła mnie rodzina. Siostra została ze mną dłużej. Wydawało się, że wszystko jest w porządku. Kiedy zrobiło się późno, powiedziałam, żeby wracała do domu. Jestem dorosła, jestem lekarką, wkrótce wyzdrowieję. Tak jej mówiłam. Zapadła noc. Leżąc w ciemnościach, nie byłam już dorosła i nie byłam już lekarką. Do głosu doszły moje demony. Mój zawód sprawia, że wiem wszystko o wszystkich możliwych komplikacjach pooperacyjnych. W ranę może wdać się infekcja, może się trudno goić, jątrzyć. Godzinę po zgaszeniu świateł moja głowa pełna była najczarniejszych myśli. W pewnej chwili poczułam ból. Czułam się, jakby wewnątrz mojej klatki piersiowej pełzały robaki. Oczami wyobraźni dokładnie widziałam zainfekowaną ranę. Z każdą mijającą godziną moje samopoczucie się pogarszało. Wiedziałam, że odchodzę od zmysłów, ale wciąż to czułam. Nad ranem byłam przekonana, że jeśli tylko zaczerpnę głębszy oddech, rana na mojej piersi się otworzy. Byłam tego pewna. Spróbowałam podnieść trochę bandaż i zerknęłam na ranę. Wydawało mi się, że zobaczyłam coś czarnego. Coś, czego nie powinno tam być. W mojej wyobraźni była to gangrena. Wiedziałam, że to nie ma sensu. Ale o czwartej nad ranem, kiedy jesteś sama, trudno zdobyć się na zdroworozsądkowe myślenie. W końcu wezwałam pielęgniarkę. Powiedziałam jej, że mnie boli. Pielęgniarka wezwała lekarza. Kiedy lekarz zaczął przeprowadzać różne badania, poczułam się jeszcze gorzej. Wydaje mi się, że te wszystkie badania sprawiły, że mój wyobrażony ból stał się realny. Wciąż zastanawiam się, czy nie wystarczyłoby, gdyby ktoś ze szpitalnego personelu powiedział mi wtedy: „Wszystko będzie dobrze".

– Tak, jak zrobiłaby to matka.

– Właśnie.

– Trudno nie łączyć bólu i paraliżu pani ręki z objawami, jakich doświadczyła pani matka.

– Wiedziałam, że z moją ręką jest wszystko w porządku. Trudno to wytłumaczyć. Wiedziałam o tym, ale paraliż i ból były tak realne, że nie zawsze potrafiłam przekonać samą siebie o bezzasadności moich lęków. Nie przeszłam radioterapii. Nie usunięto mi węzłów chłonnych pod pachami. Wiedziałam, że nie ma powodów, żeby pojawiły się u mnie te same komplikacje co u mojej matki, ale ta wiedza nie dawała mi żadnego pocieszenia.

– A kiedy okazało się, że wyniki badań są prawidłowe?

– Od razu poczułam, że z moją ręką jest lepiej. Było mi głupio, że pozwoliłam lekarzom przeprowadzić te wszystkie badania.

– Powinna pani przestać myśleć jak lekarz. Niech pani sobie pozwoli na bycie pacjentką. Niech pani pozwoli lekarzom, żeby traktowali panią jak pacjentkę, a nie jak lekarza.

Alice polubiła chirurga, onkologa oraz wszystkie pielęgniarki i wszystkich lekarzy, którzy się nią zajmowali. Jak mi opowiadała, miała wrażenie, że poświęcają jej więcej czasu niż innym pacjentom z uwagi na to, że jest ich koleżanką po fachu. Mimo to Alice czuła także, że nie wiedzą, jak z nią rozmawiać. Czy tak jak z każdym innym pacjentem, czy tak jak lekarz rozmawia z lekarzem? Byli taktowni. Używali fachowych terminów, żeby Alice nie czuła się traktowana protekcjonalnie. Byli też bardzo szczerzy. Kiedy Alice zapytała, czy zwykłe badania przesiewowe są wiarygodne, jeśli chodzi o wykluczenie przerzutów, lekarz odpowiedział jej: „Komórki rakowe mogą się pojawić wszędzie. W mózgu. W każdej innej części ciała. Dlatego zwykłe badania przesiewowe nie dają stuprocentowej pewności. Przykro mi".

W *Studiach nad histerią* Freud opisał historię panienki Elisabeth. Jedną z jej wielu dolegliwości był chroniczny ból nogi, którego przez długi czas nikt nie potrafił wyjaśnić. Dzięki rozległej eksploracji psychiki swojej pacjentki Freud odkrył w końcu źródła jej dolegliwości. Jak się okazało, noga bolała ją dokładnie w tym miejscu, o które opierał swoją nogę jej umierający ojciec, kiedy Elisabeth zmieniała mu opatrunek. Zgon ojca, który nastąpił w chwili, gdy Elisabeth zmieniała mu bandaż, był dla dziewczyny przerażającym doświadczeniem. Cały ogromny stres, jakiego wówczas doznała, skumulował się w jej ciele w miejscu, na którym spoczywała noga jej ojca. Kiedy lekarz oznajmił Alice, że komórki nowotworowe mogą pojawić się także w mózgu, Alice na moment zamieniła się w panienkę Elisabeth. Ręka lekarza spoczywała w tamtej chwili na jej głowie.

– Przytrafiło mi się też coś głupiego. Nigdy o tym nikomu nie mówiłam. To był szary, deszczowy dzień. Spacerowałam po centrum miasta, przyglądając się wystawom sklepowym. Po jakimś czasie zauważyłam, że drętwieje mi prawa stopa. Co chwila zatrzymywałam się i potrząsałam nią, żeby pozbyć się tego dziwnego uczucia, ale nie przynosiło to żadnego skutku. Godzinę później było jeszcze gorzej. Stopa mnie bolała, prawie w ogóle nie czułam podłoża. Zaczęłam się martwić. Doszłam do wniosku, że nowotwór zaatakował mój kręgosłup i doprowadził do zniszczenia nerwów biegnących do stopy. Zaczęłam odczuwać ból pleców, co nigdy wcześniej mi się nie zdarzyło. Postanowiłam wrócić do domu. Droga powrotna zajęła mi jakieś pół godziny. W tym czasie układałam już w myślach testament. Kiedy dotarłam do domu, usiadłam na kanapie i zdjęłam but, żeby rozmasować stopę. Wtedy zobaczyłam, że skarpetka mi przemokła. Spojrzałam na podeszwę buta i zauważyłam dziurę, przez którą do środka przedostawała się woda. Z moją stopą wszystko było w porządku. Lęk, jaki wywoływał we mnie nowotwór, był tak duży, że zupełnie straciłam zdrowy rozsądek. Nie potrafiłam już odróżnić przerzutów nowotworu od dziury w bucie.

Dopatrywanie się w objawach chorobowych ukrytej symboliki to przypisywanie im szczególnie głębokiego znaczenia. Z moich obserwacji wynika jednak, że w zaburzeniach psychosomatycznych rzadko można się doszukać tej symbolicznej głębi. Czasami, jak w przypadku Mary, mogę przypisać symboliczne znaczenie niektórym dolegliwościom. Do tej pory jestem przekonana, że Mary po prostu nie potrafiła stawić czoła temu, co zrobił jej mąż; nie potrafiła nawet o tym pomyśleć. W trakcie mojej praktyki lekarskiej zauważyłam jednak, że fizyczne objawy stresu dużo częściej zależą od historii chorób pacjenta, jego wiedzy na temat funkcjonowania ciała i jego doświadczenia życiowego. Niektóre czynniki wpływające na sposób manifestowania się choroby mają charakter osobisty, inne środowiskowy.

Zwrot *wpaść w amok* jest zazwyczaj używany do opisu chaotycznego zachowania, nieco wariackiego, ale nieszkodliwego. Można nim określić zachowanie dzieci, które bawią się bez nadzoru rodziców. Samo słowo *amok* pochodzi z języka malajskiego i odnosi się do zespołu nietypowych zachowań tłumaczonych chorobą, charakterystycznych dla kultury malajskiej. Mężczyzna dotknięty amokiem, chociaż wcześniej nie miał żadnych skłonności do zachowań agresywnych, bez powodu wpada we wściekłość. Kierowany morderczym szałem atakuje zupełnie obcych ludzi w zatłoczonych miejscach publicznych. Mężczyźni dotknięci amokiem bardzo często giną – albo z własnej ręki, albo zabici przez świadków wydarzeń. Malajowie uważają, że takie zachowanie to skutek choroby, której przyczyną jest opętanie przez złego ducha tygrysa. To przekonanie zdejmuje winę z osoby dotkniętej amokiem. Mężczyzna taki jest uważany za ofiarę. Jego cierpienie zyskuje akceptację społeczną, której nie otrzymują osoby w depresji doświadczające napadów agresji ani te, które popełniły samobójstwo w mniej wyszukany sposób.

W DSM *amok* umieszczono w grupie zespołów uwarunkowanych kulturowo. Są to zaburzenia charakterystyczne tylko dla jakiejś jednej konkretnej kultury. Pozostałe zaburzenia tego typu częściej są postrzegane jako medyczne. Zespół *koro* to zaburzenie występujące niemal wyłącznie u Azjatów. Mężczyzna dotknięty tą przypadłością jest przekonany, że jego penis się kurczy. Może pojawić się w szpitalu, ściskając mocno w dłoni swój członek, co ma zapobiec wciągnięciu penisa w głąb brzucha. Choroba „skaczących Francuzów z Maine" to zaburzenia, które dotknęły grupę drwali mieszkających w odizolowanej społeczności. Reagowali oni przesadnie na dźwięki czy jakiekolwiek niepokojące bodźce. *Grisi siknis* to zaburzenie, na które cierpią kobiety z plemienia Miskito w Ameryce Środkowej. Objawami tej choroby są zawroty głowy, mdłości i napady szału, które prowadzą do utraty przytomności. Społeczeństwo i kultura zaszczepiają w naszym umyśle idee, które kształtują nasze obawy dotyczące ciała i pomagają nam rozstrzygnąć, co jest społecznie akceptowalną, publiczną manifestacją rozstroju psychicznego.

Ogromny wpływ na to, jakie objawy dostrzegamy u siebie, wywierają także media. W latach 90. miałam do czynienia z wieloma pacjentami przekonanymi, że ich rozmaite objawy fizyczne są wywołane przez kandydozę. W tamtym okresie prasa wciąż rozpisywała się o epidemii kandydozy. Na jednej ze stron internetowych można było znaleźć listę objawów tej choroby. Zaliczono do nich uczucie zmęczenia, drażliwość, wzdęcia, swędzenie uszu, trudności z koncentracją oraz ochotę na słodycze. Media szczegółowo opisały te symptomy, po czym w szpitalu pojawiali się pacjenci z takimi właśnie dolegliwościami i z gotową diagnozą tłumaczącą ich złe samopoczucie. *Candida albicans* to grzyb, który może być przyczyną zarówno nieskomplikowanych problemów zdrowotnych (takich jak grzybica), jak i chorób zagrażających życiu (np. zaburzeń funkcjonowania układu odpornościowego), ale wśród zgłaszających objawy kandydozy pacjentów opisywanych tutaj przeze mnie nie było tych, którzy rzeczywiście zostali zakażeni tymi drożdżakami. Obecnie rzadko się zdarza, by pacjenci wypytywali mnie o tę chorobę. W XXI wieku te same symptomy przypisujemy częściej alergiom lub nadwrażliwości na gluten. Byłam ostatnio na przyjęciu, gdzie ośmiu na dziesięciu jego uczestników stwierdziło, że jest uczulonych na przynajmniej jeden rodzaj pokarmu lub ma nietolerancję pokarmową. U większości z nich alergia pojawiała się, gdy byli w średnim wieku, co nie jest typowe dla tej choroby. Ludzie szukają wytłumaczenia zmian, które zachodzą w ich ciałach; szukają czegoś, czym mogą wyjaśnić każde nieprzyjemne doznanie. Trudno im zaakceptować wyjaśnienia odwołujące się do czynników behawioralnych, emocjonalnych czy zwyczajnych procesów starzenia. Społeczeństwo i media często dostarczają nam łatwiejszych odpowiedzi, a na dodatek do jednego objawu dołączają w promocji całą pulę symptomów. Ludzie są podatni na sugestię. Jeśli diagnozując jakąś poważną chorobę, zapytacie kogoś, czy swędzą go uszy, jest bardzo prawdopodobne, że wasz pacjent wytęży pamięć i przypomni sobie taki objaw.

Osobiste doświadczenie życiowe również ma ogromny wpływ na sposób manifestowania się zaburzeń psychosomatycznych. Dziewczyna mdleje w okolicznościach, w których faktycznie łatwo o zasłabnięcie. Jej ciało zapamiętuje tę normalną, fizjologiczną odpowiedź na przegrzanie lub stres i uczy się nowego zachowania. Wiele osób z napadami dysocjacyjnymi doświadczyło wcześniej omdleń lub drgawek jeszcze jako dzieci. Ryzyko napadów dysocjacyjnych jest większe u ludzi, którzy pracują z osobami chorymi na padaczkę lub mają epileptyka w rodzinie. U kogoś, kto ma przyjaciela z guzem mózgu, mogą się pojawić bóle głowy. U kogoś, kto pracuje z osobami cierpiącymi na stwardnienie zanikowe boczne, mogą wystąpić skurcze. Słyszałam wiele anegdot o studentach szkół medycznych i pielęgniarskich spostrzegających nagle u siebie objawy chorób, których leczeniem się zajmowali.

Jeśli źródłem zaburzeń psychosomatycznych jest nasza podświadomość, to lista ich objawów powinna zależeć od tego, co się w naszej podświadomości znajduje. Podświadomość każdego z nas jest wypełniona wspomnieniami i to właśnie z nich czerpiemy. System opieki zdrowotnej nie może zapewnić pacjentom cierpiącym na zaburzenia konwersyjne serii dogłębnych sesji psychoanalitycznych, dlatego rzadko kiedy mamy okazję wyśledzić, co było pierwotną przyczyną wystąpienia jakiegoś objawu, jak zalecał to Freud. Najczęściej musi nam wystarczyć postawienie rzetelnej diagnozy i zapewnienie pacjentowi wsparcia. Musimy pogodzić się z tym, że nie znajdziemy odpowiedzi na każde pytanie.

Nie próbuję za każdym razem dociekać, dlaczego akurat ten symptom pojawił się właśnie u tej osoby; wystarczająco dużo czasu zajmują mi próby wytłumaczenia moim pacjentom zmiennej natury ich objawów. Mając świadomość, że jeden objaw znika tylko po to, by drugi mógł natychmiast zająć jego miejsce, muszę przez cały czas zachowywać czujność.

„Proszę NIE zapisywać pacjentowi nowych leków ani nie zlecać mu żadnych badań czy innych procedur medycznych bez uprzedniego powiadomienia mnie o tym".

Po sześciu miesiącach pracy na stanowisku lekarza specjalisty wpadłam na pomysł, żeby zostawiać taką notatkę na okładce dokumentacji medycznej chorych pozostających pod moją opieką. Czerwony długopis, duże litery, podkreślenia – od moich pacjentów nauczyłam się paru sztuczek zwiększających szanse na to, że inni nas wysłuchają. Wciąż jednak nie pozwalałam sobie na zupełną szczerość. Oto, co naprawdę chciałam napisać: „Żadnych wózków inwalidzkich, żadnych kul ortopedycznych, żadnej morfiny, żadnego wycinania wyrostka robaczkowego, żadnych operacji". Wiedzę o tym, jakie zalecenia przekazać innym lekarzom, zdobyłam w bardzo dramatycznych okolicznościach.

Miałam do czynienia z wieloma podobnymi przypadkami, ale Lornę zapamiętałam szczególnie dobrze z powodu bezsennej nocy, którą mi zafundowała. Lekarz stażysta zadzwonił do mnie do domu, by powiadomić mnie, że Lorna, która miała tego dnia przejść operację diagnostyczną, dostała napadu drgawek w sali przedzabiegowej i nikt nie wie, co zrobić. Kiedy ostatni raz widziałam Lornę, siedziała spokojnie w sali wideotelemetrycznej; nie miałam pojęcia, że ma przejść jakąkolwiek operację.

Na historię choroby Lorny składało się wiele niewyjaśnionych dolegliwości, które powinny już brzmieć znajomo w waszych uszach: chroniczny ból głowy, ból stawów, piekący ból przy oddawaniu moczu, sporadyczne trudności z przełykaniem. Trafiła do mnie z powodu napadów drgawek; nie miałam wątpliwości, że są to napady dysocjacyjne. Ale dopóki nie znalazłam niczego na potwierdzenie tych przypuszczeń, dopóty była to tylko moja opinia. Kiedy widziałam się z Lorną zaledwie osiem godzin wcześniej, ani słowem nie wspomniała mi o bólu brzucha. A jednak o północy dowiedziałam się, że do Lorny wezwano lekarza stażystę z powodu niezwykle silnych bólów jamy brzusznej. Stażysta nigdy wcześniej nie miał do czynienia z tą pacjentką. Widząc jej ogromne cierpienie, wezwał chirurga, który zbadał Lornę i zlecił pobranie krwi. Lorna miała lekko podwyższoną temperaturę, a wyniki badań krwi wykazały drobne nieprawidłowości – były tuż powyżej normy. Lorna zwijała się z bólu, podano jej więc morfinę. Przypadek Lorny zakwalifikowano jako zapalenie wyrostka robaczkowego. Odłączono ją od urządzeń monitorujących i zabrano do sali przedzabiegowej. Myślę, że w trakcie podejmowania decyzji o operacji nikt nie przejrzał uważnie jej dokumentacji.

Kiedy odebrałam telefon i usłyszałam, co się stało, wyobraziłam sobie Lornę demonstrującą swój ból w każdy możliwy sposób. Spokój panujący zazwyczaj w nocy na oddziale został zaburzony. Inni pacjenci na pewno się martwili. Co się stało tej biednej dziewczynie? Dlaczego nikt jej nie pomaga? Pielęgniarki i stażyści musieli się czuć bezradni. Nic z tego, co robili, nie pomagało pacjentce. Oddział ogarnęła atmosfera paniki. Wszystkim musiał spaść kamień z serca, kiedy postanowiono podać Lornie znieczulenie i przeprowadzić operację.

Dawka morfiny, którą jej podano, nie uśpiła jej, lecz jedynie uspokoiła w takim stopniu, że można było zacząć przygotowywać ją do operacji i przewieźć do sali przedzabiegowej. Anestzjologowi powiedziano tylko, że Lornę przyjęto do szpitala z powodu wielokrotnych omdleń i że pacjentka nie zażywa żadnych leków. Był więc zupełnie nieprzygotowany na to, co nastąpiło chwilę później: Lorna zesztywniała, wypchnęła miednicę do przodu, młóciła rękami powietrze i obijała się głową o boczne osłonki łóżka. Anestezjolog chciał podać jej środek uspokajający, ale Lorna wyrwała sobie wenflon z żyły i zaczęła tak mocno bić rękami powietrze, że nikt nie zdołał ponownie umieścić wenflonu w żyle. Właśnie wtedy podjęto decyzję, żeby do mnie zadzwonić.

Wsiadłam do samochodu i pojechałam do szpitala. Kiedy dotarłam na blok operacyjny, od razu się zorientowałam, w której sali przebywa Lorna. Krzyki było słychać już na końcu korytarza. Kiedy zobaczyłam Lornę, leżała na podłodze. Jeden lekarz przytrzymywał jej nogi, drugi lekarz i pielęgniarka trzymali jej ramiona, wsunięto jej dwie poduszki pod głowę, ponieważ tłukła nią o podłogę. Lorna wiła się w uścisku trójki dorosłych ludzi, którzy ledwo byli w stanie ją obezwładnić.

Wściekły anestezjolog przyglądał się temu z boku.

– Dlaczego ta dziewczyna nie dostała leków przeciwdrgawkowych? – krzyknął na mnie, kiedy przekroczyłam próg sali.

Powstrzymałam się przed wypowiedzeniem słów, które miałam na końcu języka. Zamiast tego zwróciłam się do pozostałych osób. Poprosiłam, żeby odsunęli się od Lorny.

– Ale za każdym razem, kiedy ją puszczam, ona zaczyna kopać – odpowiedział bardzo młody lekarz. Wyglądał, jakby miał się zaraz rozpłakać.

Zapewniłam go, że zastosowanie się do moich wskazówek przyniesie pozytywne skutki i poprosiłam wszystkich oprócz pielęgniarki, żeby wyszli. Oczywiście, kiedy tylko puścili kończyny Lorny, dziewczyna zaczęła miotać się jeszcze gwałtowniej. Młody lekarz spojrzał na mnie zmartwiony i ponownie nachylił się nad Lorną, oczekując zapewne, że teraz, skoro zobaczyłam, że miał rację, każę mu przytrzymać jej nogi. Zamiast tego powiedziałam mu, że musimy jakoś opanować ten chaos i że łatwiej będzie to zrobić, jeśli zapewnimy Lornie spokój, którego tak teraz potrzebuje.

Kiedy Lorna, pielęgniarka i ja zostałyśmy same, przez trzydzieści pięć sekund mocno zaciskałam kciuki. Zastanawiałam się, czy trafnie oceniłam sytuację. W tym czasie Lorna, leżąc cały czas na plecach, przemieszczała się po podłodze; jej nogi kopały teraz dziko w wózek z narzędziami lekarskimi. Pielęgniarka i ja przesunęłyśmy wózek. Zaczęłam mówić do Lorny, zapewniłam ją, że wszystko będzie w porządku i że jej napad zaraz się skończy. I tak się stało. Napad Lorny skończył się równie nagle, jak się pojawił. Lorna leżała teraz z zamkniętymi oczami i gwałtownie wciągała powietrze do płuc. Pielęgniarka i ja spojrzałyśmy po sobie. Obie czułyśmy ulgę. Pięć minut później Lorna siedziała na wózku inwalidzkim. Była przybita, nie pamiętała nic z tego, co się wydarzyło, ale mogła już normalnie porozumiewać się z otoczeniem.

Zostawiłam ją z pielęgniarką i poszłam porozmawiać z pozostałymi lekarzami; byłam przekonana, że kryzys został zażegnany i że za chwilę będę mogła wrócić do łóżka. Zaskoczyła mnie więc postawa wciąż rozłoszczonego anestezjologa i chirurga-stażysty. Obaj chcieli wiedzieć, czy mogą w końcu uśpić Lornę i ją zoperować, tak jak to wcześniej zaplanowali. Czyżbyście się niczego nie nauczyli? – miałam ochotę zapytać, ale zdołałam się powstrzymać przed tym konfrontacyjnym komentarzem. Zamiast tego zasugerowałam, że powinni na razie wstrzymać się ze wszystkimi inwazyjnymi zabiegami, ponieważ Lorna cierpi na zaburzenia somatyzacyjne i jest bardzo prawdopodobne, że ból brzucha ustąpi równie nagle, jak napad drgawek.

Chirurg-stażysta potraktował z podejrzliwością moje słowa i zadzwonił do swojego opiekuna stażu, który przebywał teraz w domu.

– Ta dziewczyna ma wysoką temperaturę, podwyższoną liczbę leukocytów we krwi i odczuwa silny ból brzucha – powiedział mi przez telefon lekarz specjalista. – Musi być operowana.

– Lorna ma stan podgorączkowy i liczbę leukocytów tuż powyżej górnej granicy normy. Obie te wartości mogą się okazać prawidłowe podczas kolejnego badania i obie mogą być skutkiem stresu wywołanego przez napad – odparłam jego argumenty.

Po krótkim impasie postanowiliśmy, że powtórzymy badania krwi, a czekając na ich wyniki, będziemy obserwować stan Lorny. Gdyby poczuła się gorzej, w każdej chwili mogła zostać przewieziona na salę operacyjną. Następnego ranka okazało się, że ból całkowicie ustąpił – bez żadnej interwencji chirurgicznej i bez żadnego innego rodzaju leczenia. Kiedy odwiedziłam Lornę, nie była zadowolona, że mnie widzi, ale ja byłam zadowolona, że widzę ją. Odkąd przyjęto ją do szpitala, jej stan nie uległ poprawie, ale też nie pogorszył się. W tamtym momencie na nic lepszego nie mogłam liczyć.

Niejednokrotnie widywałam podobne przypadki; żaden z tych pacjentów nie przeszedł niepotrzebnej operacji, ale wielu z nich znalazło nowe sposoby wyrażania rozstroju emocjonalnego. Miałam dwóch pacjentów, u których zdiagnozowałam napady psychogenne. Dzień później ponownie spotkałam ich na oddziale – poruszali się o kulach. Ich napady minęły, jak ręką odjął, ale przez kilka kolejnych tygodni nie mogli chodzić o własnych siłach. Wielokrotnie widziałam, jak pacjenci rezygnują z jednego schorzenia na rzecz innego. W takich chwilach muszę przyznać, że moja praca poszła na marne. Napady dysocjacyjne mijają, ale natychmiast pojawiają się inne problemy zdrowotne. Moi byli pacjenci znów pojawiają się w szpitalu – tym razem ze stabilizatorami na kolanach i dokumentacją medyczną wzbogaconą o opis kilku operacji diagnostycznych.

Po rozstaniu z partnerem niektórzy z nas się złoszczą, niektórzy zaprzeczają, a inni natychmiast próbują wejść w nowy związek. Dla niektórych utrata przekonania o własnej chorobie fizycznej jest równie dotkliwa i wymaga natychmiastowej rekompensaty. Przypomina to trochę uzależnienie. Walcząc z nałogiem, niektórzy uzależnieni zastępują jedno zachowanie innym, przy odrobinie szczęścia mniej szkodliwym – zamiast palić papierosy, objadają się, albo zamiast brać narkotyki, palą papierosy. Kiedy ktoś traktuje chorobę jak kule, które pomagają mu się poruszać, bardzo trudno mu z niej zrezygnować. Zastępuje wtedy swoją dolegliwość czymś innym. To może być coś pozytywnego, ale wcale nie musi.

7

Rachel

„Czymże jest nazwa? To, co zwiemy różą,
Pod inną nazwą równie by pachniało”*.

William Szekspir, *Romeo i Julia*

Niektóre zaburzenia psychosomatyczne przybierają niezwykłą postać i pewnie nigdy nie mieliście z nimi do czynienia. Inne są tak powszechne, że nawet jeśli nie wy sami, to prawdopodobnie wielu waszych znajomych cierpi z ich powodu, choć, gdyby ich o to zapytać, zapewne nie przyznaliby się do żadnych dolegliwości wywołanych stresem. Objawy psychosomatyczne ze swej natury są dowodem na istnienie mechanizmu zaprzeczania. Kiedy symptom nie może być zbadany z użyciem obiektywnych metod, mechanizm zaprzeczania zaczyna dyktować warunki naszemu umysłowi.

Wszyscy przeżywamy doświadczenia zmysłowe inaczej, chociaż sposób, w jaki nasze ciało przekazuje nam informacje odbierane za pośrednictwem zmysłów, jest identyczny w przypadku każdego z nas. Kiedy cząsteczka zapachowa pobudza receptor w nosie albo gdy wibracja powietrza uderza w błonę bębenkową, wysyłany

* W. Szekspir, *Romeo i Julia*, tłum. J. Paszkowski, Wydawnictwo GREG, Kraków 2003, s. 40 [przyp. tłum.].

jest sygnał – impuls elektryczny, który za pośrednictwem nerwów trafia do mózgu. Informacje w postaci impulsów elektrycznych są przekazywane zarówno przez nerwy czuciowe, jak i ruchowe. Szybkość, siła reakcji oraz droga, jaką pokonuje bodziec mogą zostać zmierzone, a wyniki tych pomiarów u różnych jednostek są bardzo zbliżone. Każdy nerw składa się z wiązki włókien oraz płynu, a informacje, które transmituje, to nic innego jak strumienie jonów. Nerw przypomina żywy przewód elektryczny. Gdyby wyjąć go z ciała i odpowiednio zakonserwować, mógłby transmitować informacje równie skutecznie, co nerw pozostający w ludzkim ciele. Nerwy są w stanie funkcjonować bez mózgu. Reakcja na pobudzenie nerwu jest identyczna w przypadku każdego osobnika, w odróżnieniu od reakcji na informacje, jakie ten nerw przekazuje. Informacje transmitowane za pośrednictwem nerwów są interpretowane w umyśle i to właśnie owa interpretacja stanowi czynnik indywidualizujący jednostki ludzkie.

Doświadczenie zmysłowe jest zawsze kwestią indywidualną. Zapach perfum podoba się nam albo nie. Lubimy, gdy ktoś masuje nam stopy, albo nie znosimy, by ktokolwiek ich dotykał. Wszyscy mamy własne progi wrażliwości na bodźce sensoryczne – różnimy się od siebie pod względem granic tolerancji bólu, upodobań do niskich bądź wysokich temperatur, postrzegania wrażeń słuchowych i zapachowych. Zmęczenie, podobnie jak ból, jest doświadczeniem indywidualnym i każdy z nas odczuwa je w wyjątkowy dla siebie sposób.

Z medycznego punktu widzenia zmęczenie jest problemem, z którym wiąże się szczególnie wiele niewiadomych. Trudno je opisać precyzyjnie. Wszyscy bywamy zmęczeni, ale nasza wiedza o tym, jak to jest być zmęczonym, ogranicza się do stanów zmęczenia odczuwanych przez nas samych. Zmęczenie to doświadczenie całkowicie subiektywne, a zarazem najzupełniej normalne – czasami jednak wykracza poza normę. Kiedy tak się dzieje, wskazanie przyczyny przemęczenia nie zawsze jest proste. Sam fakt, że pacjent czuje się wyczerpany, to zbyt mało, by lekarz mógł postawić jednoznaczną diagnozę. Bez dodatkowych wskazówek nie sposób stwierdzić, czy przemęczenie pacjenta wiąże się ze stanem mózgu, krwi, serca czy jakiegokolwiek innego organu. Nadmierne zmęczenie może stanowić objaw stwardnienia rozsianego, tocznia, cukrzycy, zakażenia wirusem HIV, anemii, celiakii, schorzeń tarczycy lub serca oraz wielu innych chorób. Co więcej, nadmierne zmęczenie nie zawsze jest symptomem stanu chorobowego. Dotyka nas także wtedy, gdy nie dbamy o siebie należycie, gdy jesteśmy przepracowani lub nie zapewniamy naszemu organizmowi odpowiedniej dawki snu.

Znamienne, jak niewiele współczucia okazujemy zazwyczaj osobom uskarżającym się na przemęczenie. Gdyby wasz kolega z pracy zadzwonił do was i poinformował, że musi wziąć sobie wolne, ponieważ czuje się zmęczony, jaka byłaby wasza reakcja? Czasami, kiedy ktoś z naszych bliskich narzeka, że miał ciężki dzień i czuje się zmęczony, potrafimy zdobyć się na współczucie, ale gdy słyszymy podobne narzekania z ust innych osób, naszą jedyną reakcją jest zazwyczaj skonfrontowanie relacji danej osoby na temat odczuwanego przez nią zmęczenia z naszymi własnymi doświadczeniami. Wszyscy regularnie doświadczamy objawów zmęczenia; w większości przypadków nie są one na tyle dokuczliwe, by uniemożliwiać nam normalne funkcjonowanie – być może właśnie z tego powodu trudno nam zrozumieć, dlaczego niektórzy tak bardzo narzekają na zmęczenie. Przecież wystarczy porządnie się wyspać i objawy same ustąpią, prawda?

Problem polega na tym, że zmęczenie można opisywać, nie da się jednak obiektywnie zmierzyć jego intensywności. Chcąc opisać nasze zmęczenie w danej chwili, musimy porównać je ze zmęczeniem, jakie odczuwaliśmy przy innych okazjach – nie dysponujemy żadnym innym kryterium jego pomiaru. Skoro moje własne doświadczenia są dla mnie jedynym punktem odniesienia, to skąd mogę wiedzieć, jak odczuwają zmęczenie inni?

Jednym ze sposobów na odróżnienie *normalnego* zmęczenia od tego, które świadczy o chorobie, jest reakcja organizmu na odpoczynek. Jeśli dokucza mi zmęczenie wywołane przepracowaniem, to odpoczynek powinien sprawić, że poczuję się lepiej. Jeśli jednak zmęczenie jest tak nasilone, że można je traktować w kategoriach choroby, to odpoczynek nie przynosi ulgi. Tak jest w przypadku osób cierpiących na syndrom chronicznego zmęczenia.

Stanęłam w otwartych drzwiach mojego gabinetu i przyglądałam się, jak obecni w poczekalni pacjenci się rozstępują, by przepuścić poruszającą się na wózku inwalidzkim Rachel. Aby dostać się do gabinetu, dziewczyna musiała pokonać wąskie przejście pomiędzy dwoma rzędami ustawionych naprzeciw siebie krzeseł; siedzące tam osoby przesunęły nogi na bok, a rodzice małych dzieci posadzili swoje pociechy na kolanach. Za wózkiem Rachel podążała kobieta, której towarzyszył mężczyzna; domyśliłam się, że są to rodzice dziewczyny. Zamierzałam pomóc Rachel, ale gdy tylko ruszyłam w jej kierunku, idąca za wózkiem kobieta zaoponowała.

– Rachel musi radzić sobie sama – powiedziała.

Pozostało mi więc tylko stać i obserwować, jak młoda dziewczyna na wózku z wysiłkiem posuwa się naprzód. Kiedy w końcu wszyscy znaleźliśmy się w gabinecie, rodzice Rachel usiedli na krzesłach po obu stronach wózka, a ich córka poprosiła o chwilę, by mogła nieco odsapnąć. Nie zdążyłam jeszcze zamienić z nią nawet słowa, a mimo to czułam, że zdążyłam już czegoś się dowiedzieć.

Rachel chorowała od trzech lat. Kiedy zaczęły się jej problemy ze zdrowiem, była studentką szkoły tańca i planowała związać swoją przyszłość z tańcem nowoczesnym. Jej pasja ujawniła się, gdy miała sześć lat i matka zapisała ją na lekcje baletu. Wkrótce potem Rachel rozpoczęła naukę tańca nowoczesnego oraz jazzowego. Kiedy miała dwanaście lat, zaczęła także uczęszczać na zajęcia z aktorstwa. Któregoś dnia pojawił się na nich kierownik castingu, szukający dziecka, które zagrałoby główną rolę w pewnej reklamie telewizyjnej. Jego wybór padł na Rachel; występ w reklamie zapewnił jej wśród szkolnych kolegów i koleżanek status gwiazdy telewizji, którym cieszyła się przez cały kolejny semestr. W wieku czternastu lat Rachel przeniosła się do szkoły specjalizującej się w kształceniu młodych adeptów sztuk widowiskowych. Po dwóch latach uznała, że jej najmocniejszą stroną jest taniec i postanowiła, że zostanie profesjonalną tancerką.

Jej aktywność nie ograniczała się do ćwiczeń i występów na tanecznym parkiecie. Codziennie rano uprawiała jogging, a wolne chwile spędzała na basenie albo kortach tenisowych. Rachel uwielbiała aktywnie spędzać czas, dlatego ograniczenia, jakie narzuciła jej choroba, okazały się dla niej szczególnie dotkliwe.

Na pierwszym roku studiów Rachel zaczęła podejrzewać, że z jej zdrowiem coś może być nie w porządku. Właśnie wróciła z wakacji spędzonych w Ameryce i spodziewała się, że zacznie semestr wypoczęta i pełna wigoru. Okazało się jednak, że jest wprost przeciwnie. Pierwszą oznaką kłopotów były narastające problemy z opanowaniem senności, jaka ogarniała ją podczas wykładów. Rachel zapadała w płytki sen, z którego po chwili gwałtownie się budziła. Nawet po dobrze przespanej nocy była w stanie zachować koncentrację tylko przez krótki czas. Skutkowało to coraz większymi zaległościami w nauce. Zajęcia teoretyczne nie były co prawda najważniejszą częścią programu studiów tanecznych, ale mimo to Rachel zaczął ogarniać niepokój. Wśród studentów panowała ostra rywalizacja i Rachel zdawała sobie sprawę, że jedynie nieliczni absolwenci zdołają w przyszłości utrzymać się wyłącznie z tańca. Początkowo pocieszało ją to, że mimo kłopotów z przedmiotami teoretycznymi, zaliczała się do osób, które najlepiej radziły sobie na zajęciach praktycznych; z czasem jednak zaczęła doświadczać trudności także na tym polu.

Wszystkim studentom kierunku, na którym uczyła się Rachel, przydarzały się od czasu do czasu drobne kontuzje. Uczelnia zatrudniała fizjoterapeutę sportowego, który czuwał nad zdrowiem studentów i w razie potrzeby zajmował się leczeniem urazów. Rachel zauważyła, że po bardziej wyczerpujących zajęciach tanecznych pojawia się u niej obrzęk stawów; odczuwała także bóle w biodrach oraz w dolnej części pleców. Udała się do fizjoterapeuty, który udzielił jej porad odnośnie do prawidłowej postawy ciała podczas treningów, a także opracował zestaw ćwiczeń mających wzmocnić jej plecy oraz nogi. Pomimo skrupulatnego wypełniania zaleceń fizjoterapeuty dolegliwości nie ustąpiły. Wkrótce Rachel zauważyła, że nie ma siły, by wykonywać bardziej dynamiczne układy taneczne, z którymi bez problemu radzili sobie inni tancerze w jej wieku. Podczas ćwiczeń kilka razy zachwiała się i omal nie upadła. Zaczęła podejrzewać, że przyczyną jej problemu jest coś poważniejszego niż zwyczajne urazy, jakich doznają osoby trenujące taniec.

W czasie przerwy międzysemestralnej pojechała do domu i zwierzyła się ze swoich kłopotów rodzicom. Przejęta matka zaprowadziła ją do lekarza rodzinnego, który doszedł do wniosku, że dolegliwości Rachel mogą być objawem stwardnienia rozsianego lub też problemów z mięśniami. Wystawił jej skierowanie do neurologa, który po przebadaniu pacjentki nie stwierdził u niej żadnych oznak schorzenia neurologicznego i uznał, że nie zachodzi potrzeba przeprowadzania dodatkowych badań.

W trakcie następnego semestru stan zdrowia Rachel pogorszył się. Z powodu bólu, który zaczął wędrować po całym ciele, dziewczyna nie była w stanie uczestniczyć w zajęciach tanecznych trwających nierzadko ponad dwie godziny. Nie radziła sobie również z zajęciami teoretycznymi. Nie potrafiła się skupić. Kiedy po wykładzie przeglądała sporządzone przez siebie notatki, stwierdzała, że część z nich była pozbawiona jakiegokolwiek sensu.

Nie ulegało wątpliwości, że Rachel nie radzi sobie z realizowaniem programu studiów. Wykładowcy doradzali jej przerwanie nauki i powrót do domu; ich zdaniem powinna najpierw ustalić przyczyny trapiących ją dolegliwości i dopiero wtedy podjąć decyzję o powrocie na uczelnię. Kiedy pewnego dnia wieczorem Rachel stanęła zapłakana na progu rodzinnego domu, jej rodzice poczuli się poważnie zaniepokojeni.

Rachel ponownie udała się do lekarza rodzinnego i poskarżyła się na dojmujące zmęczenie. Codziennie czuła się tak, jakby poprzedniego dnia brała udział w wyczerpującym pokazie tanecznym. Całe jej ciało było obolałe, a dolegliwości nasilały się, gdy usiłowała podjąć jakąkolwiek formę aktywności fizycznej. Przestała trenować taniec, musiała zrezygnować nawet z porannego joggingu.

Postanowiła zasięgnąć porady innego niż poprzednio neurologa, który zlecił przeprowadzenie badań krwi oraz elektroneurografii, w celu sprawdzenia, czy nie doszło do uszkodzenia nerwów lub mięśni. Wyniki badania elektroneurograficznego okazały się prawidłowe. Ponieważ stan pacjentki szybko się pogarszał i istniało poważne ryzyko, że dziewczyna będzie musiała pożegnać się z marzeniami o karierze tancerki, neurolog zdecydował się na przeprowadzenie biopsji mięśniowej. Także w tym przypadku wyniki były prawidłowe i wykluczyły chorobę mięśni. Kiedy bezradny neurolog odesłał Rachel do domu, jej matka po raz kolejny udała się z nią do lekarza rodzinnego. Tym razem lekarz skierował Rachel do reumatologa, który powtórzył większość badań przeprowadzonych wcześniej w poradni neurologicznej. Niestety, wyniki badań ponownie nie pozwoliły na postawienie diagnozy – reumatolog nie potrafił wyjaśnić przyczyny problemów, z jakimi zgłosiła się do niego pacjentka.

Przez następne dwa miesiące rodzice Rachel przyglądali się bezsilnie, jak ich wysportowana, do niedawna pełna energii córka staje się coraz słabsza. Przespana noc nie wystarczała jej do regeneracji sił i Rachel większość dnia spędzała, leżąc na sofie i zapadając w płytki sen tylko po to, by po chwili się z niego obudzić. Wkrótce zaczęło jej brakować energii nawet na tak proste czynności jak czytanie. Nie mogła jeść; stała się blada i wychudzona. Pytana o samopoczucie, mówiła wyłącznie o nękającym ją bólu.

Matka Rachel zaczęła szukać w internecie informacji na temat tych symptomów. Znalazła opisy przypadków kilkorga młodych ludzi cierpiących na dolegliwości bardzo podobne do tych, z którymi zmagała się Rachel. Słyszała już wcześniej o encefalopatii bólowej (ME – *myalgic encephalomyelitis*), ale do tej pory nie zdawała sobie sprawy, że objawy tej choroby tak bardzo przypominają przypadłości, na które uskarżała się Rachel. Dziewczyna chorowała na encefalopatię, jej matka nie miała co do tego najmniejszych wątpliwości. Na stronie z informacjami dla chorych na ME zamieszczono listę rekomendowanych lekarzy; matka Rachel niezwłocznie zatelefonowała do jednego z nich i umówiła swoją córkę na wizytę.

Lekarz uważnie wysłuchał Rachel, która opowiedziała mu o swoich dolegliwościach. Kiedy skończyła, zapytał o jej niedawną podróż do Stanów Zjednoczonych. Niedługo przed wystąpieniem pierwszych niepokojących objawów Rachel spędziła dwa tygodnie w stanie Waszyngton, gdzie mieszkała u swoich kuzynów. Lekarz był przekonany, że znalazł przyczynę problemów Rachel: jego zdaniem dziewczyna chorowała na boreliozę, którą zaraziła się podczas wakacji w Ameryce. Borelioza to zakaźna choroba, którą wywołują bakterie przenoszone przez owady; zakażenia boreliozą są dość powszechne w niektórych regionach USA. Lekarz pobrał Rachel krew, by zbadać ją pod kątem obecności bakterii wywołującej boreliozę. Zasugerował również natychmiastowe rozpoczęcie kuracji antybiotykami, ponieważ na wyniki badania krwi trzeba było czekać nawet kilka tygodni.

Po tygodniu od podania pierwszej dawki antybiotyku Rachel nie mogła wprost uwierzyć, jak bardzo poprawił się stan jej zdrowia. Odnosiła wrażenie, że ma dwa razy więcej energii i wkrótce poczuła się na tyle dobrze, że mogła odbywać codzienne spacery. Zaczęła też normalnie się odżywiać i przybrała na wadze. Nagle odzyskała wiarę w to, że uda jej się wrócić do ukochanego tańca.

Kiedy Rachel ponownie wybrała się do lekarza, ten przekazał jej zaskakujące wieści: w materiale pobranym do badań nie znalazł śladów bakterii boreliozy.

– Nie ma powodu do obaw – uspokoił ją lekarz. – Zdarza się, że u niektórych chorych na boreliozę badania nie wykazują obecności bakterii we krwi. Poprawa stanu zdrowia to wystarczający dowód na trafność diagnozy.

Rachel dokończyła leczenie antybiotykiem, po czym zwróciła się do władz uczelni z prośbą o wyrażenie zgody na wznowienie przez nią studiów. Władze uczelni wzięły pod uwagę dobre wyniki w nauce, jakie osiągała przed chorobą, i pozytywnie rozpatrzyły jej prośbę. Niestety, niemal od razu po powrocie na uczelnię Rachel znowu zaczęła odczuwać ból i zmęczenie. Doszła do wniosku, że zbyt szybko podjęła tak duży wysiłek. Po kolejnej konsultacji ze swoim lekarzem przeszła jeszcze dwie kuracje antybiotykowe, tym razem jednak stan jej zdrowia się nie poprawił. Rachel musiała się ponownie zdecydować na przerwanie nauki i powrót do domu rodziców.

Lekarz stwierdził, że drobnoustroje wywołujące boreliozę zostały już prawdopodobnie usunięte z organizmu Rachel, a odczuwane przez nią dolegliwości to objawy zespołu przewlekłego zmęczenia, będącego powikłaniem po przebytej chorobie. Przepisał pacjentce całą gamę środków przeciwbólowych oraz zalecił zasięgnięcie porady fizjoterapeuty. Wszystko na próżno. Rachel jeszcze bardziej podupadła na zdrowiu i wkrótce nie była już w stanie opuszczać domu. Kłopoty z koncentracją sprawiły, że nawet najprostsze czynności stały się dla niej poważnym wyzwaniem. Oglądając telewizję, nie mogła się skupić na treści programu. Któregoś dnia odebrała telefon z uczelni; jej rozmówca chciał się dowiedzieć, czy można się spodziewać powrotu Rachel na studia w bieżącym semestrze. Zarówno Rachel, jak i jej rodzice musieli w końcu przyznać sami przed sobą, że nie ma o tym mowy. Rachel uzgodniła z władzami uczelni, że w razie poprawy stanu swojego zdrowia zostanie ponownie przyjęta na pierwszy rok studiów. Nowy rok akademicki zaczynał się za cztery miesiące i właśnie tyle czasu miała Rachel na powrót do pełnej sprawności.

Rodzice umówili ją na wizytę u kolejnego reumatologa, który podważył diagnozę postawioną przez poprzedniego lekarza i oświadczył, że jego zdaniem Rachel cierpi na depresję.

– Powiedziałam mu, że to oczywiste, że mam depresję – wspominała Rachel. – Przecież od miesięcy nie byłam w stanie zwlec się z sofy. Kiedy to usłyszał, natychmiast się przymknął.

Reumatolog stwierdził, że Rachel powinna zacząć przyjmować leki antydepresyjne i zasugerował, by spotkała się z psychologiem. Rachel jednak odmówiła.

W ciągu następnych trzech miesięcy jej stan systematycznie się pogarszał. Po każdym lepszym dniu, gdy tylko zaczynała odżywać w niej nadzieja, przychodził kryzys i Rachel pogrążała się w rozpaczy. Zaczęła sypiać po szesnaście godzin na dobę. Rodzice urządzili jej sypialnię w salonie na parterze, by nie musiała męczyć się wchodzeniem po schodach. Kupili także wózek inwalidzki, by przynajmniej od czasu do czasu mogła spędzić nieco czasu poza domem.

– O wszystko musieliśmy zatroszczyć się sami – opowiadał jej ojciec. – Gdybyśmy nie kupili tego wózka, biedaczka całymi miesiącami byłaby uwięziona w czterech ścianach.

Dwa tygodnie przed rozpoczęciem nowego roku akademickiego ojciec Rachel zadzwonił na uczelnię i poinformował, że jego córka nie wróci na studia.

Ponieważ rodzice Rachel nie mogli sobie dłużej pozwolić na leczenie córki w prywatnych gabinetach medycznych, poprosili lekarza rodzinnego o skierowanie do reumatologa przyjmującego w ramach systemu brytyjskiej Narodowej Służby Zdrowia (NHS). Przez kolejne pół roku Rachel odwiedziła dwóch reumatologów, immunologa oraz neurologa. Jeden z nich zdiagnozował u niej depresję; inny stwierdził, że dziewczyna choruje na fibromialgię i przepisał jej leki przeciwbólowe oraz przeciwdepresyjne.

– Czy to jedyny rodzaj terapii, o jakim słyszeli lekarze? – zapytał retorycznie ojciec Rachel.

Dziewczyna wyraziła w końcu zgodę na poddanie się badaniu psychologicznemu. W opinii wystawionej przez psychologa znalazło się stwierdzenie, że – jeśli wierzyć wynikom przeprowadzonego przez niego testu – poziom intelektualny Rachel odpowiada poziomowi sześcioletniego dziecka.

– Oznacza to, że w ogóle się pani nie starała – oznajmił Rachel lekarz, który zlecił to badanie.

– To jeszcze nic – powiedziała mi Rachel. – Proszę sobie wyobrazić, że jeden z lekarzy oświadczył, że na pewno poczuję się lepiej, jeśli tylko wyjadę gdzieś na wakacje. Albo znajdę sobie chłopaka!

Jej rodzice ponownie zaczęli szukać pomocy w internecie i natrafili na nazwisko lekarza prowadzącego specjalistyczną poradnię dla osób chorych na encefalopatię bólową. Lekarz rodzinny zgodził się wypisać skierowanie i Rachel umówiła się na wizytę. W poczekalni przed gabinetem zastała kilka osób, które najwyraźniej zmagały się z podobnymi jak ona problemami. Poczuła, że trafiła we właściwe miejsce i ta świadomość podniosła ją na duchu. Zaczęła gawędzić z siedzącą obok dziewczyną, której historia do złudzenia przypominała historię choroby Rachel.

– Pewien lekarz powiedział mi, że gdy pójdę pobiegać, to z pewnością poczuję się lepiej – zwierzyła się dziewczyna, a Rachel po raz pierwszy od wielu miesięcy wybuchła serdecznym śmiechem.

Podczas rozmowy z lekarzem Rachel nabrała przekonania, że w końcu zrobiła krok we właściwym kierunku. Lekarz wysłuchał uważnie wszystkiego, co miała do powiedzenia, i przeczytał całą jej dokumentację medyczną. Wydawało się, że ze zrozumieniem odnosi się do jej problemów.

– Odniosłam wrażenie, że wierzy w to, co mówię. Wreszcie udało mi się znaleźć kogoś, kto potraktował mnie poważnie.

Lekarz uznał, że Rachel powinna się zdecydować na pobyt w szpitalu. Pozwoliłoby mu to w spokoju zapoznać się z wynikami jej dotychczasowych badań i w razie potrzeby przeprowadzić raz jeszcze te, które uznałby za potrzebne. Potem wspólnie zastanowiliby się nad dalszym przebiegiem terapii.

– Opuszczając jego gabinet, czułam się lepiej niż kiedykolwiek w ciągu całego minionego roku. Miałam poczucie, że w końcu spotkałam lekarza, który naprawdę chce mi pomóc – powiedziała Rachel. – A on mnie oszukał.

– Oszukał nas wszystkich, kochanie – wtrąciła jej matka i ujęła rękę córki.

Wkrótce nadszedł dzień, w którym Rachel miała być przyjęta do szpitala. Tuż po przyjeździe na miejsce zaczęła jednak nabierać podejrzeń, że coś jest nie w porządku. Wraz z towarzyszącą jej matką zatrzymała się przy szpitalnej recepcji i zapytała, gdzie powinna się udać. Recepcjonista kazał im podążać za namalowaną na podłodze pomarańczową linią i wypatrywać tablic oddziału psychiatrycznego. Kiedy matka Rachel zobaczyła wyraz twarzy swojej córki, powiedziała uspokajającym tonem: „Nie denerwuj się! Z pewnością chodzi po prostu o to, że twój oddział znajduje się obok oddziału psychiatrycznego". Modliła się w duchu, by rzeczywiście tak było.

Pięć minut później Rachel i jej matka stanęły przed zamkniętymi drzwiami, za którymi, jak głosiła tablica informacyjna, mieścił się oddział psychiatryczny. Obie kobiety były oburzone. Rachel miała ochotę natychmiast wrócić do domu, ale matka przekonała ją, że powinny razem wejść do środka i znaleźć kogoś, kto wyjaśni im, „co to, do cholery, ma znaczyć". Nacisnęła na dzwonek i po chwili drzwi się otworzyły. Matka Rachel zażądała rozmowy z kierownikiem personelu. Kiedy podeszła do nich przełożona pielęgniarek, Rachel i jej matka dały jasno do zrozumienia, że czują się „oszukane". Pielęgniarka zapewniła je jednak, że chociaż oddział należał „formalnie" do szpitala psychiatrycznego, ta jego część, do której skierowano Rachel, była przeznaczona wyłącznie dla pacjentów cierpiących na zespół przewlekłego zmęczenia i pokrewne schorzenia. Rachel nie czuła się usatysfakcjonowana tym wyjaśnieniem, ale ostatecznie zgodziła się zostać w szpitalu do następnego dnia.

Pierwsza noc w szpitalu nie była aż tak nieprzyjemnym przeżyciem, jak Rachel się tego obawiała. Dzieliła pokój z trzema innymi pacjentkami; były to młode kobiety w jej wieku, u których zdiagnozowano encefalopatię bólową. Towarzystwo osób, które wiedziały z własnego doświadczenia, czym jest ta choroba, dodawało Rachel otuchy; miało to jednak także swoje gorsze strony. Jedna z przebywających na sali dziewczyn była w tak poważnym stanie, że od pięciu lat nie mogła samodzielnie chodzić. Inna z kolei jakby niemal w ogóle nie odczuwała negatywnych skutków choroby. W pewnej chwili zerwała się z łóżka i, ku zaskoczeniu Rachel, raźno pobiegła do łazienki – wydawało się, że nie sprawia jej to żadnych trudności. Rachel przyznała później, że nie była pewna, czy bardziej deprymująco działał na nią widok pierwszej, czy może drugiej dziewczyny.

Nazajutrz Rachel spotkała się ze swoim lekarzem. Pierwsze pytanie, jakie mu zadała, brzmiało: dlaczego trafiłam na oddział psychiatryczny?

– Rzeczywiście, terapia prowadzona na tym oddziale odbywa się pod nadzorem psychiatrów. Myślałem, że była pani tego świadoma.

– Czy pan też jest psychiatrą?

– Tak.

– Powinien był pan mi o tym powiedzieć.

– Przepraszam. Wyszedłem z założenia, że jest pani tego świadoma. Być może poczuje się pani lepiej, jeśli powiem, że jest to specjalistyczny oddział dla pacjentów cierpiących na encefalopatię bólową. Przebywający u nas pacjenci nie są osobami wymagającymi interwencji psychiatrycznej. Realizujemy program mający na celu leczenie fizycznych dolegliwości związanych z encefalopatią.

– Nie jestem wariatką.

– Nikt tak nie twierdzi.

Wydawało się, że lekarzowi udało się przekonać Rachel do pozostania na oddziale.

Następnego dnia Rachel rozpoczęła terapię. W pierwszej kolejności odbyła konsultacje z fizjoterapeutką, która na podstawie wnikliwej oceny kondycji fizycznej Rachel opracowała dla niej szczegółowy plan ćwiczeń o rosnącym stopniu trudności. Następnie Rachel udała się na spotkanie z terapeutą zajęciowym, który zapytał ją o plany na przyszłość.

– Gdyby odzyskała pani zdrowie, co by pani zrobiła?

– Znowu stałabym się sobą. Byłabym Rachel-tancerką, a nie Rachel-kaleką przykutą do wózka inwalidzkiego.

– A jeśli proces powrotu do zdrowia będzie musiał potrwać nieco dłużej i trzeba będzie dążyć do tego celu stopniowo, metodą drobnych kroków? Co chciałaby pani osiągnąć w pierwszej kolejności?

– Chciałabym móc przejść o własnych siłach z sypialni do łazienki i nie czuć się wycieńczona.

– W porządku, to będzie nasz pierwszy krok.

Rachel zgodziła też porozmawiać z psychologiem, choć zrobiła to niechętnie. Wciąż jeszcze była rozżalona opinią psychologa, który przeprowadził jej poprzednie badania. Tym razem jednak poczuła się pozytywnie zaskoczona, ponieważ psycholożka, z którą spotkała się w szpitalu, miała zupełnie inne podejście. Zamiast bombardować Rachel pytaniami, uważnie jej wysłuchała.

Wieczorem zadzwoniła do Rachel jej matka. Po rozmowie z córką poczuła ulgę: Rachel wydawała się pogodna i pełna optymizmu. Dzień później, podczas kolejnej rozmowy telefonicznej z matką, Rachel nie była już tak pozytywnie usposobiona do pobytu w szpitalu. Już na pierwszych zajęciach pokłóciła się z fizjoterapeutką. Wprawdzie zgodziła się wziąć udział w programie ćwiczeń, ale szybko stało się dla niej jasne, że jest to zadanie ponad jej siły.

– Fizjoterapeutka powtarzała ciągle: dasz radę, nie poddawaj się, próbuj dalej. Mówiła to takim tonem, jakbym nie chciała wykonać ćwiczenia, tymczasem ja po prostu nie miałam na to siły. A ona w ogóle mnie nie słuchała.

Rachel wytrzymała w szpitalu cztery pełne dni. Piątego dnia, przebywając w świetlicy, była świadkiem załamania nerwowego jednej z pacjentek, która najpierw wdała się w sprzeczkę z członkiem personelu szpitalnego, a następnie skuliła się w kącie i zaczęła głośno krzyczeć. Wieczorem Rachel zadzwoniła do matki i poprosiła, by zabrała ją do domu. Zanim Rachel opuściła szpital, spotkał się z nią lekarz specjalista.

– Próbował mnie namówić, żebym została. Zapytałam go, czy na ich oddziale zawsze próbuje się zmuszać pacjentów, by poczuli się lepiej? Tak naprawdę w ogóle nie powinnam była tam trafić.

Rachel zjawiła się w moim gabinecie rok po wyjściu ze szpitala. Wysłuchałam jej opowieści o tym, jak trudne jest jej życie i jak niewielkie postępy w walce z chorobą udało jej się poczynić. Szczerze jej współczułam, a jednocześnie zastanawiałam się, czego ode mnie oczekuje. Czy mogłam spełnić jakiejś oczekiwania Rachel, których nie spełnili poprzedni lekarze? Na początek poprosiłam, by spróbowała wstać z wózka i usiąść na leżance, żebym mogła ją przebadać.

Niemal od razu zdałam sobie sprawę, że Rachel nie zdoła tego dokonać. Nawet z pomocą swojego ojca i moją nie mogła podźwignąć się i zająć miejsca na leżance. Taka sytuacja nie była dla mnie niczym niezwykłym: wiele osób zgłaszających się do poradni neurologicznych jest niezdolnych do samodzielnego poruszania się. Zazwyczaj badam moich pacjentów na leżance; jeśli jednak widzę, że zajęcie na niej miejsca przekracza czyjeś możliwości, zachęcam taką osobę, by pozostała na wózku. Ale Rachel nie chciała mnie słuchać i wytrwale próbowała przenieść się na leżankę. Był to poruszający widok. Miałam wrażenie, że każde jej ścięgno było napięte do granic możliwości. Wraz z rodzicami Rachel obserwowaliśmy jej bezowocne wysiłki, gotowi w każdej chwili podtrzymać ją i uchronić przed upadkiem na podłogę. Pomyślałam, że Rachel chce mi jak najdobitniej pokazać, że to, o co ją wcześniej poprosiłam, jest dla niej absolutnie nieosiągalne. Być może wydawało się jej, że wciąż nie jestem o tym dostatecznie przekonana. Nie należy zakładać, że osoba, która przesadnie demonstruje swoją niepełnosprawność czy cierpienie, chce nas oszukać i wyolbrzymić swoje dolegliwości – czasem takie zachowanie ma na celu przekonanie nas o tym, że dolegliwości te stanowią dla niej poważny problem. Wołanie o pomoc bywa wyjątkowo głośne, zwłaszcza jeśli wcześniejsze próby zwrócenia naszej uwagi przeszły niezauważone.

W końcu Rachel dała za wygraną i zmęczona opadła na wózek. Podczas badania określiłam jej przypadłość mianem zespołu przewlekłego zmęczenia i spytałam, czy zgadza się z tą diagnozą. Lekarze pod wieloma względami przypominają swoich pacjentów. Niejednokrotnie to luźne uwagi, rzucane mimochodem pomiędzy pytaniami, jakie zadajemy pacjentowi w trakcie wywiadu lekarskiego, pozwalają nam dotrzeć do prawdy. Starałam się znaleźć jakiś sposób, by dotrzeć do Rachel, ale okazało się, że obrałam mylną drogę.

– Nie – odparła stanowczym tonem Rachel. – Czy pani w ogóle mnie nie słuchała? Ja nie choruję na zespół przewlekłego zmęczenia, tylko na encefalopatię bólową. Zmęczenie to coś, co przydarza się każdemu. Stwierdzenie, że osoba w moim stanie jest zmęczona, jest po prostu obraźliwe. Ktoś może być zmęczony, bo za późno położył się spać albo zbyt intensywnie ćwiczył. Wystarczy, że odpocznie i od razu poczuje się lepiej. Ja nie jestem zmęczona. Mój stan w ogóle nie przypomina zmęczenia. Czuję się tak, jakby wyssano ze mnie życie. Lepiej byłoby umrzeć niż tak się męczyć. To, co mi dolega, to nie żaden zespół przewlekłego zmęczenia. To encefalopatia bólowa!

– Oczywiście, encefalopatia bólowa. Ma pani rację. Przepraszam.

– Czy nie widzi pani, w jak fatalnym jestem stanie? – zapytała.

Rachel powiedziała i zrobiła wiele, by mnie o tym przekonać; teraz jednak zaczęła się obawiać, że jej wysiłki mogły się okazać niewystarczające.

– Proszę mi wierzyć, że nie mam co do tego żadnych wątpliwości – zapewniłam. – Nie jestem natomiast pewna, w jaki sposób mogłabym pani pomóc. Przyjrzałam się wynikom pani badań i wysłuchałam pani historii. Zgadzam się, że cierpi pani na encefalopatię bólową. Zastanawiam się tylko, czy jakiekolwiek dalsze badania mogą cokolwiek zmienić.

– Ależ ja wcale nie chcę dodatkowych badań. Chcę, żeby zaczęto mnie leczyć. Słyszałam, że interferony stosowane w leczeniu stwardnienia rozsianego mogą pomóc także chorym na encefalopatię bólową. Chciałabym, żeby pani mi je przepisała.

– Niestety, terapia interferonowa jest bardzo ryzykowna i nie została zatwierdzona do leczenia encefalopatii bólowej. Nie mogę zakwalifikować pani do tego rodzaju terapii.

– To, czy terapia wydaje się pani ryzykowna, nie ma dla mnie żadnego znaczenia. Jestem gotowa ponieść to ryzyko. – Rachel sięgnęła po swoją torebkę i zaczęła wyciągać z niej gazety oraz czasopisma; wydawało się, że nagle odzyskała wigor.

– Widziała pani na własne oczy, jak niesprawna jest Rachel. Twierdzi pani, że wierzy jej słowom. Jeśli rzeczywiście tak jest, to na pewno zdaje sobie pani sprawę, że nasza córka nie ma nic do stracenia – dodał ojciec Rachel. Jej matka przyłożyła do oczu chusteczkę.

– Przykro mi, ale mam związane ręce.

– Chce pani przez to powiedzieć, że NHS nie pokryje kosztów leczenia – stwierdził gniewnie ojciec Rachel.

– Mogłabym pojechać do Ameryki i zapłacić za leczenie z własnej kieszeni – powiedziała Rachel. – Ale uważam, że nie powinnam być zmuszana do szukania pomocy za granicą. Powinnam otrzymać ją tu, na miejscu.

– Interferony nie są zatwierdzone do stosowania w leczeniu encefalopatii bólowej ani w Ameryce, ani w żadnym innym kraju. Przykro mi, ale tak to właśnie wygląda.

Rachel najwyraźniej była przekonana, że gdybym tylko zechciała, mogłabym skierować ją na terapię interferonową. Być może uważała, że padła ofiarą kłopotów finansowych, z jakimi zmaga się nasz system opieki zdrowotnej. Ale w rzeczywistości nie była to kwestia pieniędzy ani możliwości czy też ograniczeń brytyjskiego systemu opieki zdrowotnej. Na encefalopatię bólową (inna nazwa tej choroby to zespół przewlekłego zmęczenia) choruje ćwierć miliona Brytyjczyków i co najmniej dwa miliony mieszkańców Stanów Zjednoczonych. Ludzie ci są w pewnym stopniu zdani na łaskę swoich lekarzy. Dolegliwości zgłaszane przez niektórych pacjentów bywają po prostu lekceważone; inni chorzy są poddawani zbędnym w ich przypadku badaniom. Niektórym pacjentom lekarze przepisują leki antydepresyjne, a innym proponują alternatywne formy leczenia. W przypadku tych chorych, którzy decydują się na skorzystanie z usług lekarzy prywatnych lub też specjalistów w dziedzinie medycyny alternatywnej, zachodzi większe ryzyko, że będą przechodzić niepotrzebne badania lub zostaną poddani terapiom o niepotwierdzonej skuteczności. Na stronie internetowej pewnego lekarza prowadzącego prywatną praktykę medyczną znalazłam zagadkowe stwierdzenie, jakoby leczył on encefalopatię bólową poprzez zmianę „pola biologicznego" pacjenta; inni lekarze zalecają swoim pacjentom przyjmowanie zastrzyków z magnezem albo suplementów witaminowych. W najlepszym razie można to uznać za formy terapii placebo; w najgorszym zaś – za żerowanie na naiwności pacjenta. Niezależnie od różnic w postępowaniu poszczególnych lekarzy, we wszystkich krajach rozwiniętych obowiązują takie same ogólne zasady dotyczące leczenia encefalopatii bólowej. W żadnym z tych krajów Rachel nie mogłaby liczyć na to, że lekarz skieruje ją na terapię immunomodulującą.

Trzeba jednak pamiętać, że lekarze ulegają niekiedy presji ze strony pacjentów i podejmują w terapii działania stojące w sprzeczności z tym, co sami uważają za słuszne. Sądziłam, że nawet jeśli nie jestem w stanie sprawić, by stan Rachel się poprawił, to mogę przynajmniej uchronić ją przed ryzykiem niewłaściwych terapii oraz niepotrzebnych badań. Problem polegał na tym, że Rachel miała silnie ugruntowane przekonania na temat swojej choroby oraz oczekiwania odnośnie do sposobu jej leczenia i trudno było jej to wyperswadować.

– Czy zgadza się pani ze stwierdzeniem, że u chorych na encefalopatię bólową występują poważne problemy z układem odpornościowym? – zapytała Rachel.

– Ujmę to tak: uważam, że encefalopatia bólowa to choroba poważnie upośledzająca funkcjonowanie człowieka, której nie zdołaliśmy dotychczas w pełni zbadać i wyjaśnić.

– Inaczej mówiąc, odpowiedź brzmi „nie" – stwierdził ojciec Rachel, po czym odwrócił się do córki. – Znowu tracimy tylko czas.

Z piersi matki dziewczyny wyrwał się stłumiony szloch, który odzwierciedlał nastrój panujący w tamtej chwili w moim gabinecie. Wszyscy czuliśmy przygnębienie, jakie ogarnia wędrowca mającego do przebycia wyjątkowo trudną drogę i zdającego sobie sprawę, że na jej końcu nie czeka na niego nic, co mogłoby wynagrodzić mu trudy wędrówki. Sytuacja Rachel przypominała męczącą wspinaczkę na strome zbocze; za każdym razem, gdy wydawało jej się, że dotarła wreszcie na szczyt, okazywało się, że był on wciąż daleko. Obawiałam się, że Rachel nigdy nie osiągnie celu, do którego dążyła, ponieważ ten cel nie istnieje. Ludzkość szuka go bezskutecznie od stuleci.

Zespół przewlekłego zmęczenia (CFS – *chronic fatigue syndrome*) to choroba, którą próbowano wyjaśniać na różne sposoby i której nadawano rozmaite nazwy. W XIX wieku zaczęto diagnozować przypadłość zwaną neurastenią, która pod wieloma względami przypominała CFS. Znaczna część z długiej listy objawów neurastenii wydaje się dobrze znana: chorzy uskarżali się na chroniczne zmęczenie, nerwobóle, bóle stawów, depresję, trudności z zasypianiem, niepokój, impotencję, a także bóle głowy. Charakterystyczne dla neurastenii było także to, że chorzy często przesypiali niemal całą dobę, ale nawet tak długi sen nie pokrzepiał ich ani nie pozwalał im zregenerować sił. Neurastenicy uskarżali się na skrajne zmęczenie, chociaż ich ciała wydawały się zdrowe. Autorem pierwszych pogłębionych opisów tej przypadłości był wybitny amerykański lekarz George Beard. Uważał on neurastenię za chorobę o charakterze organicznym; jego zdaniem wyczerpanie nerwowe było rezultatem nadmiernej eksploatacji nerwów obwodowych oraz mózgu. Liczne przypadki neurastenii wśród ludzi sukcesu i intelektualistów tłumaczył tym, że osoby te intensywnie wykorzystywały swoje wyższe zdolności umysłowe, co skutkowało przemęczeniem układu nerwowego. Według Bearda neurastenia była przykładem nowoczesnej choroby, znakiem i konsekwencją nowych czasów, następstwem wzrostu tempa życia, jaki dokonał się w drugiej połowie XIX wieku. Najobfitsze żniwo zbierała wśród przedstawicieli elit społecznych.

Neurastenia miała wiele cech wspólnych z histerią. Obie choroby manifestowały się niemożliwymi do wyjaśnienia z medycznego punktu widzenia dolegliwościami, które w znacznym stopniu ograniczały sprawność chorego, ale nie prowadziły do jego śmierci. Zarówno w przypadku neurastenii, jak i histerii objawy były czysto subiektywne i nie można ich było ocenić ani zmierzyć w obiektywny sposób. Pomiędzy tymi dwoma pokrewnymi schorzeniami zachodziła jednak pewna zasadnicza różnica: o ile histerię uważano – słusznie lub niesłusznie – za przypadłość typową dla kobiet, o tyle na neurastenię chorowali głównie mężczyźni. Neurastenia wykazała się też większą żywotnością. Kiedy lekarze w Europie, którzy jeszcze do niedawna tak chętnie diagnozowali histerię, zaczęli tracić zainteresowanie tą chorobą, jej miejsce w statystykach medycznych szybko zajęła neurastenia. Na początku XX wieku neurastenię określano w Paryżu mianem *maladie à la mode* (modnej choroby); wkrótce neurastenia stała się też jedną z najczęściej diagnozowanych chorób w gabinetach lekarskich na Harley Street w Londynie.

Wraz z nową chorobą pojawiły się nowe rodzaje terapii. Najsłynniejszą, a może raczej najbardziej niesławną była terapia spoczynkowa Weira Mitchella. Mitchell, amerykański neurolog z Filadelfii, zalecał leczenie neurasteników poprzez zmuszanie ich do odpoczynku, przy czym chodziło o odpoczynek w dość wynaturzonej formie. Pacjenci nie mogli się poruszać, czytać ani rozmawiać. Wykluczone były wszelkie formy stymulacji i aktywności; pacjent miał nie opuszczać łóżka i nawet potrzeby fizjologiczne musiał załatwiać w pozycji leżącej, korzystając z nocnika. Nieodłącznym elementem terapii było też przymusowe karmienie pacjentów tłustymi potrawami. Terapia spoczynkowa mogła trwać nieprzerwanie nawet przez kilka miesięcy. Wielu lekarzy zbiło dzięki tej formie „leczenia" prawdziwe fortuny.

Ostatecznie neurastenia podzieliła jednak los wypromowanej przez Charcota histerii. W miarę poszerzania się wiedzy na temat fizjologii systemu nerwowego, zdezaktualizowała się koncepcja ograniczonych zasobów energii nerwowej, które miały ulegać wyczerpaniu w wyniku nadmiernej eksploatacji. Z czasem stało się też oczywiste, że terapia spoczynkowa Weira Mitchella była nie tylko wyjątkowo kosztowna, ale też zupełnie nieskuteczna. Ale na zmianę nastawienia do neurastenii w największym stopniu wpłynęła rosnąca świadomość tego, że przedstawiciele niższych warstw społecznych, a nawet kobiety, zapadali na tę chorobę równie często, jak zamożni i wpływowi mężczyźni. Stało to w sprzeczności z dominującym wówczas poglądem, jakoby wyczerpanie nerwowe było wywoływane zbyt intensywnym wykorzystywaniem ponadprzeciętnego intelektu, którym mogli się poszczycić przedstawiciele elit społecznych. Neurolodzy, którzy kiedyś tak chętnie wpisali neurastenię na listę chorób neurologicznych, teraz równie gorliwie ją z niej skreślili. Gdy etykieta neurastenika przestała być akceptowana przez zamożnych ludzi sukcesu, straciła też akceptację reszty społeczeństwa.

Przypadki diagnozowania neurastenii stały się odtąd znacznie rzadsze, ale wciąż się zdarzały, przynajmniej do połowy XX wieku. Neurolodzy przedstawiali neurastenię jako chorobę o przyczynach organicznych; termin „neurastenia" był też czasem wykorzystywany jako bardziej taktowne określenie depresji. Problem zmęczenia, rzecz jasna, nie zniknął – zmieniła się jedynie jego medyczna klasyfikacja. Niektórych pacjentów z objawami charakterystycznymi dla neurastenii określano mianem melancholików; w innych przypadkach objawy te tłumaczono infekcjami, zażywaniem substancji chemicznych albo rozmaitymi dolegliwościami fizycznymi.

W połowie XX wieku zespół chorobowy, którego główny objaw stanowiło zmęczenie, zniknął z wykazów chorób. Dopiero seria na pozór niezwiązanych ze sobą wydarzeń, do których doszło w różnych częściach świata, sprawiła, że odżyło zainteresowanie medycyny problemem przewlekłego zmęczenia. Jednocześnie powróciły też wszystkie związane z nim kontrowersje.

W roku 1955 wśród pacjentów szpitala Royal Free Hospital w północnym Londynie zaczęła się szerzyć tajemnicza choroba. Wkrótce zaczęli zapadać na nią także członkowie personelu szpitalnego. W sumie zachorowało ponad dwieście osób, dlatego władze szpitala zdecydowały o zamknięciu placówki na dwa miesiące. W początkowej fazie choroba przypominała grypę; po pewnym czasie pacjenci zaczynali się uskarżać także na bóle mięśni, zmęczenie, bóle głowy oraz luki w pamięci. Na podstawie tych objawów lekarze doszli do wniosku, że pacjenci cierpią na trudny do wyjaśnienia stan zapalny mózgu i nerwów. Opisując tę tajemniczą dolegliwość, po raz pierwszy posłużono się terminem „encefalopatia bólowa". Lekarzom nie udało się ustalić przyczyn choroby, która na szczęście nie okazała się śmiertelna. Od tamtej pory encefalopatia bólowa zaczęła funkcjonować w medycynie jako kolejna kategoria diagnostyczna.

Podobne przypadki zachorowań zaczęto odnotowywać także w innych zakątkach świata; niekiedy dotyczyły one pojedynczych jednostek, a niekiedy niewielkich grup osób. Szukający wyjaśnienia naukowcy sprawdzali, czy odpowiedzialność za zachorowania można przypisać jakiemuś wirusowi lub też innym drobnoustrojom. Przez wiele lat co pewien czas pojawiały się entuzjastyczne informacje o tym, że wreszcie udało się odkryć *przyczynę* choroby. Mimo to za każdym razem okazywało się, że był to przedwczesny entuzjazm.

W roku 1984 eksperci z Centrum Kontroli Chorób zostali wezwani do Incline Village w Nevadzie. Stu dwudziestu spośród sześciu tysięcy mieszkańców tej miejscowości zapadło na tajemniczą chorobę. U każdego z pacjentów zaobserwowano odmienny zestaw objawów; do najczęściej powtarzających się należały zawroty głowy, odrętwienie, bóle stawów oraz zmęczenie. Początkowo także w tym przypadku nie potrafiono wyjaśnić przyczyny epidemii, ale po serii drobiazgowych badań odkryto, że we krwi bardzo wielu chorych znajdują się przeciwciała, których obecność wskazuje na kontakt danej osoby z wirusem Epsteina-Barr (EBV). W ten oto sposób powiązano przewlekłe zmęczenie z wirusem EBV; po dziś dzień nie brakuje zwolenników poglądu, że ten rzekomy związek stanowi klucz do wyjaśnienia zagadki przewlekłego zmęczenia. To, że większość dorosłych osób na pewnym etapie swojego życia miała lub będzie mieć kontakt z EBV i, co za tym idzie, w ich krwi obecne będą przeciwciała tego wirusa, a mimo to jedynie znikomy odsetek uskarża się na przewlekłe zmęczenie, ani trochę nie osłabił zapału badaczy.

W latach 80. XX wieku przewlekłe zmęczenie stało się zespołem przewlekłego zmęczenia. Doszło do prawdziwego wysypu nowych przypadków. W prasie i telewizji pojawiały się działające na wyobraźnię doniesienia na temat choroby, której nie potrafią zrozumieć lekarze. Ludzie, którzy od lat zmagali się z chronicznym zmęczeniem, wreszcie znaleźli wyjaśnienie swojego problemu, choć wciąż jeszcze nie doczekali się jego rozwiązania. Rozgorzała dyskusja przypominająca tę, która w przeszłości toczyła się na temat neurastenii; spierano się o to, czy zespół przewlekłego zmęczenia zasługuje w ogóle na miano prawdziwej choroby?

Zespół przewlekłego zmęczenia można najprościej zdefiniować jako przytłaczające zmęczenie, które trwa przez co najmniej sześć miesięcy, w znacznym stopniu ogranicza sprawność chorego i nie można go wyjaśnić żadną chorobą psychiczną ani fizyczną. Inną nazwą zespołu chronicznego zmęczenia jest encefalopatia bólowa.

Obie te nazwy można stosować zamiennie, choć wielu chorych, zwłaszcza w Wielkiej Brytanii, preferuje termin „encefalopatia bólowa". Poruszanie kwestii ME/CFS w książce poświęconej przede wszystkim opisom problemów, z jakimi zmagają się osoby cierpiące na choroby psychosomatyczne, jest co najmniej ryzykowne. Od kilkudziesięciu lat trwa bowiem zaciekły spór pomiędzy tymi, którzy uważają zespół chronicznego zmęczenia za schorzenie o przyczynach wyłącznie organicznych, a tymi, dla których jest to zaburzenie o podłożu czysto psychicznym.

W tej sytuacji kuszącym rozwiązaniem może być nabranie wody w usta: najprościej byłoby, gdybym się powstrzymała od wyrażenia własnego zdania i ograniczyła do zreferowania opinii innych osób. O tym, jak wielkie kontrowersje budzi problematyka związana z zespołem przewlekłego zmęczenia, świadczy dobitnie to, że jednemu z czołowych brytyjskich ekspertów w tej dziedzinie wielokrotnie grożono śmiercią z powodu jego poglądów na temat tego schorzenia. Człowiek ten jest autorem największej liczby naukowych opracowań na temat CFS, a mimo to oskarża się go o zniechęcanie innych naukowców do badań nad tą chorobą. Jest także twórcą najskuteczniejszego programu leczenia CFS, a mimo to pojawiają się zarzuty, że najchętniej pozostawiłby chorych samym sobie i pozwolił im umrzeć. Mówimy tu o osobie, która traktuje to schorzenie niezwykle poważnie i znaczną część swojej naukowej kariery poświęciła na próby rozwikłania zagadki, jaką pod wieloma względami stanowi dla nas CFS. Cała jego zbrodnia polega na tym, że jest psychiatrą i ośmiela się podkreślać znaczenie mechanizmów psychologicznych w rozwoju oraz utrzymywaniu się objawów zespołu przewlekłego zmęczenia.

Nie zamierzam jednak nabierać wody w usta. Jestem przekonana, że czynniki psychologiczne oraz behawioralne w znacznym stopniu, jeśli nie w stu procentach, przyczyniają się do zwiększenia stopnia niepełnosprawności towarzyszącej zespołowi chronicznego zmęczenia. Czy wiem to na pewno? Nie – nikt nie ma co do tego całkowitej pewności. Do zajęcia takiego stanowiska skłania mnie jednak brak jakichkolwiek dowodów na organiczny charakter tego schorzenia. U chorych na ME/CFS nie występują zazwyczaj żadne zmiany fizyczne, którymi można by wyjaśnić odczuwane przez chorego zmęczenie. Niektórzy porównują sytuację tych osób z sytuacją chorych na stwardnienie rozsiane w czasach poprzedzających pełne zrozumienie tego schorzenia, a także z losem ofiar AIDS, które zmarły, zanim odkryliśmy wirusa wywołującego tę chorobę. Ale nim jeszcze w mózgu chorych na stwardnienie rozsiane stwierdzono po raz pierwszy obecność punktów zapalnych, których powstawanie powoduje uszkodzenie komórek nerwowych, dysponowaliśmy już obiektywnymi dowodami na występowanie u tych osób zaburzeń neurologicznych, co wskazywało jednoznacznie na fizyczny charakter ich schorzenia. Podobnie było w przypadku AIDS: nawet przed odkryciem wirusa HIV wyniki licznych badań krwi oraz inne zaobserwowane nieprawidłowości nie pozostawiały wątpliwości co do fizycznego podłoża tej choroby.

Niemal wszystkich pacjentów cierpiących na ME/CFS niepokoi myśl o tym, że prawdziwą przyczyną ich dolegliwości może być choroba, która nie została jeszcze rozpoznana. Podobny lęk towarzyszy lekarzom, którzy się obawiają, że stawiając diagnozę, mogli przeoczyć coś istotnego. W rzeczywistości jednak długoterminowe badania kohortowe pacjentów chorych na ME/CFS dowodzą, że jeśli pierwotna diagnoza została postawiona rzetelnie, to nadzwyczaj rzadko się zdarza, by w późniejszym czasie lekarz rozpoznał u takiego pacjenta chorobę organiczną. Te same badania pokazują, że wśród chorych na ME/CFS do rzadkości należą przypadki zupełnego ozdrowienia. U zdecydowanej większości takich osób objawy choroby nie słabną, a lekarze nie znajdują żadnych dowodów na to, by pacjent cierpiał na schorzenie o charakterze organicznym.

Światowa Organizacja Zdrowia zalicza ME/CFS do zaburzeń neurologicznych. W opinii neurologów zaklasyfikowanie tego schorzenia do tej właśnie kategorii nastąpiło ze względów pragmatycznych i nie oznacza, by ME/CFS należało uznać za chorobę neurologiczną. Sam termin „encefalopatia bólowa" wydaje się neurologom dość osobliwy. Encefalopatia w precyzyjnym znaczeniu tego słowa oznacza bowiem zapalenie mózgu i rdzenia kręgowego. Schorzenie to, z którym większość neurologów ma regularnie do czynienia, jest wywoływane infekcją wirusową lub też stanowi następstwo choroby autoimmunologicznej. Pacjenci z encefalopatią są zazwyczaj kierowani na oddziały intensywnej terapii. Bezsporny dowód na obecność stanu zapalnego można uzyskać po przeprowadzeniu tomografii komputerowej, badania płynu rdzeniowego lub badania krwi. Należy dodać, że encefalopatia często skutkuje śmiercią chorego. U chorych na encefalopatię bólową nie znajdujemy żadnych dowodów na obecność stanu zapalnego w mózgu lub rdzeniu kręgowym; nazwa tego schorzenia jest więc w pewnym sensie myląca, co dodatkowo utrudnia nawiązanie porozumienia między neurologami a ich pacjentami, przyczyniając się do powstania bariery pomiędzy lekarzami a osobami dotkniętymi tą chorobą. Nie ma też żadnych przekonujących dowodów na to, by przyczyną ME/CFS mogło być schorzenie mięśni lub nerwów. To wszystko sprawia, że większość neurologów nie decyduje się na przyjmowanie pacjentów cierpiących na ME/CFS – postępują tak nie dlatego, że kwestionują autentyczność ich cierpienia, ale dlatego, że mają wątpliwości, czy potrafią im pomóc. Niedługo po tym, jak rozpoczęłam specjalizację z neurologii, miałam okazję zetknąć się z wieloma pacjentami chorującymi na zespół przewlekłego zmęczenia. W późniejszych latach neurolodzy zaczęli jednak dość wyraźnie dystansować się od tego schorzenia; w rezultacie dotknięte nim osoby znacznie chętniej szukają dziś pomocy u immunologów bądź endokrynologów.

Obecnie nie zajmuję się diagnozowaniem ani leczeniem chorych ME/CFS, ale wielu moich pacjentów cierpiących na napady dysocjacyjne leczyło się w przeszłości na ME/CFS – fakt ten wydaje mi się ciekawy i warty odnotowania.

Wielu chorych na ME/CFS chętnie przytacza cytaty z publikacji naukowych, które w ich mniemaniu przemawiają za organicznym podłożem ich schorzenia. Rzeczywiście, rozmaite analizy naukowe wykazały, że pacjenci z zespołem przewlekłego zmęczenia poddani wielu różnym badaniom mają podobne – nieprawidłowe – wyniki. Jako ich przyczynę wskazano kilka rodzajów infekcji wirusowych. Z pewnością istnieją dowody na to, że w wielu przypadkach zachorowanie na zespół przewlekłego zmęczenia było poprzedzone kontaktem organizmu danej osoby z czynnikiem zakaźnym; nie potrafimy jednak wyjaśnić mechanizmu rozwijania się zespołu przewlekłego zmęczenia po wyleczeniu infekcji. Możemy jedynie przypuszczać, że pewną rolę odgrywa tu podatność psychologiczna i reakcja behawioralna na infekcję.

Wiele badań naukowych wykazało również istnienie nieprawidłowości w systemie immunologicznym osób chorych na encefalopatię bólową. Badania te jednak przeczą sobie nawzajem – wyniki opisywanych w nich testów diagnostycznych przeprowadzonych na pacjentach nie są spójne; dlatego wspomniane wyżej nieprawidłowości nie mogą być uznane za wystarczające wyjaśnienie objawów, które, zdaniem niektórych, wywołują. Stosunkowo niedawno naukowcy zwrócili baczniejszą uwagę na oś podwzgórze-przysadka-nadnercza (HPA), współodpowiedzialną za kontrolowanie naszych reakcji na stres. U osób chorych na ME/CFS zaobserwowano zaburzenia funkcjonowania tej osi, co pozwala przypuszczać, że organizm chorego nie może udzielać adekwatnej odpowiedzi hormonalnej na sytuacje stresowe. To z kolei mogłoby wyjaśniać, dlaczego stres psychiczny lub fizyczny stanowi bodziec wywołujący ME/CFS i dlaczego stan zdrowia osób dotkniętych tą chorobą się nie poprawia, kiedy znajdują się one pod wpływem stresu. Mimo to także tutaj pojawiają się wątpliwości: nie wszystkie wyniki badań są zgodne i nie u wszystkich pacjentów stwierdzono nieprawidłowości hormonalne.

Autorzy żadnego z badań dotyczących zespołu przewlekłego zmęczenia nie oferują pełnego wyjaśnienia tej choroby ani testu diagnostycznego, który umożliwiałby bezbłędne rozpoznawanie ME/CFS; badania te potwierdzają jednak istnienie fizycznego wymiaru ME/CFS – dostarczają dowodów na to, że poszczególne systemy organizmu osoby chorej nie funkcjonują tak, jak powinny. Wynika z tego niezbicie, że nawet jeśli przyczyna tej choroby leży w sferze psychiki, to jej objawy nie są jedynie dziełem wyobraźni.

Czy wobec tego zespół przewlekłego zmęczenia można uznać za zaburzenie somatyzacyjne? ME/CFS to choroba rządząca się swoimi własnymi prawami i nie zwykło się określać jej mianem zaburzenia somatyzacyjnego, ale to wcale nie oznacza, że nie istnieją cechy wspólne dla ME/CFS oraz zaburzeń psychosomatycznych. Obie choroby manifestują się licznymi objawami niemającymi medycznego uzasadnienia. Zarówno pacjenci cierpiący na ME/CFS, jak i osoby z zaburzeniami psychosomatycznymi przejawiają podobne wzorce zachowań oraz mają podobne przekonania dotyczące swojego stanu zdrowia – jedni i drudzy żywią złudną nadzieję, że w końcu uda im się zdobyć dowody na organiczny charakter ich choroby. Osoby chorujące na encefalopatię bólową uskarżają się też na te same dolegliwości, które są istotnymi kryteriami diagnostycznymi depresji, czyli między innymi zmęczenie i trudności z zasypianiem.

ME/CFS oraz zaburzenia psychosomatyczne łączy też oczywiście podstawowe pytanie: czy są to prawdziwe choroby? Spróbujcie zadać je któremukolwiek z 250 000 Brytyjczyków dotkniętych ME/CFS. Choroba ta wpływa destrukcyjnie na całe ich życie. Rzeczywisty charakter trudności, z jakimi zmaga się chory, nie podlega dyskusji. W związku z tym rodzi się kolejne pytanie, na które musimy sobie odpowiedzieć my, ludzie zdrowi: czy cierpieniu towarzyszącemu chorobie, której przyczyną są czynniki psychologiczne lub behawioralne, potrafimy okazać taki sam szacunek, z jakim odnosimy się do cierpienia towarzyszącego chorobom fizycznym? Jeśli odpowiedź brzmi „tak", to wszelkie inne kontrowersje przestają mieć znaczenie.

Powinniśmy sobie uświadomić, że osoby, u których rozpoznano ME/CFS, mają wszelkie podstawy do tego, by odnosić się do postawionej im diagnozy z rezerwą. Wiele osób postronnych, a nawet wielu członków personelu medycznego nie postrzega bowiem ME/CFS ani jako choroby o podłożu organicznym, ani jako choroby o podłożu psychologicznym. Uważają zespół przewlekłego zmęczenia za nie-chorobę; coś, co ma więcej wspólnego ze skazą charakteru niż ze schorzeniem. Chociaż zespół przewlekłego zmęczenia nie jest chorobą powszechną, wielu z nas zetknęło się z cierpiącą na nią osobą; podejrzewam, że przynajmniej niektórzy z nas nie powstrzymali się wtedy od jakiegoś sarkastycznego komentarza.

Rachel oburza się na traktowanie ze strony innych – i trudno się temu dziwić, jeśli zdamy sobie sprawę, jak powszechna jest w naszym społeczeństwie skłonność do surowego osądzania ludzi dotkniętych tą samą co Rachel przypadłością. Ale problem może także stanowić upór, z jakim cierpiący na zespół przewlekłego zmęczenia bronią się przed zaakceptowaniem psychologicznego paradygmatu tej choroby. Jeśli pacjent usilnie zaprzecza, by odczuwał tak zwyczajne dla każdego człowieka stany, jak smutek czy stres, lekarz zaczyna nabierać podejrzeń, że pacjent próbuje coś ukryć. Z ust niektórych moich pacjentów często padają zapewnienia w rodzaju: „Zanim zachorowałem, wiodłem cudowne życie, prawie nigdy się nie stresowałem". Zastanawiam się wtedy, jak to możliwe? Ja sama nie potrafię sobie przypomnieć ani jednego dnia całkowicie wolnego od stresu. Ci spośród moich pacjentów, u których zdiagnozowano chorobę organiczną, na przykład epilepsję, bardzo otwarcie mówią o tym, w jaki sposób stres wpływa na ich chorobę. Stres sprawia, że stan chorego pogarsza się – powoduje nasilenie objawów zarówno w przypadku epilepsji, jak i cukrzycy, astmy, migreny czy łuszczycy. Dlaczego więc akurat w przypadku zaburzeń somatyzacyjnych i zespołu przewlekłego zmęczenia miałoby być inaczej? Czy to, że cierpiący na te schorzenia kategorycznie zaprzeczają obecności stresu w swoim życiu, może być dla nas źródłem jakiejś cennej informacji? Niewykluczone, że wielu pacjentów obawia się, że jeśli tylko przyznają się, iż doświadczają w życiu jakichś trudności, to lekarz skupi się na nich i zacznie upatrywać w nich przyczyny schorzenia, a w konsekwencji przestanie szukać innych przyczyn. A może sprawa jest bardziej skomplikowana? U osób chorujących na zaburzenia konwersyjne często występuje aleksytymia, czyli niezdolność do rozpoznawania i nazywania własnych emocji. Jeśli zapytacie osobę, która cierpi na drgawki dysocjacyjne, co czuje w trakcie napadu, prawdopodobnie odpowie ona, że czuje „zimno" albo „zmęczenie"– odpowiedź nie będzie zawierała żadnych informacji na temat jej stanu emocjonalnego. Być może zatem pacjenci, którzy twierdzą, że nie odczuwają stresu, naprawdę go nie odczuwają.

Na szczęście ME/CFS nie są chorobami szeroko rozpowszechnionymi. Wąsko rozumiane zaburzenia z objawami somatycznymi również nie należą do często spotykanych schorzeń. Problemem dotyczącym jedynie niewielkiej części populacji są także objawy motoryczne zaburzeń konwersyjnych. Na przeciwległym krańcu spektrum problemów psychosomatycznych sytuują się bardziej prozaiczne objawy somatyczne, których znaczna część z nas doświadcza wielokrotnie w ciągu swojego życia. Zaburzenia z objawami somatycznymi dotykają zaledwie co setną osobę, ale przejściowe objawy somatyczne niepowodujące długotrwałej niepełnosprawności przytrafiają się aż co czwartemu z nas.

Wielu pacjentów zgłaszających się do poradni gastroenterologicznych uskarża się na powracające bóle brzucha, chociaż nie rozpoznano u nich żadnej choroby żołądka ani jelit. Często okazuje się, że przyczyną ich dolegliwości jest zespół jelita drażliwego (*irritable bowel syndrome* – IBS). Mechanizm tej choroby wciąż jeszcze nie został dostatecznie wyjaśniony, a pacjenci nie zawsze chętnie przyjmują do wiadomości, że ma ona podłoże psychologiczne. Wiadomo jednak, że istnieje dość wyraźny związek pomiędzy występowaniem psychicznego rozstroju a IBS. U cierpiących na to schorzenie obserwuje się zazwyczaj także wiele innych objawów somatycznych; wyższe od statystycznej średniej jest też ryzyko zachorowania na ME/CFS. Większość osób dotkniętych IBS chorowała w dzieciństwie częściej od swoich rówieśników, a obecnie częściej niż inni odwiedza gabinety lekarskie. U wielu moich pacjentów z zaburzeniami konwersyjnymi, a zwłaszcza u tych, którzy cierpią na drgawki dysocjacyjne, zdiagnozowano w przeszłości IBS – związek ten wydaje mi się wart przemyślenia. Wśród osób dotkniętych IBS, podobnie jak wśród chorych na ME/CFS, występuje też wyjątkowo dużo przypadków depresji i zaburzeń lękowych.

Wbrew pozorom to nie zmęczenie, ale ból jest najczęstszym objawem psychosomatycznym. Mają z nim do czynienia lekarze we wszystkich rodzajach poradni przyszpitalnych. Do poradni reumatologicznych zgłaszają się przede wszystkim pacjenci z bólami mięśni oraz stawów, które mogą świadczyć na przykład o fibromialgii. Zaburzenie to manifestuje się rozległymi bólami mięśni; rozpoznanie następuje w wyniku uciskania osiemnastu punktów (*tender points*) na ciele pacjenta – jeśli co najmniej jedenaście z nich jest bolesnych, można mówić o fibromialgii. Innym bardzo częstym objawem tego zaburzenia jest zmęczenie. Fibromialgia ma tak wiele cech wspólnych z ME/CFS, że wielu lekarzy uważa te zaburzenia za oznaki jednej i tej samej choroby.

W poradniach neurologicznych najczęściej zgłaszanym przez pacjentów rodzajem bólu jest ból głowy. Chroniczne bóle głowy coraz częściej określa się mianem przewlekłej migreny. Dawne nazwy na tę przypadłość, na przykład napięciowe bóle głowy, odchodzą powoli do lamusa. W przeciwieństwie do terminologii metody leczenia nie uległy większym zmianom i pacjentom wciąż zaleca się przyjmowanie leków antydepresyjnych, skorzystanie z pomocy psychologa oraz ćwiczenia relaksacyjne - co mówi samo za siebie. Chronicznym bólom głowy towarzyszą zazwyczaj zaburzenia nastroju oraz cały wachlarz objawów charakterystycznych zarówno dla ME/CFS, jak i dla IBS.

Do każdej poradni specjalistycznej zgłaszają się osoby uskarżające się na ból, który może być symptomem zaburzeń psychosomatycznych. W przypadku pacjentów poradni kardiologicznych są to bóle w klatce piersiowej pochodzenia niekardiogennego. W poradniach ginekologicznych - bóle miednicy lub brzucha. W poradniach urologicznych - ból towarzyszący oddawaniu moczu. Jak już wspominałam, ból jest najczęściej spotykanym, ale nie jedynym objawem psychosomatycznym; ich lista jest znacznie dłuższa. Przykładowo pomocy lekarzy pulmonologów szukają często pacjenci, którym dokuczają niewyjaśnione trudności w oddychaniu. Dermatolodzy mają do czynienia z uporczywie nawracającym swędzeniem oraz wysypkami. Do okulistów zgłaszają się osoby cierpiące na utratę ostrości widzenia, a do otolaryngologów pacjenci z utratą słuchu. Podręcznikowe przykłady ME/CFS nie zdarzają się szczególnie często, ale na inne formy chronicznego zmęczenia, niespełniające kryteriów wymaganych do uznania ich za zespół przewlekłego zmęczenia, uskarża się średnio co dziesiąty pacjent zgłaszający się do lekarza rodzinnego. Na drgawki dysocjacyjne cierpi jedynie znikomy odsetek populacji, mimo to w poradniach leczenia padaczki zaburzenie to jest rozpoznawane u co piątego pacjenta. Trzydzieści procent pacjentów poradni reumatologicznych cierpi na bóle, których lekarze nie potrafią wyjaśnić żadnym znanym współczesnej medycynie schorzeniem. Niewyjaśnione medycznie objawy występują u połowy pacjentów poradni ogólnych, a także u sześćdziesięciu procent kobiet zgłaszających się do ginekologa. Wpływ samopoczucia emocjonalnego na nasze zdrowie jest zbyt duży, by można go było bagatelizować. Bardzo chciałam przekonać o tym Rachel.

Samuel Johnson stwierdził kiedyś, że więzy naszych przyzwyczajeń są tak słabe, że nie zwracamy na nie uwagi, dopóki nie staną się zbyt mocne, byśmy mogli je zerwać. Wiedziałam, że istnieją sposoby na to, by pomóc Rachel, pod warunkiem jednak, że zgodzi się ona na pewne wyrzeczenia i zmieni niektóre ze swoich wzorców zachowań. Powiedziałam jej, że mimo wszystkich istniejących między nami różnic zdań, w jednej sprawie możemy chyba się zgodzić: jej stan się pogarsza, zamiast się poprawiać.

Rachel przyznała mi rację.

– Skoro tu się zgadzamy, to czy możemy zgodzić się także co do tego, że pani obecny sposób radzenia sobie ze zmęczeniem jest nieskuteczny?

– Tak.

– W takim razie chyba nic pani nie zaryzykuje, zgadzając się na wypróbowanie innego podejścia?

– To zależy, na czym miałby ono polegać.

Nie potrafiłam przekonać Rachel, by zechciała wziąć pod uwagę inną metodę leczenia niż tylko terapia farmakologiczna. W przypadku osób dotkniętych ME/CFS jedyną metodą, która przynosi pewne pozytywne rezultaty, jest odpowiednio opracowany program ćwiczeń fizycznych, a także terapia poznawczo-behawioralna (CBT). W pewnym sensie Rachel miała rację – CBT nie jest panaceum; terapia ta wymaga ciężkiej pracy, nie w każdym przypadku okazuje się skuteczna, a w dodatku Rachel próbowała jej już wcześniej i nie była zadowolona z wyników. Przypomniałam jej jednak, że jeśli pacjentowi cierpiącemu na cukrzycę nie pomoże pierwsza zażyta tabletka, to nie rezygnujemy z leczenia, tylko próbujemy zwiększyć dawkę leku. Jeśli choremu na astmę nie przynosi ulgi jeden inhalator, to sięga po inny. Z ME/CFS jest podobnie: niektórzy pacjenci odczuwają poprawę już po pierwszym cyklu spotkań terapeutycznych, inni muszą wziąć udział w kolejnym. Ale Rachel pozostała niewzruszona. Podczas naszej rozmowy uświadomiłam sobie, że ona wcale nie chce, by zaproponowano jej lepszą terapię – chciała lepszej diagnozy. Czy można ją za to winić? ME/CFS to choroba poważnie ograniczająca sprawność chorego, proces leczenia jest żmudny i powolny, a jego rezultaty są często znikome, a w dodatku chory może liczyć na bardzo niewiele zrozumienia czy współczucia ze strony innych, być może z wyjątkiem swoich bliskich.

To, jakim terminem posłuży się lekarz, stawiając pacjentowi diagnozę, niesie ze sobą liczne konsekwencje. Stawiając diagnozę, lekarz informuje jednocześnie o sposobie leczenia, a także o rokowaniach. „Ma pan nieżyt żołądka. Proszę zażywać te tabletki, a przed upływem tygodnia poczuje się pan lepiej. Większość chorych wraca do zdrowia i nie doświadcza nawrotów choroby". Kiedy już wiecie, co wam dolega, możecie podzielić się tą wiedzą z przyjaciółmi i znajomymi. Wiecie, jaki będzie przebieg leczenia i kiedy możecie się spodziewać poprawy. Termin diagnostyczny określa rangę naszych dolegliwości – zarówno w naszych własnych oczach, jak i w oczach innych. Załóżmy, że męczy mnie kaszel i cieknie mi z nosa; jeśli w takiej sytuacji zakomunikuję komuś, że jestem przeziębiona, to dam mu do zrozumienia, że czuję się niezbyt dobrze, ale nie fatalnie. Zamiast nazywać swoją chorobę przeziębieniem, równie dobrze mogłabym też oznajmić, że mam grypę. W ten sposób podniosłabym rangę moich dolegliwości. A gdyby tak do słowa „grypa" dodać jakiś przymiotnik? „Męska grypa" – to brzmi już zupełnie inaczej, prawda?

Neurastenia, histeria, melancholia, depresja, zespół przewlekłego zmęczenia, zespół przewlekłego zmęczenia i zaburzeń immunologicznych, encefalopatia bólowa, grypa yuppie: każdy z tych terminów diagnostycznych będzie w specyficzny dla siebie sposób rzutować na to, jak pacjent przyjmie diagnozę, jak będą wyglądać jego zmagania z chorobą i jak będą postrzegać jego chorobę inni. Jeśli na skutek choroby od roku prawie nie wychodzicie z domu, straciliście pracę, a wasz związek legł w gruzach, to nazwanie waszej choroby „grypą yuppie" będzie zupełnie nieadekwatne do waszych doświadczeń. Z tego rodzaju problemami mam często do czynienia w mojej poradni, gdy informuję pacjenta o tym, że jego ataki drgawkowe nie są spowodowane padaczką. Jako początkujący lekarz specjalista nie używałam nazwy „napady dysocjacyjne"; zamiast tego wolałam posługiwać się terminem „psychogenne napady rzekomopadaczkowe". W rezultacie wiele moich rozmów z pacjentami miało mniej więcej taki przebieg:

– Napady, których pan doświadcza, określa się mianem psychogennych napadów rzekomopadaczkowych.

– Psychogennych? Czyli jestem psycholem, tak?

– Dobrze pan wie, że niczego takiego nie sugeruję.

– Co mam powiedzieć mojemu pracodawcy?

– Proszę mu powiedzieć, że cierpi pan na ataki drgawkowe. Nie ma pan obowiązku wchodzić w szczegóły.

– W pracy zażądają ode mnie orzeczenia lekarskiego.

– Postaram się odpowiednio je sformułować. Wszystkie szczegóły, które zechce pan zachować dla siebie, pozostaną poufne.

Wyobraźmy sobie teraz, że przed kolejną wizytą w moim gabinecie pacjent spotkał z psychiatrą.

– Dowiedziałem się od psychiatry, że inna nazwa moich napadów to drgawki dysocjacyjne. Nie mogła pani od razu tak powiedzieć?

Odkąd zostałam lekarzem, terminologia używana na określenie drgawek dysocjacyjnych zmieniała się wielokrotnie. Przez bardzo długi czas najczęściej stosowaną nazwą były „pseudonapady". „Pseudo" – rzecz, która udaje coś, czym w rzeczywistości nie jest. Jak byście się czuli, podając taką nazwę swojej choroby waszym bliskim lub waszemu szefowi? Obecnie powszechnie używa się nazwy „napady niepadaczkowe". Sęk w tym, że taki termin mówi więcej o tym, czym schorzenie *nie* jest, niż o tym, czym *jest*; wiem z doświadczenia, że pacjent, u którego lekarz rozpoznał napady niepadaczkowe, opuszcza gabinet lekarski z poczuciem, że w ogóle nie otrzymał diagnozy.

Ja sama przez wiele lat preferowałam nazwę „psychogenne napady rzekomopadaczkowe" z uwagi na to, że podkreśla ona napadowy charakter schorzenia oraz zwraca uwagę na czynniki psychologiczne, które mogą odgrywać rolę bodźców spustowych. Jeśli pacjent potrafi przyjąć do wiadomości psychogenny aspekt swojej choroby, to jego szanse na wyleczenie są znacznie większe. Nie tak dawno temu uświadomiłam sobie jednak, że określenia psychogenny używa się czasami przedwcześnie i że może mieć ono charakter piętnujący. Dlatego kiedy dziś mam postawić diagnozę, mówię moim pacjentom, że cierpią na napady dysocjacyjne. Jest to termin o charakterze opisowym, wolny od poniżającej czy osądzającej wymowy. Muszę jednak przyznać, że używam tej nazwy z mieszanymi uczuciami. Z jednej strony nazwa ta chroni pacjentów przed osądem ze strony innych, ale z drugiej strony sprawia, że pacjentowi łatwiej jest ukrywać coś przed samym sobą. Psychiatrzy i neurolodzy wiedzą, co oznacza określenie „dysocjacyjny", ale dla większości ludzi jest ono niezrozumiałe. Obawiam się, że może to wzmacniać w pacjencie przekonanie o fizycznym podłożu jego choroby. Dzięki temu cierpiącemu pacjentowi łatwiej jest zachować poczucie własnej godności, ale ma to też negatywne konsekwencje: im usilniej pacjent zaprzecza diagnozie psychiatrycznej i im bardziej stara się skonstruować takie wytłumaczenie swoich objawów, które odwołuje się do procesów zachodzących w ciele, a nie w umyśle, tym dłużej będzie trwać jego choroba.

Dlatego też sądzę, że już najwyższa pora, by przestać zmieniać nazewnictwo, a zacząć zmieniać nasz stosunek do zaburzeń psychicznych.

Hipochondryk to kolejna etykietka, jaką chętnie przypinamy osobom uskarżającym się na dolegliwości, których wyjaśnienia medycyna nie potrafi znaleźć.

Daniel miał dwadzieścia trzy lata. Ogólnie rzecz biorąc, cieszył się dobrym zdrowiem i kondycją; nigdy nie zapadł na żadną poważniejszą chorobę. Na wizytę w moim gabinecie zdecydował się z powodu bólu głowy. Opisał mi go jako lekkie kłucie z tyłu głowy: „jakby coś wierciło mi dziurę pod czaszką". Ból nie był tak silny, by trzeba było go uśmierzać środkami przeciwbólowymi. Nie uniemożliwiał normalnego funkcjonowania, ale mimo to Daniel czuł się zaniepokojony. Pamiętał, że jeden z jego znajomych zmarł nagle z powodu wylewu krwi do mózgu.

Wysłuchałam Daniela; jego opis bólu nie pasował do tego, jaki mógłby towarzyszyć udarowi.

– Skoro to nie wylew, to może guz mózgu?

Odparłam, że to również jest bardzo mało prawdopodobne.

– Moim zdaniem to zupełnie niegroźny rodzaj bólu. Na pańskim miejscu spróbowałabym odczekać kilka tygodni. Proszę o siebie dbać, pić dużo wody, unikać alkoholu, trochę poćwiczyć i zanim się pan obejrzy, ból prawdopodobnie sam ustąpi.

– Wierzę, że to nic poważnego, ale zyskałbym pewność, gdyby skierowała mnie pani na badanie mózgu.

– Nie sądzę, by w pana przypadku zachodziła taka potrzeba.

– Być może, ale kiedy będę znał wyniki, na pewno poczuję się lepiej.

Daniel nie zdawał sobie sprawy, że przeprowadzenie takiego badania mogło sprawić, że zamiast poczuć się lepiej, poczuje się gorzej. W przypadku badania niegroźnie wyglądających objawów łatwo przesadzić w jedną lub drugą stronę. Jeśli wydaje się to konieczne, lekarz powinien przeprowadzić badanie, by wykluczyć fizyczną przyczynę dolegliwości. Lekarze jednak często mają problem z dostrzeżeniem granicy, po której przekroczeniu powinni powiedzieć „dość". *Primum non nocere*. Przede wszystkim nie szkodzić. Jeśli przeprowadzicie badanie i odkryjecie przez przypadek coś, czego nie spodziewaliście się znaleźć – co wtedy zrobicie? I w którym momencie odmówicie pacjentowi, który będzie się domagał dalszych badań?

Ilekroć muszę stawiać czoła takim dylematom, przypomina mi się moja pacjentka Eleanor. Zdiagnozowano u niej padaczkę, ale to nie od padaczki zaczęły się jej kłopoty ze zdrowiem. Eleanor już jako nastolatka zaczęła cierpieć z powodu licznych, niewyjaśnionych medycznie dolegliwości. Przeszła mnóstwo badań, wyniki wszystkich były prawidłowe. Po dziesięciu latach przewlekłego bólu w plecach i stawach Eleanor zaczęła się uskarżać na bóle głowy. Internista skierował ją do poradni neurologicznej, gdzie usłyszała, że jej bóle głowy to nic poważnego. Internista zalecił jej zmianę stylu życia. Eleanor nie mogła jednak pozbyć się myśli, że przyczyną jej objawów jest jakaś groźna choroba. Aby uspokoić pacjentkę, neurolog wysłał ją w końcu na badania obrazowe mózgu. Cel nie został osiągnięty. Co prawda, na skanie nie uwidocznił się żaden guz mózgu, ale bez trudu można było tam dostrzec pięciomilimetrowego tętniaka, czyli osłabienie ściany naczynia krwionośnego przypominające kształtem balonik. Eleanor jeszcze nigdy nie była tak zaniepokojona o swoje zdrowie.

Ten typ bólu głowy, na który uskarżała się Eleanor, nie mógł być spowodowany obecnością tętniaka. Jego wykrycie było więc dziełem przypadku. Bardzo prawdopodobne, że Eleanor miała tętniaka od wielu lat i mogłaby dożyć późnej starości, nie wiedząc o jego istnieniu. Ale się dowiedziała.

Pęknięcie tętniaka powoduje wylew krwi do mózgu, ale nie każdy tętniak pęka. W wyniku sekcji zwłok u 5% ludzi, którzy zmarli z innych powodów, znajduje się bezobjawowe, niepęknięte tętniaki. Nie było powodów, aby sądzić, że tętniak Eleanor pęknie, dlatego lekarze nie zalecali operacji. Ale Eleanor nie chciała żyć z tykającą bombą w głowie. Wybrała operację.

Zabrano ją do pracowni radiologii interwencyjnej i podano środek znieczulający. Kiedy zapadła w sen, radiolog nakłuł tętnicę pachwinową, wprowadził do niej cewnik z platynowym drucikiem w środku i przeciągnął go naczyniami krwionośnymi jamy brzusznej aż do naczyń krwionośnych mózgu. Cały czas śledził położenie cewnika na ekranie angiografu. Jego końcówkę umieścił w worku tętniaka. Zaczął wprowadzać do worka tętniaka platynowy drucik, który miał spowodować wykrzepienie tętniaka i w rezultacie jego zrośnięcie. Zabieg się nie udał. Tętniak pękł. Eleanor doznała poważnego udaru krwotocznego i nigdy nie wróciła do zdrowia. Była sparaliżowana od pasa w dół po jednej stronie ciała i zaczęła cierpieć na napady padaczkowe.

Czy tętniak pękłby kiedyś samoistnie, gdyby lekarze nie spróbowali go usunąć? Nikt tego nie wie. Czy Eleanor przeżyłaby szczęśliwie całe swoje życie, nie wiedząc nic o tętniaku, gdyby nie skierowano jej na obrazowe badanie mózgu? Na to pytanie również nikt nie zna odpowiedzi.

Skaner rezonansu magnetycznego to niezwykle wyrafinowane i czułe narzędzie potrafiące znaleźć również te zmiany w ciele, które wcale nie musiałyby doprowadzić do choroby. Ludzkie ciała różnią się wewnątrz tak samo jak na zewnątrz. Czasami na przykład tomografia wykrywa zupełnie nieszkodliwe niewielkie torbiele obecne w mózgu pacjenta przez całe jego życie. Jeśli jednak poddaliście się takiemu badaniu po to, aby się upewnić, że nic wam nie jest, to czy wasze samopoczucie polepszy się, czy pogorszy po usłyszeniu takich wieści?

Lekarze często nieprawidłowo interpretują wyniki badań. Dzieje się tak na przykład w przypadku boreliozy, którą niezasadnie zdiagnozowano także u Rachel. Borelioza to potencjalnie bardzo niebezpieczna choroba, ale lekarze często nie potrafią właściwie odczytać wyników badań diagnostycznych w jej kierunku. W Stanach Zjednoczonych, gdzie choroba odkleszczowa na niektórych obszarach ma charakter endemiczny, borelioza jest powszechnie nadużywaną kategorią diagnostyczną. Według danych z pewnego badania, aż 60% pacjentów poradni leczenia boreliozy otrzymało błędną diagnozę. Wszyscy ci ludzie przeszli niepotrzebne leczenie, żyli w przekonaniu, że zapadli na bardzo ciężką chorobę oraz zostali pozbawieni prawidłowej diagnozy i skutecznej terapii. Borelioza może być przyczyną wielu niespecyficznych objawów, między innymi bólu i zmęczenia. Pacjentom psychosomatycznym łatwiej przyjąć takie wyjaśnienie ich dolegliwości niż wyjaśnienie odwołujące się do procesów psychicznych.

Badania krwi, prześwietlenia – wszystkie wiążą się z jakimś ryzykiem. Wyniki niektórych badań są wyjątkowo trudne do zinterpretowania i łatwo popełnić przy tym błąd. Jeśli chodzi o Daniela, to zaproponowałam mu umowę:

– Proszę dać sobie czas. Być może ból sam minie. Proszę pić więcej wody, jeść zdrowo i wysypiać się. Jeśli za miesiąc pana stan się nie poprawi, możemy ponownie rozważyć kwestię badania obrazowego mózgu.

Wizyta dobiegła końca. Wiedziałam, że nie mogę zaliczyć jej do udanych. Kiedy Daniel wychodził z mojego gabinetu, wyglądał jak małe dziecko, które nie dostało tego, czego pragnie. Zastanawiałam się, czy pójdzie do innego lekarza i poprosi go o zlecenie badania. Dwa dni później moja sekretarka odebrała telefon od Daniela. Nie mógł dłużej czekać. Czy mogłabym umówić go na badanie? Nie byłam przekonana do tego pomysłu, ale zgodziłam się, żeby zapewnić Danielowi spokój ducha. Wciąż się zastanawiałam, czy nie popełniłam błędu. Dzień po badaniach Daniel zadzwonił z pytaniem o wyniki. Były prawidłowe. Oboje poczuliśmy ulgę, ale z innych powodów.

Miesiąc później ponownie spotkałam się z Danielem. Byłam ciekawa, jak sobie radzi. Był zadowolony z tego, że badanie mózgu nie wykazało żadnych nieprawidłowości, ale jednocześnie zastanawiał się, czy mógłby przejść jeszcze jedno, dokładniejsze badanie. Ból głowy się nie nasilał, Danielowi nie dawała jednak spokoju myśl, że coś mogło zostać przeoczone. Wskazał na punkt z tyłu swojej głowy, gdzie znajdowało się ognisko bólu i po raz kolejny stwierdził, że czuje ucisk pod czaszką. „Mam wrażenie, że coś napiera na mój mózg" – dodał. Poprosił, bym pomacała to miejsce. Spełniłam jego prośbę i stwierdziłam, że nie wyczuwam niczego niepokojącego. Podczas dalszej rozmowy Daniel co kilka sekund bezwiednie dotykał ręką potylicy. Zapewniłam go, że badanie, które przeszedł, było bardzo dokładne i, zważywszy na jego wyniki, nie ma najmniejszych powodów do niepokoju. Daniel zgodził się udać do fizjoterapeuty, który miał opracować dla niego zestaw ćwiczeń relaksacyjnych. Kiedy opuszczał gabinet, przypominał mi małego zagubionego chłopca. Miałam poczucie, że moje zapewnienia o tym, że wszystko jest w porządku, w ogóle do niego nie dotarły. Zastanawiałam się też, co musiałabym zrobić, by mi uwierzył.

Jakiś czas później Daniel zjawił się w moim gabinecie po raz kolejny. Ból nieco zelżał, ale nie ustąpił całkowicie. Daniel poszukał informacji na temat swoich objawów i dowiedział się, że tego rodzaju dolegliwości mogą być skutkiem zbyt wysokiego ciśnienia krwi; zakupił więc w najbliższej aptece ciśnieniomierz. Przyniósł mi szczegółową listę z wynikami pomiarów, jakie przeprowadził w ciągu minionego tygodnia. Każdego dnia mierzył ciśnienie co najmniej trzydziestokrotnie. Niektóre wyniki były nieco powyżej normy. Wyjaśniłam Danielowi, że ciśnienie krwi musiałoby być o wiele wyższe, by spowodować bóle głowy; poza tym opisywany przez niego ból znacznie różnił się od tego, jaki odczuwają osoby cierpiące na nadciśnienie. Daniel przyjął do wiadomości, że jego bóle głowy nie mają związku z nadciśnieniem, ale mimo to chciał wybrać się do kardiologa, żeby porozmawiać z nim o swoim krążeniu.

Wszystkim nam się to zdarza – każdy martwi się czasem na zapas – ale niektórym wchodzi to w nawyk. W takim przypadku nieustanne przewidywanie choroby może mieć destrukcyjny wpływ na nasze życie – do tego stopnia, że kiedy naprawdę zdarzy nam się zachorować, przyjmujemy to niemalże z ulgą. Sam fakt, że od czasu do czasu niepokoimy się o swoje zdrowie, jest najzupełniej normalny. Moi bliscy, przyjaciele oraz znajomi często zwracają się do mnie z prośbą o wyrażanie opinii na temat takiej czy innej dolegliwości.

– Ile trwa zazwyczaj infekcja wirusowa? Czy dwa tygodnie to zbyt długo?

– Moja córeczka poślizgnęła się i uderzyła głową o podłogę. Naprawdę mocno. Jak mogę sprawdzić, czy nic jej nie jest?

– Zerknij na ten guzek i powiedz mi, co o nim sądzisz.

Nie ma nic dziwnego w chęci upewnienia się, że nic nam nie dolega; niektórzy jednak szukają przyczyn każdego, nawet najbardziej błahego objawu z takim zapamiętaniem, że to nie same objawy, lecz owe poszukiwania zaczynają utrudniać im normalne funkcjonowanie w świecie.

Osoby cierpiące na zaburzenie hipochondryczne – współcześnie określane najczęściej mianem lęku o zdrowie – są ogarnięte obsesyjnym zainteresowaniem stanem swojego zdrowia i obawą przed możliwością jego pogorszenia, podporządkowują temu całe swoje życie. W przypadku zaburzeń konwersyjnych oraz zaburzeń z objawami somatycznymi niepełnosprawność pacjenta jest wywołana rzeczywistymi objawami fizycznymi, takimi jak dojmujące zmęczenie, osłabienie, konwulsje i tak dalej. W przypadku niepokoju o zdrowie wygląda to zupełnie inaczej. Niepełnosprawność nie ma tu podłoża fizycznego; występujące objawy fizyczne mogą być zupełnie niegroźne. Ograniczenie sprawności hipochondryka nie jest spowodowane objawami, lecz lękiem, jaki te objawy w nim wywołują.

W przeciwieństwie do osoby cierpiącej na zaburzenia konwersyjne, która pod względem emocjonalnym może czuć się zupełnie dobrze, życie osoby dotkniętej hipochondrią zatruwa niepokój. W umyśle hipochondryka nawet najlżejszy ból albo chwilowy zawrót głowy urasta do rangi niezwykle poważnego problemu. Dotknięta tym zaburzeniem osoba może wyrobić w sobie nawyk samobadania. Czy czerwone znamię na moim ramieniu wygląda dziś inaczej niż wczoraj? Ile razy korzystałem dziś z toalety? Każdy zaobserwowany objaw jest następnie monitorowany; ponieważ stale występuje w umyśle chorego, ulega przez to utrwaleniu. Każde badanie, na jakie pacjent zostaje wysłany przez lekarza, sprawia, że myśl o chorobie znowu wysuwa się na pierwszy plan.

Starałam się wytłumaczyć Danielowi, że, moim zdaniem, prawdziwy problem stanowi jego lęk o własne zdrowie. Odbyliśmy na ten temat długą dyskusję i w końcu Daniel przyznał, że rzeczywiście jest pełen niepokoju. Słyszał to już wcześniej od przyjaciół i członków rodziny, którzy zwracali mu uwagę, że przywiązuje obsesyjną wręcz wagę do błahostek. Daniel od ponad sześciu miesięcy wierzył, że jego ból głowy ma jakąś poważną przyczynę. Wykonane w tym czasie badania nie wykazały niczego niepokojącego, a mimo to myśl o chorobie całymi dniami absorbowała jego uwagę. Powiedziałam mu, że jeśli nie upora się ze swoim lękiem, to może utknąć w tym zaklętym kręgu na wiele lat; dodałam też, że moim zdaniem powinien spotkać się z psychologiem i rozważyć podjęcie terapii poznawczo-behawioralnej. Dzięki temu mógłby się nauczyć inaczej reagować na zmiany, jakie dostrzega w swoim ciele. Daniel zgodził się na wizytę u terapeuty.

Czy Daniel mógłby się nauczyć, jak zmienić swoje zachowanie?

Przyjrzyjmy się, jak wyglądał typowy wzorzec jego zachowania. Wyobraźmy sobie, że Daniel czuje ból w plecach. Od razu nabiera podejrzeń – nie, on *wie* – że to coś poważnego. Szuka w internecie informacji na temat bólu pleców i jest przerażony tym, jak długa jest lista możliwych przyczyn. Wyobraża sobie, że w jego ciele rozprzestrzenia się nowotwór kości. Podczas kąpieli uważnie ogląda każdy skrawek ciała w poszukiwaniu zmian nowotworowych. Nie znajduje niczego podejrzanego, ale dochodzi do wniosku, że to nawet gorzej. Być może nie będzie mógł przejść chemioterapii, jeśli lekarze nie rozpoznają, gdzie znajdowało się pierwotne ognisko nowotworu? Daniel niezwłocznie dzwoni do gabinetu swojego internisty i umawia się na wizytę. Lekarz twierdzi, że ból w plecach to nic poważnego i radzi Danielowi, by postarał się o tym nie myśleć. Wieczorami Daniel zwykle gra z kolegami w piłkę, ale tego dnia zostaje w domu z obawy przed tym, że mógłby pogorszyć swój stan. Kładzie się do łóżka, ale nie może zasnąć. Czeka trzy doby, po czym ponownie dzwoni do swojego lekarza, który tym razem zgadza się skierować Daniela na prześwietlenie. W drodze do szpitala Daniel zauważa, że ból obejmuje teraz także miejsce pomiędzy łopatkami. Po wykonaniu prześwietlenia przez techniczkę z pracowni radiologicznej Daniel pyta ją, czy na jego zdjęciu widać coś niepokojącego. Kobieta odpowiada, że zdjęcie wraz z opisem zostanie przesłane lekarzowi Daniela. Wychodząc z pracowni, Daniel dostrzega kątem oka, że pracownica przygląda się zdjęciu wyświetlonemu na monitorze komputera i wskazuje na coś palcem – co ona tam zobaczyła? Przez następny tydzień Daniel codziennie wydzwania do gabinetu swojego internisty i dopytuje o wyniki prześwietlenia. Za każdym razem słyszy odpowiedź, że pracownia radiologiczna wciąż jeszcze nie przysłała opisanego zdjęcia. Może nie mają odwagi przekazać mu złych wieści? Przecież to niemożliwe, by opisanie jednego zdjęcia trwało cały tydzień. Czekając na wyniki prześwietlenia, Daniel zaczyna prowadzić swój „dziennik chorobowy", w którym skrzętnie opisuje narastanie bólu. Kiedy ból dał o sobie znać po raz pierwszy, Daniel oceniał go na trzy w dziesięciostopniowej skali; teraz ocenia go na sześć. Tydzień później podczas wizyty u internisty Daniel dowiaduje się, że badanie rentgenowskie nie wykazało żadnych nieprawidłowości. „Ależ to niemożliwe" – oponuje Daniel. Lekarz każe mu przestać się martwić i odsyła go do domu. Ale Daniel wcale nie przestaje się martwić. Nie otrzymał zadowalającego wyjaśnienia przyczyn swojego bólu i zamierza zasięgnąć opinii innego lekarza, a także poddać się kolejnym badaniom.

Gdyby Daniel nauczył się reagować na objawy w inny sposób, wzorzec jego zachowania mógłby wyglądać tak: Daniel czuje, że bolą go plecy. W pierwszej chwili ogarnia go niepokój, ale szybko uświadamia sobie, że większość ludzi odczuwa od czasu do czasu rozmaite bóle, które u młodych ludzi bardzo rzadko świadczą o jakichś poważnych dolegliwościach i zazwyczaj same z siebie ustępują. Przez moment koncentruje uwagę na bólu. Nie wydaje mu się on zbyt silny. Daniel przypomina sobie, że poza tym lekkim bólem czuje się zupełnie dobrze. Postanawia, że nie zmieni swoich planów z powodu bólu i spędzi resztę dnia tak, jak zamierzał – wcześniej przećwiczył to już z psychologiem. Nie szuka informacji na temat bólu w internecie ani nie opowiada o swojej dolegliwości kolegom. W trakcie pracy ból ponownie daje o sobie znać i Daniela ogarnia znajoma fala paniki; zamiast się jej poddać, odpędza myśl o bólu i stara się myśleć o czymś relaksującym i przyjemnym, tak jak nauczył go tego jego terapeuta. Kiedy ogarnia go pokusa, by zadzwonić do lekarza, chwyta palcami elastyczną opaskę, którą nosi na nadgarstku, rozciąga ją, a potem puszcza – w ten sposób przypomina sobie o tym, że większość objawów szybko przemija i nie świadczy o niczym poważnym. Nawał zajęć w pracy sprawia, że Daniel na godzinę zupełnie zapomina o bólu; wieczorem jednak ból powraca. Półgodzinna medytacja poprawia Danielowi samopoczucie. Zwalcza w sobie pokusę, by zrezygnować z wieczornego meczu z kolegami. Przez cały kolejny tydzień starannie przestrzega swojej codziennej rutyny i po kilku dniach zdaje sobie sprawę, że ból ustąpił. Nie wie, co go wywołało, ale teraz nie ma to już dla niego żadnego znaczenia.

Oczywiście, w rzeczywistości nie będzie to aż takie proste. Daniel przez wiele lat pielęgnował w sobie lęk o stan swojego zdrowia. Zanim wróci do równowagi psychicznej, jeszcze nieraz będzie potrzebował zapewnień i dowodów, że nic mu nie dolega. Daniel zadzwonił do mnie po niespełna dwudziestu czterech godzinach od naszego spotkania. Powiedział, że przed wizytą u psychologa chciałby poddać się jeszcze jednemu badaniu obrazowemu mózgu. W pewnym sensie rozumiałam, co się stało. Siedząc w moim gabinecie, słuchając w spokoju moich argumentów i patrząc na niewykazujący żadnych nieprawidłowości skan swojego mózgu, Daniel uwierzył – przynajmniej na chwilę – że wszystko jest z nim w porządku. Ale jeszcze wiele czasu będzie musiało minąć, zanim nauczy się panować nad swoim niepokojem także w mniej sprzyjających okolicznościach.

8
Camilla

„(...) najosobliwszy przykład tego, w jaki sposób oba te stany się przenikały, mimo że jeden nie zdawał sobie sprawy z istnienia drugiego"*.

Sigmund Freud, Josef Breurer, *Studia nad histerią*, 1895

Kiedy po raz pierwszy zobaczyłam Camillę, siedziała na swoim łóżku w sali wideotelemetrycznej. Była kobietą drobnej budowy; wyraźnie górowałam nad nią wzrostem. Towarzyszyła mi grupa lekarzy stażystów i pielęgniarek. Kiedy ją otoczyliśmy, wyglądała na jeszcze mniejszą. My mieliśmy na sobie kitle, ona była ubrana w piżamę, my wertowaliśmy ważne papiery, ona spoczywała w pozycji półleżącej, zdołała jednak zachować pewien rzadko spotykany rodzaj godności. Później się zastanawiałam, czy ten niezwykły spokój Camilli nie był przypadkiem jej słabym punktem.

Camilla miała dobry start życiowy. Nikt nie domyśliłby się, że jedno zdarzenie całkowicie odmieni jej los. Swoją rodzinę opisała jako „dobrze sytuowaną". Jej ojciec był bankierem. Matka, wcześniej stewardessa, zrezygnowała z pracy zaraz po ślubie. Narodziny Camillii były szczęśliwym wydarzeniem w życiu rodziny. Kiedy była mała, pozwolono jej być dzieckiem. Kiedy była nastolatką,

* S. Freud, J. Breurer, *Studia nad histerią*, tłum. R. Reszke, Wydawnictwo KR, Warszawa 2008, s. 85 [przyp. tłum.].

rodzice dali jej niezależność, ale jeśli tylko potrzebowała, oferowali jej wsparcie. W rezultacie Camilla wyrosła na osobę zrównoważoną i pewną siebie. Ale, jak sama dodała, była wychowywana pod kloszem. W wieku osiemnastu lat zaczęła studiować prawo. Opisała mi, jak w trakcie rozmowy kwalifikacyjnej opowiedziała członkom komisji rekrutacyjnej historię o swoim pragnieniu niesienia pomocy bezbronnym i o chęci karania winnych.

– Skłamałam wtedy – przyznała. – Niewiele wiedziałam o świecie. Nie miałam żadnych trudnych doświadczeń życiowych, musiałam więc wymyślić coś, co im się spodoba.

To prawda, że osiemnastoletnia Camilla nie spotkała żadnej bezbronnej osoby, ale koniec końców jej przewidywania co do własnej przyszłości sprawdziły się.

Camilla dorastała chroniona przed światem zewnętrznym, nie oznaczało to jednak, że nie potrafiła patrzeć dalej niż na czubek własnego nosa. Interesowała się światem wokół siebie; z zapałem śledziła na przykład wydarzenia na scenie politycznej – zarówno krajowej, jak i międzynarodowej. To wszystko wydawało jej się niesłychanie odległe, kiedy mieszkała z rodzicami, ale uniwersyteckie życie poszerzyło jej horyzonty.

– Chciałabym wrócić do czasów, kiedy wszystko wydawało mi się możliwe i kiedy myślałam, że rozwiążę każdy problem – powiedziała. – Życie pozbawia nas takich złudzeń, prawda?

Po skończeniu studiów Camilla podjęła pracę w dużej firmie w londyńskim City. Wyobrażała sobie, że będzie rozwijać karierę jako prawnik specjalizujący się w prawie gospodarczym albo pójdzie w ślady ojca i zajmie się bankowością.

– Myślę, że w głębi duszy zawsze miałam wątpliwości, czy na pewno nadaję się do tego typu pracy – powiedziała. – Ale postanowiłam, że spróbuję się dostosować.

Przez następnych kilka lat życie Camilli biegło przewidywalnym torem. Ciężką pracą zdobyła szacunek przełożonych i współpracowników. Jej życie osobiste również było udane. Kiedy miała dwadzieścia cztery lata, zakochała się w przyjacielu z czasów studiów, Hugh. Oboje mieli dwadzieścia siedem lat, kiedy się pobrali.

– Pobraliśmy się w tym samym wieku, co moi rodzice – wyznała mi Camilla.

Rok później przeprowadzili się z małego mieszkania w centrum Londynu do większego domu, bardziej odpowiedniego dla ludzi, którzy planują mieć dzieci. Piętnaście kolejnych lat przyniosło wiele zmian w życiu Camilli. Ona i Hugh doczekali się dwójki dzieci. Camilla podjęła decyzję, której w chwili rozpoczynania kariery w ogóle nie brała pod uwagę: na sześć lat zrezygnowała z pracy zawodowej i poświęciła się wychowaniu dzieci.

– Nie jestem staroświecka – powiedziała. – Chciałam tylko, żeby moje dzieci miały takie dzieciństwo jak ja: upalne letnie dni i zabawa w dmuchanym basenie. Tak to przynajmniej zapamiętałam.

Kiedy dzieci poszły do szkoły, Camilla postanowiła wrócić do pracy. To właśnie wtedy zauważyła, że się zmieniła.

– Nawet nie chciałam myśleć o powrocie do korporacji. Kiedy próbowałam wyobrazić sobie siebie uczestniczącą w spotkaniach, broniącą interesów klienta, ślęczącą nad stosami dokumentów, zdałam sobie sprawę, że nie mam do tego serca. Wiedziałam, że to nie jest praca dla mnie.

Hugh był już wtedy partnerem w dużej firmie prawniczej, Camilla nie musiała więc szukać płatnego stanowiska. Zaczęła się udzielać jako wolontariuszka w darmowej poradni prawnej. Powiedziała mi, że była to najbardziej satysfakcjonująca praca, jaką kiedykolwiek wykonywała. Całą sobą zaangażowała się w walkę o prawa innych. Najbardziej pociągały ją sprawy rodzinne: przypadki zaniedbania i wykorzystania. Pomagała ludziom przetrwać najstraszniejsze doświadczenia. Po roku wolontariatu zaczęła się szkolić w zakresie prawa rodzinnego. Zajmując się tą dziedziną,

Camilla mogła wykorzystać umiejętności negocjacyjne zdobyte w poprzedniej pracy, a także empatię, jakiej nauczyło ją macierzyństwo. Była dobra w tym, co robiła, i szybko pięła się po szczeblach kariery. Wkrótce potem zdobyła wszystkie niezbędne uprawnienia i pracowała niemal tak ciężko jak wtedy, gdy nie była jeszcze matką. Spędzała w pracy długie godziny, czasem musiała także podróżować po Wielkiej Brytanii. Na początku czuła się winna, ale długie rozmowy z Hugh przekonały ją, że może być matką i jednocześnie realizować się w pracy wymagającej dużego zaangażowania. Dzieci miały teraz dziewięć i jedenaście lat, Hugh poświęcał swojej pracy dużo czasu, ale jeśli zachodziła taka potrzeba, mógł pracować w domu; pomoc zaoferowali im także członkowie dalszej rodziny.

– Kiedy pierwszy raz spędzałam noc poza domem, nie mogłam zasnąć. Czułam, że jestem złą matką. Ale kiedy wróciłam do domu, zobaczyłam, że dzieciaki świetnie poradziły sobie beze mnie. Babcia kupiła im słodycze i bawiła się z nimi. Dlatego następnym razem było mi dużo łatwiej.

Podczas jednego ze służbowych wyjazdów Camilla poczuła się źle. Spędziła w Kumbrii dwa dni i wkrótce miała wyruszyć w drogę powrotną do domu. Kiedy wyszła z sali, w której odbyło się służbowe spotkanie, poczuła nagle falę mdłości. Miała wrażenie, że jej głowa zrobiła się lekka. Pomyślała, że za chwilę zemdleje.

– Spotkanie zakończyło się ogromnym sukcesem – opowiadała. – To był dla mnie naprawdę radosny moment. Nie miałam żadnych powodów, żeby gorzej się poczuć.

Camilla poinformowała kolegę, że niezbyt dobrze się czuje i usiadła na krześle w korytarzu; było tam gorąco i tłoczno. Camilla próbowała pochylić się do przodu i oprzeć głowę o dłonie, ale przeszkadzali jej przechodzący tuż obok niej ludzie. Towarzyszący Camilli kolega z lokalnego oddziału firmy zaproponował, że przyniesie jej szklankę wody. Kiedy zniknął z zasięgu wzroku,

Camilla poczuła, że jej prawa ręka zaczyna drżeć. W ciągu minuty drżenie objęło też lewą rękę. Odchyliła się i oparła głowę o ścianę; drgawki stawały się coraz gwałtowniejsze. Czuła się kompletnie opuszczona. Obcy ludzie omijali ją teraz szerokim łukiem, jakby była trędowata. Niektórzy przystawali i po prostu gapili się na nią. Zanim kolega Camilli wrócił, drżenie objęło także jej nogi. Omal nie ześlizgnęła się z krzesła, trzepocząc wszystkimi czterema kończynami. Serce waliło jej jak oszalałe. Chciała prosić o pomoc, ale nie mogła wykrztusić ani słowa.

W końcu ktoś zadzwonił po pogotowie. Kiedy karetka przyjechała na miejsce, Camilla leżała na podłodze. Oczy miała otwarte i wstrzymywała oddech, wciąż nie mogąc opanować ruchu kończyn. Kolega Camilli próbował podłożyć swoją kurtkę pod jej głowę, ale Camilla rzucała się tak gwałtownie, że na nic się to nie zdało; wciąż uderzała głową o podłogę. Kilkoro obcych ludzi zatrzymało się i próbowało jej pomóc. Jakiś mężczyzna złapał ją za ramiona, tak jakby sądził, że siłą zdoła opanować jej drgawki.

Camilla doskonale zapamiętała moment, kiedy pochylił się nad nią sanitariusz. Była przytomna i świadoma swoich drgawek, ale nie mogła w żaden sposób dać znać otaczającym ją ludziom, że widzi i słyszy, co się wokół niej dzieje. Sanitariusz mówił z silnym akcentem i Camilla nie zrozumiała jego słów.

– To był potężnie zbudowany mężczyzna – opowiadała. – Uklęknął przy mnie i zbliżył swoją twarz do mojej tak bardzo, że czułam jego oddech. Mówił łagodnym, serdecznym głosem, ale ja byłam przerażona. Kiedy nie odpowiedziałam, wstał i położył nosze obok mojego ciała. Inny sanitariusz pomógł mu umieścić mnie na nich. Pamiętam, że byłam boleśnie świadoma tego, że spódnica zadarła mi się do góry i odsłoniła moje uda. Wszyscy mi się przyglądali.

Następne przerażające dziesięć minut Camilla spędziła w karetce jadącej do szpitala. Jej ręce i nogi przez cały czas dziko trzepotały, a jej plecy wygięły się w łuk. Chwilami przestawała oddychać, po czym gwałtownie łapała powietrze. Była pewna, że już nie zobaczy swoich dzieci ani męża. W końcu karetka dotarła na miejsce i Camillę niezwłocznie przewieziono na izbę przyjęć; znalazła się w słabo oświetlonym pomieszczeniu, gdzie czekał już na nią lekarz oraz pielęgniarki.

– Wyglądali na przerażonych – opowiadała. – Jakby zupełnie nie wiedzieli, co robić. Pielęgniarka przytrzymała moją rękę i lekarz pobrał mi krew. Po chwili do pokoju wbiegły kolejne osoby. Panował tam kompletny chaos. Po chwili zajmowały się mną aż trzy pielęgniarki. Położyły mnie na brzuchu i dały mi zastrzyk w pośladek. Nie zadziałał.

Camilla dostała jeszcze trzy zastrzyki. Dopiero wtedy drgawki kończyn ustąpiły, a Camilla powoli odpłynęła w sen. Obudziła się w innym pokoju, do jej ramienia była podłączona kroplówka. W łóżku obok leżała stara kobieta i chrapliwie oddychała. Na krześle przy łóżku siedział mężczyzna w podeszłym wieku, trzymający staruszkę za rękę.

– Byłam kompletnie zdezorientowana. Zupełnie jakbym położyła się do łóżka we własnym domu i obudziła się w Narni. Próbowałam usiąść, ale tak kręciło mi się w głowie, że położyłam się z powrotem. Rozejrzałam się za moją torebką, żeby wyjąć z niej telefon i zadzwonić do Hugh, ale nie mogłam jej znaleźć. Staruszek zauważył, jak bardzo jestem niespokojna i powiedział, że pójdzie po pielęgniarkę.

Pielęgniarka zjawiła się po kilku minutach. Camilla dowiedziała się od niej, że miała atak, ale personelowi szpitala udało się ustabilizować jej stan za pomocą leków. Pielęgniarka dodała, że za jakiś czas przyjdzie do Camilli lekarz. Niedługo potem odwiedził ją kolega, który był świadkiem ataku. Gdy tylko sanitariusze umieścili Camillę w karetce, wsiadł do samochodu i pojechał za karetką do szpitala, a potem czekał cierpliwie, aż Camilla się obudzi. Skontaktował się też z londyńskim biurem ich firmy i poprosił, by podano mu numer telefonu komórkowego męża Camilli. Niestety, nie zdołał się do niego dodzwonić. Zwrócił za to Camilli torebkę, która w czasie ataku wypadła jej z rąk. Camilla, odzyskawszy torebkę i telefon, zadzwoniła do kancelarii, w której pracował jej mąż. Okazało się jednak, że Hugh wyszedł z biura i udał się na służbowe spotkanie; rozmówca obiecał Camilli, że pracownicy kancelarii spróbują jak najszybciej przekazać Hugh wiadomość, by zadzwonił do żony.

Pół godziny później Camilla wciąż nie zdołała skontaktować się z Hugh, ale przynajmniej doczekała się wreszcie wizyty lekarza.

– Powiedział mi, że dostałam napadu. Jego zdaniem to mógł być guz mózgu. Powiedział też, że powinnam przejść badanie obrazowe mózgu, ale nie można było przeprowadzić go tam na miejscu. Miałam być przewieziona gdzie indziej. Próbowali załatwić mi miejsce w innym szpitalu, ale nie mieli pojęcia, jak długo to potrwa.

Wkrótce po rozmowie z lekarzem Camilla odebrała telefon od męża. Hugh był przerażony. Powiedział, że natychmiast wsiada do samochodu i będzie u niej za kilka godzin. W czasie jego nieobecności dziećmi miała się zająć jego matka. Gdy Camilla czekała na męża, towarzystwa dotrzymywał jej inny kolega z pracy. Mężczyzna poszedł wcześniej do hotelu, w którym zatrzymała się Camilla i zabrał stamtąd jej rzeczy osobiste, po czym przyniósł je do szpitala.

– I znowu mogłam myśleć tylko o tym, że osoba, którą ledwie znałam, oglądała moją bieliznę. To było takie upokarzające.

W ciągu następnych godzin Camilla przeszła trzy kolejne napady. Dopiero wtedy poproszono jej kolegę, żeby wyszedł. Camilla została w towarzystwie pielęgniarek. Jakiś czas później do szpitala przyjechał Hugh. Zobaczył się z żoną i poszedł porozmawiać z lekarzem prowadzącym. Jemu także powiedziano, że

Camilla prawdopodobnie ma guza mózgu. Personel szpitala próbował załatwić przeniesienie Camilli do innej placówki dysponującej niezbędnym sprzętem diagnostycznym, ale łóżko na oddziale miało się tam zwolnić dopiero za kilka dni. Hugh błyskawicznie podjął decyzję. Skontaktował się ze swoim ubezpieczycielem i załatwił Camilli łóżko w prywatnym szpitalu w Londynie. W kolejnych dniach kilka razy zamawiano i odwoływano przyjazd prywatnej karetki. Gdy tylko Camillia miała zostać przewieziona do londyńskiego szpitala, dostawała napadu. Lekarze obawiali się, że może nie przeżyć podróży. W końcu zadecydowano, że Camilla pojedzie do Londynu po przyjęciu silnych leków uspokajających i w asyście anestezjologa.

– Przez sześć dni byłam całkowicie pewna, że mam guza mózgu. Czułam taką ulgę, kiedy dostaliśmy wyniki badań. A teraz… Teraz żałuję, że to nie był guz.

Camilla spędziła dziesięć dni w londyńskim szpitalu. Przeszła tam serię badań. Ich wyniki nie były rozstrzygające, ale w końcu lekarze doszli do wniosku, że Camilla ma padaczkę i wdrożyli stosowne do tego rozpoznania leczenie. Częstotliwość napadów zaczęła się zmniejszać. Camilla została wypisana ze szpitala. Kiedy wróciła do domu, w drzwiach czekały na nią dzieci uradowane powrotem mamy. Na jej cześć cały dom udekorowano wstęgami i balonami.

Następne dwa tygodnie były dla Camilli okresem rekonwalescencji. Do napadów dochodziło dużo rzadziej i Camilla z radością wróciła do pracy.

Przez kolejnych osiemnaście miesięcy Camilla na przemian traciła i odzyskiwała nadzieję. Choć wydawało się, że choroba została opanowana, napady zaczęły się pojawiać częściej. Zmienił się też ich charakter. Na początku Camilla, choć bezradna wobec tego, co się z nią dzieje, zachowywała świadomość w ich trakcie. Po pewnym czasie każdy atak wiązał się z głęboką utratą świadomości, co Camilla odbierała jako szczególnie niepokojące. Lekarz stwierdził, że powinna przyjmować większą dawkę leków. Potem zmienił lek na inny. Potem na jeszcze inny. Zmiana leku skutkowała krótkotrwałą poprawą stanu Camilli – kilkoma tygodniami wolnymi od napadów – po czym choroba atakowała ponownie.

– Najbardziej nienawidziłam nieprzewidywalności tych napadów. Bawiły się ze mną w kotka i myszkę. *Camilla... wracaj do pracy... wszystko będzie dobrze* – mówiły mi. Ale to było kłamstwo. Za każdym razem, kiedy myślałam, że doszłam do ładu ze swoim życiem, wracały.

Camilla cały czas pracowała. W domu rzadko odchodziła od komputera, a w okresach remisji choroby podróżowała służbowo.

– Próbowałam się temu przeciwstawić – powiedziała. – Ale w końcu choroba wygrała.

Kiedy napady Camilli nie ustępowały, jej neurolog zaniepokoił się i skierował ją na oddział wideotelemetryczny. W trakcie pobytu w szpitalu miała kilka napadów, których obserwacja pozwoliła lekarzom na rewizję diagnozy.

– Uważamy, że pierwotna diagnoza była błędna. Przyczyną ataków, które obserwowaliśmy, nie jest padaczka. To napady rzekomopadaczkowe, a ich przyczyną są emocje – usłyszała Camilla.

Dwa tygodnie później otrzymałam od lekarza Camilli list następującej treści:

Moja pacjentka, której zakomunikowano, że cierpi na napady rzekomopadaczkowe, ma ogromne trudności z zaakceptowaniem tej diagnozy. Znam Camillę od wielu lat; jest inteligentną, rozsądną, odnoszącą sukcesy kobietą. Podzielam jej wątpliwości. Byłbym wdzięczny, gdyby zechciała Pani zająć się tym przypadkiem.

Niedługo potem, po kolejnym tygodniu spędzonym przez Camillę na oddziale wideotelemetrycznym, spotkałam się z nią oraz jej mężem i powiedziałam, że według mnie diagnoza była trafna. Camilla rzeczywiście cierpiała na napady rzekomopadaczkowe.

– Wciąż nie mogę w to uwierzyć. Przecież nie jestem tego typu osobą.

Jakiego typu osobą? – pomyślałam, ale nie powiedziałam tego na głos.

– Moje małżeństwo jest szczęśliwe, mam dwójkę pięknych dzieci, moje życie nigdy wcześniej nie było tak pełne i nie oferowało mi tak wiele. Miewałam już dużo gorsze okresy, dlaczego więc to dzieje się akurat teraz?

– Nie jestem pewna, czy potrafię odpowiedzieć na to pytanie. Ale można przyjrzeć się temu bliżej i poszukać odpowiedzi. To może doprowadzić do poprawy pani stanu.

W trakcie całej rozmowy Camilla wpatrywała się we mnie beznamiętnym wzrokiem. Chciała, żebym się wycofała, żebym zmieniła zdanie.

– Czy zdaje sobie pani sprawę, jak bardzo mnie to upokarza?

To było najsmutniejsze w całej sytuacji. Dla Camilli diagnoza nie była wyjaśnieniem jej dolegliwości, ale zniewagą.

– Coś takiego może się przytrafić każdemu. To choroba jak każda inna. Wymaga uwagi i odpowiedniego leczenia.

W rzeczywistości jednak Camilla czuła się upokorzona nie tylko konsekwencjami nowej diagnozy. Wielokrotnie zdarzało się, że dostawała napadu w obcych miejscach, otoczona nieznajomymi ludźmi. Gdy sądziła, że jej choroba jest w trakcie remisji, zdecydowała się pojechać z Hugh i dziećmi do Maroka.

– Straciłam przytomność na środku placu. Hugh wraz z dziewczynkami był akurat w sklepie. Był to jeden jedyny raz podczas całej naszej podróży, kiedy zostałam na chwilę bez opieki. Kiedy zaczął się atak, otaczało mnie mrowie ludzi. Nie miałam czasu, żeby znaleźć jakieś bardziej ustronne miejsce. Dostałam ataku w najbardziej przerażających okolicznościach, jakie można sobie wyobrazić. Miałam szczęście, bo jakiś mężczyzna zawołał grupę kobiet, żeby mi pomogły. Starały się mi pomóc, ale to było okropne doświadczenie. Dwie kobiety usiadły na mnie. Miotałam się na wszystkie strony, a one mnie unieruchomiły. Pozostałe kobiety chyba zaczęły się modlić, zawodziły wysokimi głosami. Machały rękami, krzyczały coś w stronę nieba. Zapewne miały dobre intencje. Wokół nich stali mężczyźni i dzieci. Wszyscy wyciągali szyje, żeby lepiej zobaczyć ten spektakl.

– To musiało być straszne. Przerwali państwo podróż?

– Dlaczego mielibyśmy to zrobić? – zapytała rozsierdzona. – Myśli pani, że napad drgawek w Anglii jest mniej upokarzający?

Camilla przypomniała mi, jak to jest czuć się bezradnym pośród ciekawskich i pozbawionych współczucia ludzi.

– Wielokrotnie traciłam przytomność na ulicy. Postanowiłam, że nie zrezygnuję z życia. Nie mam ochoty chować się w domu. Na świecie jest wielu pomocnych, pełnych współczucia ludzi. Nawet jeśli przygważdżają mnie do ziemi, nie chcą zrobić mi krzywdy, wiem o tym. Kilka razy zdarzyło się, że obcy ludzie próbowali włożyć mi swoje palce do ust, by uchronić mnie przed udławieniem się. To obrzydliwe, ale przecież robili to po to, by mi pomóc. Ale wie pani, co dzieje się za każdym razem? Zawsze znajdą się tacy, którzy nagrywają mnie swoimi telefonami, a potem odchodzą, śmiejąc się.

To jeszcze nie wszystko.

– Stałam kiedyś przed sklepem, rozmawiałam z Hugh przez telefon. Czułam, że nadchodzi atak. Czasami drgawki najpierw ogarniają moje ręce, mam więc czas, żeby usiąść. Tym razem jednak zaczęło się od nóg. Upadłam na ziemię. Drgawki przechodziły z jednej kończyny na drugą, ale przez cały czas byłam świadoma. Uklęknął przy mnie mężczyzna i zapytał, czy wszystko jest w porządku. Nie byłam w stanie mu odpowiedzieć. Wie pani, co zrobił? Chwycił leżący obok mnie telefon i uciekł.

Wyobraziłam sobie, jak bezsilna musiała się wtedy czuć.

– Jechałam kiedyś pociągiem, byłam o godzinę drogi od Londynu, kiedy znowu dostałam drgawek. Noszę w portfelu kartkę z informacją na temat mojego stanu zdrowia, którą, jeśli zdążę, pokazuję innym ludziom. W trakcie ataku nie mogę mówić, dlatego ta kartka informuje innych, żeby nie wpadali w panikę i poczekali, aż drgawki same miną. Cała się trzęsłam, kiedy pokazywałam kartkę współpasażerom. Napisałam na niej, że mam padaczkę, że wystarczy poczekać i drgawki same przejdą, i żeby nie wyzwali karetki. Ale moi przygodni towarzysze podróży wiedzieli lepiej, czego mi trzeba. Postanowili, że muszą mnie usunąć z pociągu. Brutalnie podciągnęli moje ciało do pozycji stojącej i zaprowadzili mnie do wyjścia, częściowo niosąc mnie na rękach. Zostawili mnie na peronie razem z moją torbą i powiedzieli naczelnikowi stacji, że potrzebuję lekarza. Chciałam powiedzieć im, żeby pozwolili mi zostać w pociągu. Chciałam tylko wrócić do domu. Ale nie mogłam wykrztusić nawet słowa. Czyżby na mojej kartce było napisane: „Jestem wariatką. Nie podchodzić, to może być zaraźliwe"?

Problem stanowiły jednak nie tylko reakcje osób zupełnie obcych.

– Nawet zanim jeszcze mi powiedziano, że ta choroba istnieje tylko w mojej głowie, niektórzy współpracownicy odnosili się do mnie strasznie. Kilka napadów przytrafiło mi się, kiedy byłam w pracy. Pewnego dnia leżałam na podłodze, a otuchy dodawała mi bardzo miła koleżanka z biura. Po chwili podszedł do niej jeden z kolegów. Usłyszałam, jak mówi „zostaw ją, nic jej nie jest". Nie mogłam w to uwierzyć, ale odkąd usłyszałam to na własne uszy, zaczęłam dostrzegać tę postawę wszędzie. Niektórzy z moich kolegów byli dla mnie mili, inni od razu doszli do wniosku, że jestem niespełna rozumu, jeszcze zanim się dowiedziałam, że mieli rację. Pewnego dnia zakomunikowano mi, że mam nie przychodzić na zaplanowane spotkanie. Moje napady mogły zakłócić ważne rozmowy, które miały się odbyć tego dnia.

– Wie pani, że ustawa o dyskryminacji osób niepełnosprawnych ma zastosowanie także w przypadku tej choroby?

– Czy pani nic nie rozumie? Wstydziłam się. Nie chciałam robić niczego, co przyciąga uwagę. Chciałam po prostu wpełznąć do jakiejś dziury.

– A jednak nie zrezygnowała pani z pracy.

– Teraz będę musiała to zrobić. Nie mogę przyznać się w pracy do czegoś takiego.

Nowa diagnoza sprawiła, że zmagania Camilli z chorobą stały się jeszcze trudniejsze. Kiedy pacjent kilka dni lub nawet tygodni po pierwszym ataku słyszy, że ma napady rzekomopadaczkowe, objawy zazwyczaj natychmiast znikają. Nie sądziłam, żeby Camilla miała tyle szczęścia. Jej wzorzec choroby został ustalony. Przez ponad dwa lata żyła w przekonaniu, że ma padaczkę. Teraz odebrano jej to przekonanie. Doświadczane przez nią objawy nasiliły się za sprawą przedłużającego się stanu chorobowego.

– Czy żona może zasięgnąć opinii innego lekarza? – zapytał Hugh.

Rzecz w tym, że to ja byłam tym innym lekarzem, do którego Camilla zwróciła się o drugą opinię medyczną.

– Powinni być państwo zadowoleni, że diagnoza okazała się prawidłowa. Na czas wycofywania leków przeciwpadaczkowych będzie musiała pani zostać w szpitalu. Czy w trakcie tego pobytu zechciałaby pani spotkać się z psychiatrą? Warto zbadać wszystkie możliwe przyczyny pani stanu.

– Przecież nic mnie nie niepokoi. Nic mnie nie gryzie. Nie mam żadnych nierozwiązanych problemów.

– Być może, ale nic pani nie straci, przychodząc na jedno spotkanie.

Camilla zgodziła się na wizytę u psychiatry i przez chwilę patrzyłyśmy na siebie w milczeniu.

– Wszystko w porządku? – zapytałam, wstając i kierując się do drzwi.

– Tak – odpowiedziała.

Dopiero gdy przekraczałam próg, dodała:

– Naprawdę wierzę, że coś takiego może się komuś przydarzyć z powodu stresu. W mojej pracy widywałam straszne rzeczy. Widziałam też, jak gwałtownie zdarza się ludziom na nie reagować. Nie wierzę tylko, że coś takiego mogłoby przytrafić się akurat mnie.

– To może się przytrafić każdemu.

– Pani też tego doświadczyła?

– Nie w takim stopniu, żeby spowodowało to chorobę. Ale, tak jak u większości ludzi, moje ciało też reaguje na stres. Kiedy się czymś martwię, często odczuwam zawroty głowy. Ale nie zwracam na to uwagi, bo wiem, dlaczego tak się dzieje. Myślę z sympatią o tych objawach, to mój system wczesnego ostrzegania.

– Uważa pani, że powinnam myśleć z sympatią o moich napadach?

– Wiem, że zabrzmi to dziwnie, ale te objawy mogą chronić panią przed czymś gorszym.

Czasami ludzie sami sobie szkodzą albo sami siebie unieszczęśliwiają. Szukają wymówek tam, gdzie ich nie ma. Zostają w toksycznych związkach, choć mogliby z nich wyjść. Porzucają swoje ambicje właściwie bez powodu. Zachowanie, które wydaje się irracjonalne, nabiera sensu, kiedy dowiadujemy się, czemu służy. Czasami wchodzimy w konflikt z innymi, bo intensywność tego doświadczenia jest lepsza od samotności. Być nienawidzonym to lepiej, niż być zapomnianym. Lepiej być z kimkolwiek, niż nie być z nikim. Czasami lepiej się poddać, niż przegrać. Czasami przegrana spowodowana chorobą jest lepsza niż zwykła przegrana.

Dopóki w pełni nie zrozumiemy tych nieświadomych substytucji, wydają się one pozbawione sensu. Nie rozumiałam jeszcze ataków Camilli, ale to przecież nie oznaczało, że nigdy ich nie zrozumiem.

W sytuacji, gdy można ustalić przyczynę zaburzeń psychosomatycznych, lekarzowi znacznie łatwiej jest postawić diagnozę, a pacjentowi znacznie łatwiej ją zaakceptować, co z kolei zwiększa jego szanse na powrót do zdrowia. Najczęściej zadawane pytania – dlaczego ja?, dlaczego teraz? – to te, na które najtrudniej znaleźć odpowiedź. Pacjenci tacy jak Camilla muszą się mierzyć z diagnozą, która nie tłumaczy ani przyczyn, ani mechanizmów ich choroby. Chcą mieć pewność, a my nie możemy im jej dać.

Jeśli chodzi o histerię, Charcot, Janet i Freud zgadzali się w jednej sprawie: osoby, u których rozwinęła się ta choroba, z jakiegoś powodu były na nią podatne. Charcot uważał, że histeria to choroba dziedziczna wyzwalana przez traumę. Nie znaleziono dowodów na potwierdzenie tej teorii, ale nie była ona zupełnie bezzasadna. Wiele współczesnych badań wykazało, że ludzie cierpiący na zaburzenia z objawami somatycznymi znacznie częściej niż badani z grupy kontrolnej mają w rodzinie osobę dotkniętą tym zaburzeniem.

Pierre Janet twierdził, że histeria to rezultat dysocjacji między świadomym a nieświadomym umysłem. Przyczyną tego rozłamu była trauma. Dysocjacja przytrafiała się osobom o mniejszych zdolnościach umysłowych lub pod jakimś względem upośledzonym i z tego powodu podatnym na to zjawisko. Innymi słowy, z taką osobą coś musiało być nie w porządku i to zanim jeszcze doszło do rozłamu w jej umyśle.

Freud zgadzał się z definicją dysocjacji stworzoną przez Janeta, ale jego zdaniem histerycy wcale nie byli mniej sprawni intelektualnie od innych ludzi. Wbrew temu, co głosił Janet, Freud zaobserwował, że jego pacjenci często odznaczali się ponadprzeciętną inteligencją. W *Studiach nad histerią* napisał: „najpoważniejsza forma histerii daje się pogodzić z wielkim i oryginalnym talentem"*. Zauważył, jak bardzo jego pacjentki były ograniczane rolą, którą narzucało im społeczeństwo. Zastanawiał się, czy to nie brak intelektualnej stymulacji doprowadził je do histerii, z czym na pewno nie zgodziłby się Janet.

Według Freuda nie tylko restrykcyjne społeczeństwo tworzyło warunki, w których mogła się rozwijać podatność na histerię. Ten austriacki psychoanalityk uważał, że większość przypadków histerii to rezultat wypierania wspomnień z dzieciństwa dotyczących molestowania seksualnego. Przekonanie to oparł na wspomnieniach, które powracały do jego pacjentów w trakcie seansów hipnotycznych. Później zmienił swoje stanowisko w tej sprawie – stało się to po tym, gdy hipnozę, podobnie jak późniejsze eksperymenty z amobarbitalem (amytalem sodu), uznano za narzędzie, za pomocą którego niezwykle łatwo wzbudzić w kimś fałszywe wspomnienia. Pomimo krytyki Freud opublikował wiele artykułów objaśniających „teorię uwiedzenia" i dopiero po pewnym czasie zrewidował swoje poglądy i doszedł do wniosku, że to, co uważał za prawdziwe wspomnienia pacjentów, w istocie było ich fantazjami. Freud uznał je za przejaw infantylnej seksualności, a to przekonanie sprawiło, że porzucił teorię uwiedzenia i stworzył pojęcie kompleksu Edypa.

Podatność, o której pisali Charcot, Janet i Freud mogła być dziedziczna, spowodowana niedostatkami intelektualnymi lub wyparciem wspomnień molestowania seksualnego. Współcześnie lekarze wciąż uważają, że niektórzy ludzie są bardziej podatni na zaburzenia psychosomatyczne niż inni. Istnieje wiele różnorodnych czynników wpływających na tę podatność; należy do nich między innymi doświadczenie bycia ofiarą molestowania seksualnego w dzieciństwie – czynnik ten odgrywa istotną rolę zwłaszcza

* S. Freud, J. Breurer, *Studia nad histerią*, tłum. R. Reszke, Wydawnictwo KR, Warszawa 2008, s. 90 [przyp. tłum.].

w przypadku szczególnie ciężkich postaci zaburzeń z objawami somatycznymi.

Wielu neurologów stoi na stanowisku, że niemal wszystkie osoby z zaburzeniami konwersyjnymi, a zwłaszcza te, które doświadczają napadów rzekomopadaczkowych, są ofiarami molestowania seksualnego lub maltretowania fizycznego. Tylko częściowo mają rację. Statystycznie odsetek ofiar wykorzystywania w dzieciństwie jest znacznie większy wśród osób z zaburzeniami konwersyjnymi niż wśród ogółu populacji. To jednak nieprawda, że większość ludzi cierpiących na te zaburzenia była wykorzystywana. Rozmaite badania przyniosły różne rezultaty, ale uważa się, że około 30% osób z napadami rzekomopadaczkowymi było molestowanych seksualnie. To zaś oznacza, że 70% z nich nigdy takiego molestowania nie doświadczyło. Jeśli zatem jakiś lekarz każdego pacjenta z zaburzeniem konwersyjnym traktuje jak ofiarę molestowania, to myli się w 7 przypadkach na 10.

Czasami oddziaływania zwiększające podatność na zaburzenia psychosomatyczne, jakim poddawane jest dziecko, bywają trudne do zauważenia. Nie każdy rodzaj wykorzystywania rzuca się w oczy, nie zawsze da się wykryć takie nieoczywiste przypadki w toku bezpośredniej rozmowy z pacjentem. Prawdopodobieństwo, że u ignorowanego czy zaniedbywanego dziecka pojawią się w przyszłości objawy psychosomatyczne, jest większe niż w przypadku dziecka kochanego i mającego poczucie bezpieczeństwa. Za czynnik znacznie zwiększający prawdopodobieństwo wystąpienia w późniejszym wieku zaburzeń psychosomatycznych uznaje się między innymi posiadanie zdystansowanego i nieokazującego uczuć ojca. Trudno jednak dokładnie zmierzyć wpływ takiego czynnika, trudno go także wykryć w trakcie rozmowy z dzieckiem, które teraz jest już dorosłą osobą.

Wielu lekarzy uważa, że osoby cierpiące na zaburzenia konwersyjne i zaburzenia z objawami somatycznymi wyróżniają się szczególnym rodzajem osobowości. Ten pogląd to kość niezgody między diagnostami. Jeśli przyjmiemy, że tylko ludzie z pewnym typem osobowości mają tendencje do somatyzowania w odpowiedzi na stres, to sprawimy, że diagnoza stanie się nie tylko orzeczeniem na temat stanu zdrowia pacjenta, ale także orzeczeniem na temat jego charakteru. Ci, u których doszukamy się osobowości *podatnej* na zaburzenia psychosomatyczne, będą słyszeć taką diagnozę zbyt często, a ci, u których rozpoznamy osobowość *odporną* na tego typu zaburzenia – zbyt rzadko, nawet jeśli rzeczywiście będą na te zaburzenia cierpieć.

Mimo to idea osobowości somatyzującej nie jest zupełnie błędna. Zgromadzono wiele dowodów na poparcie tezy, że ludzie o osobowości neurotycznej lub unikającej, osoby z tendencjami do depresji, zamartwiania się, obwiniania się czy też odczuwania gniewu częściej skarżą się na różne dolegliwości fizyczne. To samo można powiedzieć o ludziach zbytnio zależnych od innych oraz o osobach, które postrzegają swoich bliźnich jako odnoszących sukcesy i wpływowych, a siebie jako bezsilnych. Wprawdzie aż połowa pacjentów z zaburzeniami psychosomatycznymi chorowała wcześniej psychicznie, ale pozostali nie mają za sobą takich doświadczeń. Jak widać, pewien szczególny rodzaj osobowości lub psychiatryczna przeszłość zwiększają ryzyko wystąpienia objawów psychosomatycznych, nie oznacza to jednak, że somatyzacja to coś, co przytrafia się wyłącznie osobom zaliczającym się do wspomnianych wyżej kategorii. Do pewnego stopnia wszyscy jesteśmy podatni, wszyscy mamy pewien próg wytrzymałości i jeśli coś zmusi nas do jego przekroczenia, to możemy doświadczyć objawów psychosomatycznych. Nasze dzieciństwo w pewnym stopniu determinuje, jak wiele potrafimy znieść i na jakiego rodzaju bodźce stresowe będziemy reagować chorobą lub dezintegracją psychiczną.

W przypadku zaburzeń psychosomatycznych często można wskazać wydarzenie, które niejako je wyzwoliło, okazując się swoistym kamykiem wywołującym lawinę. Charcot, Janet i Freud zgadzali się również w tej kwestii. Wszyscy uważali, że można wskazać wydarzenie, które było katalizatorem pierwszego rzutu objawów. Co jednak możemy uznać za taki czynnik spustowy? Niektóre wydarzenia w życiu człowieka są powszechnie uważane za stresujące. Utrata ukochanej osoby często bywa tym momentem, w którym pojawiają się objawy psychosomatyczne, szczególnie jeśli była to tragiczna śmierć lub jeśli ktoś czuje się w jakiś sposób jej winny. Również maltretowanie fizyczne czy wykorzystywanie seksualne są uważane za czynnik spustowy chorób psychosomatycznych.

Mimo to wiele życiowych wydarzeń trudno jednoznacznie zaklasyfikować jako pozytywne lub negatywne. Pacjentowi może być zatem trudno rozpoznać bodziec stresowy czy docenić jego wpływ na swoje życie. Para, która od dawna starała się o dziecko, z radością przyjmie wiadomość o ciąży; zupełnie inaczej może zareagować na informację o swojej ciąży dwudziestoczterolatka, która niedawno rozpoczęła karierę zawodową. Dla dwudziestopięcioletniego finansisty z Londynu zwolnienie z pracy jest czymś, z czym prawdopodobnie będzie musiał się zmierzyć w którymś momencie swojej kariery; znalezienie kolejnej posady nie zajmie mu wiele czasu. Dla pięćdziesięcioletniego robotnika fabrycznego z małego miasteczka zwolnienie z pracy to zupełnie inne doświadczenie. Przeprowadzka do nowego, pięknego domu, emigracja, awans mogą być zarówno pozytywnymi zmianami w naszym życiu, jak i źródłem ogromnego stresu.

Pacjenci z zaburzeniami konwersyjnymi niemal zawsze zaprzeczają obecności stresu w swoim życiu. Jeśli przykre emocje faktycznie zostały przekształcone w objawy fizyczne, pacjenci czasami w ogóle nie są ich świadomi. To zjawisko utrudnia naukowcom badanie związków pomiędzy stresem a pierwszym rzutem objawów. Aby ustalić, co może stanowić bodziec spustowy dla zaburzeń psychosomatycznych, grupa naukowców porównała osoby, u których niedawno zdiagnozowano zaburzenia konwersyjne, z tymi, u których rozpoznano chorobę somatyczną. Nie prosili pacjentów o wskazanie stresorów, ale zamiast tego pokazali im listę zmian życiowych i wydarzeń o potencjalnie traumatycznym charakterze. Pacjenci mieli zaznaczyć wszystkie sytuacje, jakie były ich udziałem, niezależnie od tego, czy uważali je za istotne bądź stresujące. Liczba osób z zaburzeniami czynnościowymi, które doświadczyły znaczącego wydarzenia na rok przed zachorowaniem, była dwukrotnie większa niż liczba osób z grupy kontrolnej, które doświadczyły znaczącego wydarzenia w tym samym okresie. Bodźcami spustowymi były m.in. narodziny dziecka, śmierć kogoś bliskiego, zmiana pracy, przeprowadzka, bycie ofiarą przestępstwa, spotkanie z osobą, która kiedyś wyrządziła badanemu krzywdę, zakończenie związku oraz problemy finansowe.

Wykonując moją pracę, przez cały czas staram się zidentyfikować tego typu wydarzenia. Niektóre z nich są powszechnie uważane za bodźce stresowe. W takim przypadku pacjentowi dużo łatwiej jest zaakceptować diagnozę, a lekarzowi dobrać właściwe leczenie. Bardzo często nie ma jednak jednego konkretnego wydarzenia, na które można by wskazać palcem. Przyczyny czyjejś choroby mogą być niejasne i trudne do sprecyzowania. Przykładowo może to być niewielki, ale chroniczny stres związany z kiepskimi warunkami mieszkaniowymi albo z często powtarzającymi się drobnymi nieporozumieniami małżeńskimi, a nie jakiś jeden poważny epizod stresowy. Sytuacje życiowe, które sprawiają, że ludzie czują się uwięzieni, wyjątkowo często prowadzą do zaburzeń psychosomatycznych, podobnie jak seria niewielkich, kumulujących się bodźców stresowych. Niepełne zadowolenie ze związku zbiega się z brakiem satysfakcji z pracy; kłopotom finansowym towarzyszy niepokój o to, jak dzieci radzą sobie w szkole. Z *małych* zmartwień rodzi się wielki niepokój.

Błędem jest traktowanie zaburzeń psychosomatycznych jako jakiejś jednej choroby, którą wywołuje jedna przyczyna. Zaburzenia psychosomatyczne mają wiele wspólnego z padaczką. Padaczką nazywa się grupę zaburzeń, które objawiają się napadami drgawek, choć w przypadku każdego typu tej choroby przyczyna, sposób leczenia i rokowania są zupełnie inne. Genetycznie uwarunkowana padaczka dziecięca znacznie różni się od padaczki spowodowanej urazem głowy, która rozwinęła się u osoby w podeszłym wieku. Nie istnieją prawidłowości, które łączyłyby wszystkie typy padaczki; podobnie jest w przypadku zaburzeń psychosomatycznych. Mogą one mieć wiele różnych przyczyn i trudno bezpośrednio porównywać ze sobą dwóch pacjentów, nawet jeśli u obu zdiagnozowano zaburzenia psychosomatyczne. Jeśli chcielibyśmy porównać zaburzenia psychosomatyczne do biegu, w którym startują osoby z wieloma rodzajami tych zaburzeń, to moglibyśmy powiedzieć, że meta jest wspólna dla wszystkich, ale pacjenci docierają tam różnymi drogami.

U wielu pacjentów, których choroba zaczęła się od ostrego napadu drgawek albo od innych, jeszcze bardziej gwałtownych objawów zaburzeń konwersyjnych, można wskazać konkretną przyczynę natury psychogennej lub konkretny bodziec spustowy; nie każdy przypadek zaburzeń psychosomatycznych da się jednak wyjaśnić w ten sposób. Niektóre to skutek dysfunkcyjnych postaw wobec choroby oraz skłonności do poszukiwania uwagi i pomocy w razie jakiegokolwiek nieprzyjemnego doznania związanego z ciałem. W tego typu okolicznościach powodem choroby psychosomatycznej jest pewien typ zachowania, a nie traumatyczne wydarzenie czy innego rodzaju bodziec spustowy.

Skłonności do somatyzowania często ujawniają się już w dzieciństwie. Dzieci skarżą się na powracający ból brzucha, ale organiczną przyczynę tego objawu udaje się znaleźć w mniej niż dziesięciu procentach przypadków. Objawy zakłócają życie rodzinne oraz utrudniają dziecku chodzenie do szkoły i uczenie się. Nie rozumiemy jeszcze w pełni mechanizmu tego zjawiska. Ból nie wiąże się z jakimiś konkretnymi chorobami fizycznymi, wiąże się za to z niepokojem i depresją. Dzieci odczuwające takie objawy często pochodzą z rodziny, w której ktoś przewlekle choruje. Prawdopodobieństwo wystąpienia bólu brzucha u dzieci zwiększa się, jeśli u któregoś z jego rodziców występują niewyjaśnione medycznie objawy chorobowe. Z występowaniem dziecięcego bólu brzucha korelują także takie zjawiska, jak odczuwanie przez rodziców niepokoju w pierwszym roku życia dziecka, neurotyzm oraz obsesyjno-kompulsyjna osobowość jednego z rodziców.

Nie wszystkie doświadczenia z czasów dzieciństwa, które czynią nas bardziej podatnymi na zaburzenia psychosomatyczne, możemy nazwać traumatycznymi. Nadopiekuńczość, zwłaszcza okazywana wtedy, gdy dziecko choruje, jest kolejnym czynnikiem ryzyka w przypadku wszelkich niewyjaśnionych chorób pojawiających się w późniejszym okresie życia. Nasze postawy wobec zdrowia i choroby częściowo są kształtowane przez nasze doświadczenia. Przewlekła choroba, zarówno wtedy, gdy cierpi na nią samo dziecko, jak i wtedy, gdy dotyka ona kogoś z jego bliskich, może wpływać na to, jak owo dziecko już jako osoba dorosła będzie sobie radzić z chorobą czy reagować na stres. Wczesne zetknięcie się z chorobą przewlekłą może zachęcać do przyjmowania roli chorego i, o czym wspomniałam już wcześniej, wpływać na sposób, w jaki manifestują się zaburzenia psychosomatyczne. Doskonale widać to na przykładzie pacjentów prezentujących takie objawy, jakie zaobserwowali wcześniej u innych osób.

Czynniki behawioralne odgrywają często bardzo ważną rolę w rozwoju przewlekłych zespołów bólowych i syndromu przewlekłego zmęczenia. Źródłem takich zaburzeń jak encefalopatia bólowa czy zespół jelita drażliwego może być nie tyle stres, ile błędne przekonania na temat tego, jak powinno się reagować na zmiany w organizmie czy złe samopoczucie. Już w bardzo młodym wieku można nabrać zwyczaju, aby reagować na wszystkie wrażenia czuciowe płynące z naszego ciała, zamiast je ignorować, jak robi to większość z nas.

Za jedną z możliwych przyczyn zespołu jelita drażliwego uważa się nieprawidłową motorykę jelita i nadwrażliwość na pokarmy oraz bodźce pobudzające. Inna teoria głosi, że zespół jelita drażliwego to zaburzenie spostrzegania polegające na tym, że osoby dotknięte tą chorobą są nadmiernie wyczulone na każde doznanie płynące z wnętrza ich ciała i na każdą zmianę w ruchu jelit. Chorzy reagują na objawy, których inni ludzie by nie zauważyli i te reakcje wzmacniają zarówno nasilenie objawów, jak i ich świadomość.

Istnieje jeszcze jeden czynnik ryzyka w odniesieniu do zaburzeń psychosomatycznych, o którym do tej pory nie wspominałam. Większość osób cierpiących na przewlekłe, medycznie niewyjaśnione choroby łączy płeć. Chorzy to zazwyczaj kobiety.

Stanowią one przeszło 70% pacjentów z napadami rzekomopadaczkowymi i zespołem przewlekłego zmęczenia. Wśród kobiet zaburzenia z objawami somatycznymi występują aż do dziesięciu razy częściej niż u mężczyzn. Tę dysproporcję zauważono, odkąd zaczęto prowadzić statystyki medyczne. My, lekarze, jesteśmy bardzo dobrzy w skrzętnym odnotowywaniu tych faktów, nieco gorzej idzie nam ich wyjaśnianie. Ja również nie mam dla was przekonującego wytłumaczenia.

Oczywiście musimy zacząć od nazwy. Termin histeria pochodzi od greckiego słowa *hystera* oznaczającego łono. Aż do początków XX wieku to właśnie łono uznawano za źródło histerii i wiele objawów chorobowych tłumaczono tym, co się w łonie dzieje. Jajniki również potrafiły głośno zakomunikować reszcie ciała, że coś jest z nimi nie w porządku. No i łechtaczka. Jeśli kobieta korzystała z niej w niewłaściwy sposób, to mogła być przyczyną wielu niepokojących symptomów. Podejmowane przez kobiety próby samozaspokojenia mogły prowadzić do nadmiernego pobudzenia nerwów, a to mogło skutkować właściwie wszystkim... Jednocześnie brak wystarczającej stymulacji tego narządu również prowadził do wielu ciężkich chorób. Dopiero w XX wieku, kiedy hipotezy wskazujące na organiczne przyczyny histerii zaczęły powoli odchodzić w przeszłość, osłabło zainteresowanie żeńskimi narządami płciowymi.

Chociaż histeria dotykała głównie kobiety, zauważono, że chorują na nią także mężczyźni: Charcot wprost napisał, że zdiagnozował tę chorobę u wielu mężczyzn. Zauważył, że nacisk wywierany na jądra przynosi te same dobroczynne skutki, co nacisk wywierany na jajniki. Otworzył w Salpêtrière oddział dla histeryków płci męskiej. Chociaż jego najsłynniejszymi pacjentami były osoby płci żeńskiej, nie uważał histerii za chorobę kobiecą. Obiektami badań podczas jego wtorkowych wykładów były wyłącznie kobiety.

Wśród pacjentów Freuda byli również histerycy płci męskiej. Freud nie twierdził, że histeria dotyka wyłącznie kobiet, ale uważał, że płeć piękna odznacza się cechami, które zwiększają ryzyko zachorowania. Kobiety miały więcej wolnego czasu, były więc bardziej skłonne do marzeń na jawie, a to mogło prowadzić do tworzenia patologicznych skojarzeń. W przeciwieństwie do Janeta nie uważał jednak, że kobiety są bardziej podatne na tę chorobę, gdyż są w jakiś sposób gorsze od mężczyzn. Chociaż Freud nie twierdził, że histeria to wyłącznie kobiecy problem, nie pomógł obalić tego poglądu, ponieważ wszystkie przypadki histerii opisane szczegółowo w *Studiach nad histerią* to historie kobiet.

Od czasów Freuda i Charcota minęło przeszło sto lat. Mieliśmy w tym czasie do czynienia z epidemiami męskiej histerii, ale nadawano im inne nazwy. Pierwsza z nich to neurastenia. Dla brytyjskich żołnierzy wracających z frontu I wojny światowej, którzy prezentowali wiele objawów zdefiniowanej przez Charcota histerii, stworzono kolejną kategorię diagnostyczną: nerwica frontowa.

Mimo tych erupcji męskiej histerii przekonanie, że jest to choroba typowo kobieca, przetrwało do dzisiaj.

Zawsze będę pamiętać pewien szczególny dzień z początków mojego stażu specjalizacyjnego, kiedy z całą mocą to do mnie dotarło. Ja i reszta zespołu lekarskiego, w którym wówczas pracowałam, spotkaliśmy się właśnie z młodym mężczyzną doświadczającym dziwnych skurczów w jednej ze stóp. Było to następstwo niewielkich obrażeń nogi, jakie odniósł w trakcie pracy. Od czasu wypadku nie pracował. Z czasem jego stopa wykrzywiła się, co utrudniało mu chodzenie. Mężczyzna przeszedł wszechstronne badania. Wyniki były prawidłowe. Kiedy doszliśmy do punktu, w którym już nic więcej nie mogliśmy dla niego zrobić, zaczęłam się zastanawiać, czy przypadkiem nie jest to problem natury psychosomatycznej. W tym momencie lekarz specjalista, mężczyzna w średnim wieku, zwrócił się do mnie (a także do grupy obecnych tam studentek medycyny) i bez zająknienia powiedział, że z pewnością nie mamy do czynienia z zaburzeniem psychogennym, ponieważ pacjent jest mężczyzną, a zaburzenia psychogenne dotyczą wyłącznie młodych kobiet.

Nawet teraz, wiele lat później, jako doświadczony lekarz specjalista, wciąż spotykam się z takim podejściem. Diagnozowałam kiedyś mężczyznę w średnim wieku i byłam pewna swojego rozpoznania – napady rzekomopadaczkowe. Lekarz specjalista, który poprosił o moją opinię – mężczyzna – bardzo stanowczo oznajmił, że musiałam się pomylić.

– Mężczyźni nie miewają napadów psychogennych – stwierdził, doskonale oddając poglądy francuskiego lekarza Jean-Baptiste'a Louyera-Villermaya, który w 1819 roku powiedział: „Mężczyźni nie mogą chorować na histerię, bo nie mają macicy".

Być może Louyer-Villermay bardzo dosłownie traktował słowo „histeria", ale jest także możliwe, że jego słowa odzwierciedlały po prostu postawę, która – jak się przypuszcza – przyczyniła się do feminizacji zaburzeń psychosomatycznych: lekarze mężczyźni bardzo niechętnie diagnozują tego typu zaburzenia u innych mężczyzn. Z całą pewnością w XVIII i XIX wieku, kiedy lekarzami byli niemal wyłącznie mężczyźni, a kobiety uważano za gorszą płeć, tego typu uprzedzenia mogły mieć ogromne znaczenie. Mimo że tego typu postawy są obecnie rzadsze i z całą pewnością lepiej ukrywane, wciąż można się spotkać z ich przejawami. Pewne badania kliniczne wykazały, że lekarze mniej wytrwale szukają przyczyn trudnych do wyjaśnienia objawów fizycznych w przypadku kobiet niż w przypadku mężczyzn; co więcej, to przede wszystkim kobietom przypina się takie etykietki jak „emocjonalnie zaburzona" czy „histrioniczna".

Jestem przekonana, że męska dominacja w dziedzinie medycyny silnie wpłynęła na postrzeganie histerii. Jednocześnie zdaję sobie sprawę, że moje słowa mogą trącić fałszem. W końcu większość pacjentów, u których sama zdiagnozowałam zaburzenia konwersyjne, to kobiety. Nie mamy już do czynienia z absolutną męska dominacją w zawodzie lekarza, a mimo to wciąż większość pacjentek psychosomatycznych stanowią kobiety. Bardzo trudno odpowiedzieć na pytanie, dlaczego tak się dzieje.

Jednym z istotnych elementów tej układanki jest to, że kobiety są bardziej narażone na niektóre traumatyczne zdarzenia, które uważa się za czynniki spustowe tego typu zaburzeń. W 2012 roku w Anglii i Walii popełniono 6634 przestępstwa seksualne przeciwko dzieciom. Wśród ofiar było 5156 dziewczynek. Dorosłe kobiety również są bardziej narażone na przemoc fizyczną. W ich przypadku istnieje większe prawdopodobieństwo, że ktoś będzie im groził, że ktoś je uwięzi lub że staną się ofiarą innego przestępstwa – niewątpliwie są to bodźce stresowe, które mają swój udział w etiologii zaburzeń psychogennych.

Alternatywna teoria odwołuje się do różnic w społecznym postrzeganiu zachowań kobiet i mężczyzn. Kobietom pozwala się okazywać emocje, tymczasem mężczyźni muszą być silni. Kobieca słabość jest bardziej akceptowana społecznie. Kobieta może szukać pomocy, mężczyzna powinien radzić sobie sam. Takie przekonania tworzą kulturę, w której kobiety częściej zgłaszają się ze swoimi objawami po pomoc, a mężczyźni częściej je ignorują.

Choroby psychiczne, takie jak zaburzenia lękowe czy depresja, dużo częściej dotykają kobiet. Mężczyźni jednak nie doświadczają w życiu mniej stresów – można by zatem dojść do wniosku, że skoro to kobiety częściej zapadają na depresję, zaburzenia z objawami somatycznymi czy zaburzenia konwersyjne, to znaczy, że mężczyźni po prostu lepiej radzą sobie z przeciwnościami losu. Okazuje się jednak, że gdy przyjrzymy się innym różnicom międzypłciowym, trudno nam będzie obronić to stanowisko. Kobiety spożywają mniejsze ilości alkoholu niż mężczyźni i rzadziej wpadają w uzależnienie. Mężczyźni są bardziej skłonni do wybuchów agresji i ryzykownych zachowań, częściej trafiają do aresztu, krzywdzą dzieci czy miewają romanse. Być może zatem nie chodzi o to, że jedna płeć radzi sobie lepiej i rzadziej się skarży, tylko o to że kobiety i mężczyźni cierpią w inny sposób. Można by zaryzykować stwierdzenie, że kobiety zatrzymują swoje cierpienie wewnątrz, a mężczyźni rozładowują jej na zewnątrz.

Medycznie niewyjaśnione choroby przewlekłe to niesłychanie skomplikowane zjawisko. Niezależnie od tego, co powoduje, że jesteśmy chorzy, istnieje jeszcze wiele czynników, które utrudniają nam powrót do zdrowia.

Peter w wieku pięćdziesięciu lat stracił pracę. Pracował w tej samej firmie, odkąd rzucił szkołę. Zaczynał od prowadzenia ciężarówki, a po jakimś czasie objął stanowisko w dziale sprzedaży. Peter myślał, że będzie pracował tam do sześćdziesiątego piątego roku życia, po czym on i Liz przejdą na emeryturę i zajmą się rzeczami, które od dawna chcieli zrobić. Z obliczeń Petera wynikało, że do tego czasu spłacą kredyt hipoteczny i będą mogli ruszyć w podróż po Wielkiej Brytanii swoim wozem kampingowym, o czym Peter od dawna marzył. Liz miała własne plany. Nigdy nie była w Stanach Zjednoczonych i chciała zabrać swoje wnuki do Nowego Jorku.

Nagle Peter, który nigdy nie pozwalał sobie na bezczynność, stracił pracę. Niezatrudniony i niezatrudnialny – tak mógł o sobie powiedzieć. Nie miał żadnego formalnego wykształcenia. Mieszkał w niewielkim mieście, w którym mężczyźni częściej tracili pracę, niż ją znajdowali. Liz, podobnie jak jej mąż, wiedziała, co to ciężka praca. Była kierowniczką zmiany w supermarkecie. Nie przepadała za swoją pracą, ale dzięki niej zarabiała. Kiedy Peter przestał pracować, jej wypłata wystarczała na spłacenie comiesięcznej raty kredytu i właściwie na nic więcej. Liz zaczęła więc brać w sklepie nadgodziny. Miała nadzieję, że to przejściowa sytuacja. Nawet pracując więcej, musiała się liczyć z każdym groszem. W końcu Peter i Liz byli zmuszeni sięgnąć po swoje oszczędności. Liz widziała, jak powoli topnieją pieniądze, które chciała przeznaczyć na podróż do Nowego Jorku.

Minęły trzy lata. Peter nie znalazł pracy. Zawsze był mężczyzną mającym swoją dumę, ale teraz porzucił wszelkie ambicje. Siedział w domu, przejadał życiowe oszczędności, a w tym czasie jego żona pracowała. Liz wciąż brała nadgodziny. Każdego wieczoru wracała do mężczyzny, który w niczym nie przypominał tego, którego poślubiła. Peter był teraz przygnębionym człowiekiem, który stracił ochotę na życie. Kiedyś ich związek był silny, teraz zaczęli się od siebie oddalać. Liz czuła się wyczerpana, przybita, zaczęła cierpieć na niezwykle silne bóle głowy. Wreszcie pod koniec jakiegoś wyjątkowo męczącego dnia straciła przytomność w pracy. Peter odebrał telefon i usłyszał, że Liz zapadła w śpiączkę i została przewieziona do miejscowego szpitala. Kiedy godzinę później Liz się obudziła, był przy niej Peter i trzymał ją za rękę. Lekarz powiedział im, że Liz najprawdopodobniej miała atak.

Peter i Liz byli załamani. Co jeszcze ich spotka? Co zrobili, by zasłużyć sobie na taki los? Modlili się o szybki powrót Liz do zdrowia.

– Jeśli nie będę mogła pracować, stracimy dom – powiedziała Liz.

W ciągu następnych tygodni Liz doświadczyła kolejnych napadów i musiała dłużej zostać w szpitalu. Peter wciąż siedział przy łóżku żony, trudno było go namówić, żeby choć na chwilę zszedł z posterunku. Lekarze stwierdzili, że Liz ma padaczkę i rozpoczęli leczenie. Przed wypisem ze szpitala doradzono jej, żeby poczekała, aż poczuje się lepiej i jeszcze przez tydzień nie wracała do pracy. Diagnoza sprawiła, że Liz zrozumiała wiele rzeczy. To przez padaczkę z trudnością radziła sobie z codziennymi obowiązkami. To przez padaczkę czuła się przygnębiona.

Napady, których doświadczała Liz, nie od razu zostały okiełznane. Lekarz powiedział jej, że nie ma w tym niczego dziwnego. Zamierzał tak dopasować dawkę i rodzaj leków, by Liz odczuła poprawę, ale mogło to potrwać nawet kilka miesięcy. Liz była teraz na zwolnieniu chorobowym, ale wciąż otrzymywała pełne wynagrodzenie. Peter, który przez tak długi czas nie mógł znaleźć sobie żadnego zajęcia, opiekował się żoną i w końcu czuł, że robi coś, co ma sens. Po sześciu miesiącach Liz wciąż nie odzyskała pełnej sprawności. Została zwolniona z pracy i otrzymywała zasiłek dla niepełnosprawnych. Pracownik społeczny i terapeuta zajęciowy pomogli Peterowi i Liz przystosować ich dom do potrzeb osoby chorej na padaczkę. Peter bał się zostawiać żonę samą w domu. Ponieważ wciąż nie mógł znaleźć pracy, został profesjonalnym opiekunem swojej żony, za co pobierał wynagrodzenie. Przestał rozglądać się za nową pracą.

Półtora roku później Liz wciąż nie reagowała na leki przeciwpadaczkowe i została skierowana na oddział wideotelemetryczny. To właśnie wtedy powiedziałam Liz, że nie ma padaczki.

Informując Petera i Liz o moim rozpoznaniu, przewróciłam ich świat do góry nogami. Zdiagnozowanie u Liz napadów rzekomopadaczkowych mogło ich pozbawić wszelkich korzyści, jakie dawała im diagnoza padaczki. Napady Liz wzmocniły ich związek, pozwoliły kobiecie uniknąć pracy, która ją wyczerpywała, zapewniły im wsparcie społeczne i psychologiczne, którego desperacko potrzebowali. Odbierając Liz diagnozę padaczki, skazywałam ją na spędzanie długich godzin w kiepsko płatnej pracy, na nocne powroty do przygnębionego i zniechęconego męża, który żywił do niej jakąś nieokreśloną urazę. Liz nie wymyśliła sobie, że jest chora na padaczkę – zdiagnozowali ją lekarze. Pozbawiając ją tej diagnozy, zabierałam jej znacznie więcej, niż można by przypuszczać.

Oczywiście postawienie nowej diagnozy nie oznaczało, że Liz wyzdrowiała. Napady wciąż się pojawiały. Próbowałam jej to wytłumaczyć.

– Nie twierdzę, że wszystko jest w porządku. Po prostu dolega pani coś innego, niż wcześniej myśleliśmy. Ale pani napady wciąż stanowią poważny problem.

Mimo to Liz całkiem słusznie podejrzewała, że z napadami rzekomopadaczkowymi nie wiążą się takie same benefity jak z chorobą organiczną. Świat nie przejmował się już tak bardzo cierpieniem Liz teraz, kiedy jego powód był znany. Napady były dla niej wciąż tak samo niepokojące i wyniszczające, ale ludzie wokół niej postrzegali je inaczej. Niepełnosprawność Liz została zbagatelizowana. Nie była już chora, była słaba. Mogła utracić korzyści, jakie dała jej choroba. Rodzina i znajomi mogli zacząć traktować ją inaczej. *Weź się w garść, Liz.* W świecie idealnym Liz i Peter otrzymaliby wsparcie psychologiczne i społeczne, którego potrzebowali; Liz mogłaby się nauczyć, co zrobić, by tak bardzo się tym wszystkim nie przejmować; mogłaby też z czasem wyzdrowieć. Ale w prawdziwym świecie liczą się tylko *prawdziwe* choroby. Liz może nie otrzymać pomocy, której potrzebuje. Być może nigdy nie wyzdrowieje.

Korzyści, jakie daje nam choroba, to sympatia innych, troskliwa opieka, zyski finansowe lub uniknięcie jakichś problemów. Z reguły nie jest tak, że ktoś świadomie poszukuje takich korzyści, ale pacjenci psychosomatyczni mogą z ich powodu nieświadomie nie pozwalać sobie na wyzdrowienie. Wyobraźcie sobie taką sytuację: kiepsko radzicie sobie w pracy. Musicie niebawem zrobić prezentację, ale nie wiecie, jak się do tego zabrać. W tym samym czasie zaczyna wam dokuczać niezbyt silny ból pleców. Bierzecie kilka dni zwolnienia. Szef musi zrobić prezentację za was. Choroba przyniosła wam konkretny zysk. Co wydarzy się następnym razem, gdy nie będziecie umieli poradzić sobie z czymś w pracy?

Albo taka sytuacja: Wasz mąż zawsze wychodzi gdzieś w niedzielę. Pomimo waszych protestów spędza cały dzień, grając w golfa, a wy musicie same zająć się dziećmi. Pewnego razu czujecie się gorzej i kładziecie się do łóżka. Mąż zostaje w domu, żeby wam pomóc. Dzięki chorobie osiągnęłyście coś, czego wcześniej nie mogłyście osiągnąć.

Choć chorzy nie planują świadomie osiągania takich korzyści, mogą one wzmacniać ich chorobę. Pacjentowi może być trudno zrezygnować z niepełnosprawności, jeśli korzyść, jaką odnosi z choroby, jest wystarczająco duża. Wszystkie te procesy rozgrywają się na poziomie nieświadomości.

Kiedy zaczęłam przyjmować pacjentów z zaburzeniami konwersyjnymi, przez długi czas uważałam, że jeśli będę miała pełną wiedzę na temat tych trzech czynników – podatności, bodźców spustowych i korzyści płynących z choroby – bez trudu wyleczę każdego pacjenta. I wielu przypadkach tak właśnie było. Jeśli dało się określić przyczynę choroby i czynniki sprzyjające dalszemu chorowaniu, pacjentom było dużo łatwiej zaakceptować diagnozę, poddać się leczeniu i w końcu wyzdrowieć. Tak właśnie wyglądała historia Jo.

Leczę tak wiele młodych kobiet, że kiedy pewnego razu w szpitalnym korytarzu zatrzymała mnie kobieta w średnim wieku i zapytała, czy pamiętam jej córkę, nie potrafiłam sobie przypomnieć, o kogo chodzi.

– Ma na imię Jo – powiedziała kobieta.

Czułam, jak ogarnia mnie zakłopotanie. Fizycznym objawem tego uczucia był rumieniec pokrywający moją twarz i szyję. Za nic w świecie nie potrafiłam przypomnieć sobie takiej pacjentki.

– Zajmowała się nią pani mniej więcej sześć lat temu.

– Przykro mi, ale nie pamiętam…

– Przyjechałam tu dzisiaj z moją drugą córką – powiedziała kobieta. – Ma wizytę w poradni leczenia padaczki. Przyszłam tu, żeby opowiedzieć pani, jak się miewa Jo. Była kiedyś pacjentką na oddziale wideotelemetrycznym. Zdiagnozowała pani u niej napady rzekomopadaczkowe.

Poczułam ucisk w klatce piersiowej. Wszystko wskazywało na to, że za chwilę usłyszę coś nieprzyjemnego.

– Chciałam tylko powiedzieć, że odmieniła pani życie Jo. Naprawdę jej pani pomogła. Chciałam pani za to podziękować.

Wypuściłam powietrze z płuc. Moje mięśnie się rozluźniły. Poczułam łzy pod powiekami. Byłam pewna, że będę musiała się zmierzyć z oskarżeniami, tymczasem rzeczywistość mnie zaskoczyła. Na chwilę ulga i poczucie zawodowej satysfakcji całkowicie mną zawładnęły. Nie zapamiętałam więc dokładnie wszystkiego, co powiedziała matka Jo.

– Rzuciła pracę, kiedy uświadomiła sobie, że to właśnie ona była przyczyną jej problemów. Postanowiła zostać fizjoterapeutką. Niedawno zdobyła dyplom. Jest teraz dużo szczęśliwsza. Mieszka w Edynburgu. Chciała, żebym dała pani znać, jak sobie radzi.

– Bardzo się cieszę. I dziękuję, że zechciała pani tu przyjść i mi o tym powiedzieć.

Po rozmowie z matką Jo wróciłam do swojego biura z mocno bijącym sercem i tajemniczym uśmiechem na twarzy. Ale wciąż nie mogłam przypomnieć sobie Jo. Usiadłam przed biurkiem i wklepałam jej imię do komputera. Wiedziałam, że potrzebuję tylko małej podpowiedzi i zaraz sobie wszystko przypomnę.

Jo trafiła na szpitalną izbę przyjęć z powodu przedłużającego się napadu drgawek. Od razu podano jej diazepam. Pół roku wcześniej u Jo rozpoznano padaczkę. Od tego czasu miała dziesięć napadów. Padaczkę zdiagnozowano wcześniej u jej siostry, a ponieważ choroba ta może mieć podłoże genetyczne, lekarze rozpoznali ją także u Jo. Wyniki badań były prawidłowe, ale zdarza się to całkiem często, gdy bada się osobę chorą w okresie między napadami. Jo przepisano leki przeciwpadaczkowe. Terapia nie przyniosła skutku, napady zaczęły się pojawiać częściej, w końcu doszło do napadu, przez który Jo trafiła na izbę przyjęć. Wezwano lekarza robiącego specjalizację z neurologii. Po zbadaniu Jo stwierdził, że potrzebuje ona drugiego leku przeciwpadaczkowego i wypisał jej receptę. Nie było potrzeby, żeby zatrzymywać Jo w szpitalu.

Gdyby Jo od razu wróciła wtedy do domu, jej historia mogłaby się skończyć zupełnie inaczej. Mogła latami brać coraz większe dawki leków, zanim ktoś zakwestionowałby pierwotną diagnozę. Zdaniem matki Jo powrót jej córki do zdrowia był moją zasługą, ale według mnie dużo ważniejsze było to, co wydarzyło się tuż po rozmowie Jo z lekarzem. W szpitalu panowała zasada, że pacjenci tacy jak Jo przed wypisem spotykali się z pielęgniarką wyspecjalizowaną w zakresie opieki nad pacjentami z padaczką. Chorzy omawiali z nią szczegółowo diagnozę i zaproponowane im leczenie; jeśli mieli taką potrzebę, mogli też spytać ją o radę. Po rozmowie z Jo pielęgniarka nie pozwoliła jej wrócić do domu i zadzwoniła do mnie.

– Wiem, że lekarz powiedział, że ta dziewczyna ma padaczkę. Moim zdaniem nie ma.

– Dlaczego?

– Nie umiem powiedzieć. Po prostu coś mi tu nie pasuje. Czy możemy ją zatrzymać?

To właśnie dlatego medycyna jest sztuką. Chodzi nie tyle o fakty, ile o historię. O sposób, w jaki ta historia zostaje opowiedziana. W 2009 roku w magazynie „Epilepsy & Behavior" opublikowano wyniki badań dotyczących środków językowych, jakimi posługują się pacjenci opisujący swoje objawy. Okazało się, że pacjenci z padaczką opisują swoje napady inaczej niż pacjenci z drgawkami dysocjacyjnymi. Językoznawca może więc wysłuchać nagrania wykonanego podczas konsultacji i z dużym prawdopodobieństwem przewidzieć diagnozę, nie mając żadnej wiedzy na temat padaczki. Doświadczona, empatyczna pielęgniarka, która rozmawia z pacjentami na izbie przyjęć, może zrobić to samo. Zaufałam jej osądowi.

– W porządku. Umieścimy ją w sali wideotelemetrycznej.

Trzy dni później byliśmy już świadkami dwóch napadów Jo i rozpoznaliśmy u niej napady rzekomopadaczkowe. Na następnym etapie procesu leczenia pacjentką zajmował się już ktoś inny, chociaż to mnie po sześciu latach przypisano główne zasługi. Jo zgodziła się spotkać z psychiatrą. W trakcie tych zwyczajowych rozmów z pacjentką, które nie dotyczyły ściśle jej stanu zdrowia, dowiedziałam się trochę na temat tego, co może ją trapić, ale to dzięki psychiatrze poznaliśmy całą historię.

Jo była dwudziestopięcioletnią, piękną i czarującą dziewczyną. Pracowała jako fotoreporterka dla opiniotwórczej gazety, co było dużym osiągnięciem dla osoby w jej wieku. Mieszkała z grupą przyjaciół w Londynie. Wychowała się w tym mieście, jej rodzina mieszkała więc nieopodal. Kiedy siostra Jo, Martha, miała trzynaście lat, zdiagnozowano u niej padaczkę; od tamtej pory przez mniej więcej dekadę dziewczyna doświadczała częstych napadów. Jo była trzy lata młodsza od Marthy i choroba siostry stanowiła motyw przewodni jej dzieciństwa. W końcu padaczkę Marthy udało się opanować, ale dziewczyna wciąż znajdowała się pod opieką lekarzy.

W swojej rodzinie Jo była uważana za szczęściarę. Nie miała padaczki. Była inteligentna i kreatywna. Nigdy nie zawiodła swoich rodziców. Już we wczesnej młodości zainteresowała się fotografią i rozwijała swoje umiejętności w tym zakresie, urządziła sobie nawet własną ciemnię w garażu. Po skończeniu szkoły zdobyła formalne wykształcenie w dziedzinie fotografii, po czym wyruszyła w roczną podróż. Wróciła z niezwykle bogatym portfolio. Stworzyła własną stronę internetową i zaczęła bombardować redaktorów lokalnych i krajowych mediów swoim CV. Otrzymała wiele odmownych odpowiedzi, zanim przyszło do niej zaproszenie na spotkanie od jednej z największych gazet. Ostatecznie zaproponowano jej staż z możliwością zatrudnienia, jeśli sprawdzi się w tej pracy.

Znaki ostrzegawcze pojawiły się już pierwszego dnia, ale Jo nie przywiązywała wtedy do tego wielkiej wagi. Przedstawiano ją właśnie pracownikom jej działu, kiedy usłyszała, jak jeden mężczyzna szepcze do drugiego: „Niezłe nogi, nic dziwnego, że dostała tę pracę".

Przez pierwsze trzy miesiące Jo udawała sama przed sobą, że czuje się dobrze w nowej pracy. Zawsze z łatwością nawiązywała kontakty, założyła więc, że sytuacja się polepszy, kiedy inni pracownicy lepiej ją poznają. Koledzy i koleżanki odnosili się do niej z sympatią, kiedy więc dziwne uczucie niepokoju nie mijało, przekonała samą siebie, że to tylko jej wyobraźnia. Z biegiem czasu nie mogła jednak nie zauważyć, że coś było nie tak. Jej zdjęcia nieustannie krytykowano. Była jednym z najmłodszych członków zespołu, dlatego nie oczekiwała, że jej praca będzie zawsze chwalona. Gdyby jednak potraktowała poważnie wszystkie uwagi swoich przełożonych, musiałaby dojść do wniosku, że niczego nie potrafi zrobić dobrze. Razem z nią staż w gazecie zaczął też pewien chłopak. Kilka z jego zdjęć zostało już opublikowanych. Jo czuła, że nie powinna się skarżyć. Być może zrobione przez nią zdjęcia najzwyczajniej w świecie nie były tak dobre, jak prace jej kolegi. Być może nie potrafiła właściwie ich ocenić.

Pewnego dnia Jo była przekonana, że zrobiła zdjęcie, które nadaje się do publikacji. Także tym razem jej praca nie została jednak dostrzeżona. Zapytała wtedy redaktora o powody odrzucenia jej fotografii. Nie chciała powiedzieć niczego obraźliwego, ale koniec końców, po długiej wymianie zdań, wskazała palcem na zrobione przez jej kolegę zdjęcie, które trafiło do gazety i zapytała, pod jakim względem jest lepsze od jej pracy.

– Lepiej daruj sobie te uszczypliwości, młoda damo. Zazdrość piękności szkodzi.

Jo nie spodobała się ta sugestia. Jej odpowiedź była stanowcza.

– Nie jestem złośliwa. Porównujesz moją pracę z pracą pozostałych członków zespołu. Robię teraz dokładnie to samo co ty. Chcę tylko, żebyś wskazał mi te cechy, które sprawiają, że jedno zdjęcie jest lepsze od innego.

Redaktor nie przyjmował do wiadomości jej argumentów. Na koniec stanowczo zasugerował, żeby zmieniła swoją postawę. Sytuacja Jo w redakcji znacznie się pogorszyła. Nie była zapraszana na spotkania. Wszystkie ciekawsze, bardziej ambitne zadania regularnie ją omijały. Czuła się zepchnięta na boczny tor. Ale właśnie o takiej pracy marzyła od wielu lat, nie zamierzała więc łatwo się poddać. Pracowała dwa razy ciężej niż do tej pory. Nie poskutkowało.

Pewnego dnia przyszła do biura o siódmej, żeby wziąć udział w cotygodniowym spotkaniu redakcyjnym, które odbywało się zawsze o tej porze, i nikogo nie zastała. Kiedy później zjawili się inni pracownicy, dowiedziała się, że większość z nich, łącznie ze stażystami, spędziła poprzedni wieczór w lokalnej restauracji. Takie spotkania integracyjne były wieloletnią tradycją w tej redakcji. Ponieważ bawili się do późna, odwołali poranne spotkanie. Kiedy Jo uświadomiła sobie, że została przez nich wykluczona, zachciało jej się płakać. Pobiegła do łazienki, strofując samą siebie w myślach za to, że aż tak się tym przejmuje. W łazience natknęła się na sekretarkę redaktora naczelnego, która poinformowała później szefa, jak bardzo Jo była zdenerwowana. Jeszcze tego samego dnia redaktor wezwał ją do swojego gabinetu.

– Okazywanie gwałtownych emocji w miejscu pracy jest naprawdę niestosowne – oznajmił.

Jo czuła, że się pogrąża. Wszystko, co mówiła i robiła, było nieodpowiednie. Chociaż wiedziała, że biorąc pod uwagę to, jak była traktowana, nie mogła spodziewać się oferty pracy po zakończeniu stażu, mimo wszystko miała nadzieję, że sprawiedliwość zwycięży i jej ciężka praca zostanie w końcu doceniona. Obawiała się, że jeśli nie zdoła przekonać do siebie przełożonych, dostanie złe referencje i jej kariera skończy się, jeszcze zanim się zaczęła. Rodzina była tak dumna z jej osiągnięć – Jo nie potrafiła sobie wyobrazić, że musiałaby opowiedzieć im o tym, jak kiepsko jej poszło. Nie mogła znieść myśli, że wygrają ludzie, którzy nie potraktowali jej sprawiedliwie. Czuła się jak w pułapce. Pewnego dnia, kiedy szykowała się do pracy, dostała pierwszego ataku drgawek.

Jo należą się wyrazy uznania za to, że kiedy usłyszała diagnozę, szybko zrozumiała, że uczucie uwięzienia, które stawało się coraz silniejsze, musiało znaleźć sobie jakieś ujście. Nie potrafiła przyznać się rodzinie i przyjaciołom do tego, co postrzegała jako porażkę, kiedy więc cała sprawa stanęła na ostrzu noża, jej ciało zaczęło prosić o pomoc, używając w tym celu środków wyrazu, z którymi Jo od dawna miała do czynienia za sprawą choroby siostry. Psychiatra skierował Jo na terapię. W jej trakcie przewartościowała swoje życie i dokonała zmian bez oglądania się na opinie innych ludzi. Moje spotkanie z jej matką dało mi pewność, że były to trafne decyzje.

To dziwne, że nie pamiętałam Jo, bo właśnie ta pacjentka jest znakomitym przykładem tego, jak szybko pacjenci mogą wrócić do zdrowia, jeśli tylko cały system zadziała tak, jak powinien. Nie każda diagnoza padaczki jest trafna – wiele zależy tutaj od wywiadu lekarskiego, a informacje zebrane w ten sposób łatwo mylnie zinterpretować. Kiedy stało się jasne, że Jo nie reaguje na leki, powtórzono proces diagnostyczny, postawiono prawidłową diagnozę i wdrożono odpowiednie leczenie. Jednak aż 70% pacjentów, u których zdiagnozowano napady rzekomopadaczkowe, nadal doświadcza ataków drgawek. Najczęściej są to osoby, które późno otrzymały prawidłową diagnozę, u których nie znaleziono przyczyny ataków lub te, którym nie zapewniono opieki psychiatrycznej.

Życie zawodowe lekarza to ciągłe wzloty i upadki. W przypadku pracy z pacjentami cierpiącymi na napady rzekomopadaczkowe rzadko możemy pochwalić się sukcesem. Zdecydowanie zbyt często się zdarza, że pacjenci nie spotykają się z psychiatrą. Zbyt często też nie docierają do mnie żadne informacje o tym, jak potoczyły się ich dalsze losy. Jo wróciła do zdrowia, gdy zrozumiała charakter swoich napadów. Słysząc, jak dobrze sobie poradziła, nabrałam otuchy.

Praca z Camillą również podniosła mnie na duchu, ale dopiero wtedy, gdy moja pacjentka uświadomiła sobie coś bardzo bolesnego.

Po otrzymaniu diagnozy Camilla została w szpitalu jeszcze przez dwa tygodnie. Odstawiłam jej leki i obserwowałam, jak sobie radzi. Wciąż nie mogła do końca uwierzyć, że przyczyną jej napadów nie jest padaczka, mimo to zachowywała się spokojnie, z pewnego rodzaju godnością. Jej opanowanie wydało mi się niepokojące. Świadczyło o odrzuceniu diagnozy. Wolałabym, żeby krzyknęła na mnie, okazała jakieś emocje, które mogłabym zrozumieć i na które mogłabym zareagować. W umyśle Camilli kryło się coś, do czego ani ona sama, ani tym bardziej ja nie miałyśmy dostępu. Nawet jeśli moja diagnoza ją zdenerwowała, to Camilla tego nie poczuła – albo nie potrafiła tego okazać. Wkrótce zaczęłam się zastanawiać, czy nie popełniłam błędu. Za każdym razem, gdy się widziałyśmy, Camilla mówiła mi, że wierzy w to, iż emocje mogą wywołać chorobę. Zawsze jednak dodawała, że w jej przypadku jest inaczej. Takie historie przytrafiały się wyłącznie innym.

W przypadku niektórych zaburzeń psychosomatycznych nie da się znaleźć żadnego traumatycznego wydarzenia, które by je wyjaśniło. Czasami powodem jest coś oczywistego, czasami coś głęboko ukrytego. Dysocjacja polega na separacji: jedna część umysłu nie zdaje sobie sprawy z istnienia drugiej, wspomnienia z dalszej przeszłości są oddzielone od pamięci bieżących wydarzeń. Moje ostatnie spotkanie z Camillą uświadomiło mi, że czasami jest to separacja absolutna.

Camilla odstawiła już wszystkie leki przeciwpadaczkowe; nie towarzyszyły temu żadne skutki uboczne. Wciąż miała napady, ale nie pojawiły się żadne dowody wskazujące na to, że ich przyczyną jest padaczka. W dniu, w którym miała zostać wypisana ze szpitala, spotkałam się z nią i jej mężem po raz ostatni. Rozmawiali ze mną, siedząc na skraju łóżka Camilli.

– Czy chcielibyście państwo jeszcze o coś mnie zapytać?

– Tylko o to, o co pytam za każdym razem – roześmiała się Camilla. – Jeśli jest tak, jak pani mówi, to dlaczego zachorowałam?

– Wie pani, że nie znam odpowiedzi na to pytanie. Znalezienie jej może zająć trochę czasu.

– Napady przytrafiają mi się niezależnie od okoliczności. Podczas czytania, oglądania telewizji. Nie ma w tym żadnych prawidłowości.

– Czasami warto przyjrzeć się pierwszemu napadowi. Czasami to właśnie on jest najbardziej znaczący. Pierwszy atak mógł zostać wywołany przez jakiś konkretny bodziec. Pozostałe ataki mogły już być spontaniczne. Nie układają się w żaden wzór, co jest dla nas mylące. Pierwszy napad przytrafił się pani w Kumbrii, prawda? Czy coś utkwiło pani w pamięci z tego wyjazdu? Nawet drobny szczegół może okazać się pomocny.

– To było udane spotkanie. Nic znaczącego się nie wydarzyło.

Mąż Camilli siedział tuż przy niej, trzymając ją za rękę. Zmarszczył teraz brwi i spojrzał zdziwiony na żonę.

– Kochanie? – powiedział.

To nie był wyraz czułości, to było pytanie.

– Co? – Camilla obróciła się w jego stronę.

– Pamiętasz, że to nie był twój *pierwszy* atak?

– Co? – zapytała ponownie Camilla.

Związek Camilli i Hugh miał bardzo romantyczne początki. Hugh twierdził, że kiedy tylko ujrzał Camillę, od razu wiedział, że zostanie ona jego żoną. Camilla powiedziała, że Hugh konsekwentnie ją zdobywał. W college'u mieli ten sam krąg znajomych. Drogi wielu z nich rozeszły się po ukończeniu szkoły, ale przyjaźń Camilli i Hugh przetrwała. Oboje podjęli pracę w Londynie i zaczęli spędzać więcej czasu razem. Zgodnie z przewidywaniami Hugh zakochali się w sobie. Hugh chciał się oświadczyć już na początku ich związku, ale poczekał z tym dwa lata, żeby było „tak jak trzeba". Rok później byli już małżeństwem.

Zarówno Camilla jak i Hugh wiele czasu poświęcali pracy. Postanowili, że zaczekają z powiększeniem rodziny, chociaż oboje chcieli mieć dużo dzieci. Mimo to dwa lata po ślubie, wcześniej niż planowali, urodziło się ich pierwsze dziecko – Henry. Camilla wzięła roczny urlop macierzyński, po czym wróciła do pracy. Uwielbiała spędzać czas z Henrym. Zachwycała się tym, jak rośnie jej pociecha. Z pewnym oporem podjęła potem na nowo swoje zawodowe obowiązki.

Pewnej soboty, kiedy Henry miał półtora roku, Camilla umówiła się na spotkanie w parku z inną matką. Henry miał mieć kompana do zabaw, a Camilla miała w tym czasie porozmawiać ze swoją dawną przyjaciółką. Spacer do parku trwał kwadrans. Henry siedział w wózku i radośnie gaworzył przez całą drogę.

Przy wejściu do parku Camilla spotkała inną przyjaciółkę, która mieszkała w pobliżu. Zatrzymała się, żeby się z nią przywitać. Ucięły sobie krótką pogawędkę na temat opieki nad dzieckiem, szkół i niań. Kiedy rozmawiały, Camilla zauważyła, że przyjaciółka, z która się umówiła, buja swoją córkę na huśtawce znajdującej się po drugiej stronie ogrodzenia otaczającego park. Henry też musiał to zauważyć, ponieważ zaczął krzyczeć i próbował wyjść z wózka. Camilla powiedziała mu, żeby się uciszył, i zagroziła, że jeśli będzie niegrzeczny, nie pójdą na huśtawkę. Odwróciła wózek tyłem do parku. Henry znów podniósł wrzask, wygiął się w łuk, zaczął kopać powietrze nóżkami.

– Lepiej już pójdę – Camilla uśmiechnęła się i kucnęła, żeby powiedzieć „do widzenia" dziecku koleżanki, które sprawiało wrażenie, jakby lada moment miała mu się udzielić furia Henry'ego.

Camilla nie zdawała sobie sprawy, że kiedy odwracała wózek, zwolniła hamulec i nie zaciągnęła go z powrotem. Henry wciąż starał się uwolnić z krępującej go uprzęży i jego ruchy spowodowały, że wózek zaczął się toczyć. Wąski chodnik był lekko pochyły i nie minęła chwila, a wózek zbliżył się do jezdni. Gdyby w tym momencie Camilla zauważyła, co się stało, zdołałaby jeszcze chwycić za rączkę wózka. Ale nie zauważyła. Wózek spadł z wysokiego krawężnika i przewrócił się na środek jezdni. Przyjaciółka Camilli zwrócona twarzą w stronę drogi zauważyła to pierwsza. Wrzasnęła i ruszyła w kierunku Henry'ego. Camilla odwróciła się i zobaczyła wyjeżdżający zza zakrętu samochód. Kierowca próbował zahamować, ale nie zdążył. Wózek z synem Camilli w środku zniknął pod kołami samochodu.

– To było takie nierzeczywiste. Ludzie mówią, że coś takiego ogląda się jakby w zwolnionym tempie. Ja pamiętam to inaczej. Wszystko działo się tak szybko, wózek po prostu zniknął.

Samochód zatrzymał się gwałtownie. Camilla wbiegła na drogę, położyła się na ziemi i rozpaczliwie próbowała wyciągnąć swoje dziecko. Wózek zaklinował się pod podwoziem samochodu. Złożył się w taki sposób, że Camilla nie mogła dostrzec Henry'ego.

– Wszyscy krzyczeli. Ja, moja przyjaciółka, kierowca. Dopiero po kilku minutach uświadomiłam sobie, że Henry nie wydaje żadnych dźwięków.

Strażakom wyciągnięcie Henry'ego spod samochodu zajęło dwadzieścia minut. Do tego czasu na miejsce przyjechał Hugh. Oboje widzieli wyraz twarzy strażaka, kiedy przekazywał bezwładne ciałko ich dziecka ratownikowi. Camilli i Hugh nie pozwolono towarzyszyć synkowi w karetce. Jechali za nią w policyjnym samochodzie. Camilla stała w drzwiach sali na oddziale ratunkowym i obserwowała, jak sanitariusze bezskutecznie reanimują jej syna. Pielęgniarka spojrzała na nią, po czym odprowadziła ją i Hugh z powrotem do poczekalni. Pół godziny później powiedziano im, że nic nie dało się zrobić. Lekarze uważali, że Henry prawdopodobnie zginął na miejscu, gdy tylko samochód uderzył w wózek. Tej nocy Camilla straciła przytomność i miała swój pierwszy atak.

Kiedy zapytałam Camillę, ile ma dzieci, nie powiedziała mi o Henrym. Nie wspomniała o nim żadnemu z lekarzy ani żadnej z pielęgniarek spotkanych podczas jej pobytów w szpitalach. Moje pytania nie były wystarczająco szczegółowe, żeby odkryć jej sekret.

Camilla nie zapomniała o Henrym ani nie wyparła z pamięci dnia jego śmierci. Jej życie toczyło się dalej, urodziła dwójkę kolejnych dzieci. Ale wciąż pamiętała o Henrym. Jego zdjęcie było niemal w każdym pokoju w jej domu. Opowiedziałaby nam o Henrym, gdybyśmy o niego zapytali, ale ponieważ nie padło żadne bezpośrednie pytanie, uważała, że nie ma sensu o nim mówić, skoro poradziła sobie ze stratą. Gdybyśmy zapytali, powiedziałby nam, jak bardzo jest szczęśliwa, że Henry pojawił się w jej życiu, mimo że spędzony z nim czas był tak krótki. Była szczęśliwa również dlatego, że urodziła potem jeszcze dwójkę zdrowych dzieci, podczas gdy niektórzy ludzie nie mogli się doczekać nawet jednego. Tak właśnie by nam powiedziała.

Tyle tylko, że pewnego dnia podczas służbowego spotkania pomyślała o Henrym. Spotkanie było bardzo udane. Reprezentowała kobietę z dzieckiem, która była ofiarą przemocy domowej. Negocjacje przebiegały po myśli Camilli. Czuła się szczęśliwa, aż nagle przypomniał jej się Henry.

„Pomogłam uratować to dziecko, ale nie potrafiłam uratować własnego". Szybko stłumiła tę myśl.

Pięć minut później dostała drugiego ataku.

Camilla zepchnęła swoje cierpienie do takiego miejsca w umyśle, do którego nie miała pełnego dostępu. Pamiętała, że straciła syna, ale zapomniała, z jakim bólem się to wiązało. Zupełnie jakby zamknęła ból w małej skrzynce umieszczonej gdzieś wewnątrz swojej głowy. Napady były potworami, które strzegły tej skrzynki. To były potwory na jej usługach, miały do wykonania swoje zadanie. Mogły odejść dopiero wtedy, gdy sekret, którego strzegły, został ujawniony.

9

Śmiech

Będziesz widzieć jasno tylko wtedy, gdy zajrzysz w głąb swojego serca.

Carl Jung, list do Fanny Bowditch, 22 października 1916

Nie potrafię sobie wyobrazić, że ktoś mógłby nie polubić Marii. Maria ma 50 lat, ale w pewien sposób przypomina dziecko, dzięki czemu łatwo zjednuje sobie sympatię innych. Do tej pory trzykrotnie trafiała do szpitala pod moją opiekę. Za każdym razem zabierała ze sobą George'a – pluszowego misia, który ma prawie tyle lat co Maria. Nawet nie przyszłoby jej do głowy, że mogłaby zostawić go samego w domu. Albo że mogłaby nie zabrać ze sobą zdjęcia, na którym uśmiecha się szeroko, stojąc obok swojego ulubionego piłkarza. Maria pracuje jako wolontariuszka w pewnej zabytkowej rezydencji; jej zadanie polega na witaniu w drzwiach gości, którzy przyjechali zwiedzić posiadłość. To właśnie tam spotkała Davida. Uścisnęła jego dłoń, a on był na tyle uprzejmy, że poczekał jeszcze przez chwilę, żeby mogli razem zrobić sobie zdjęcie. Maria opowiada mi tę historię zawsze wtedy, gdy ją widzę. Twierdzi, że była to najpiękniejsza chwila w jej życiu.

– A kiedy Manchester zdobył mistrzostwo? – zapytałam ją pewnego razu.

Cieszyła się wtedy, ale spotkanie Davida było lepsze.

– Wszystkie dziewczyny będą zazdrosne, kiedy zobaczą to zdjęcie – zażartowałam, a Maria się roześmiała.

Maria była zdrowym dzieckiem, ale któregoś dnia dostała pierwszego napadu padaczki. Miała wtedy pięć lat. Napady pojawiały się do czternastego roku życia. W tym czasie mózg Marii powinien był się rozwijać, ale proces ten został zakłócony przez częste drgawki. W rezultacie poziom inteligencji Marii pozwala ją zaklasyfikować jako osobę z niepełnosprawnością intelektualną w stopniu lekkim.

Rodzice Marii zapewnili jej kochający dom, ale mieli nieco staroświeckie poczucie samowystarczalności, dlatego nie korzystali z żadnych programów wsparcia i nie posyłali córki na zajęcia dla niepełnosprawnych dzieci. Maria spędzała mnóstwo czasu w domu, ze swoją matką, odizolowana od rówieśników. W przypadku Marii proces zdobywania wiedzy był mocno zaburzony z powodu bardzo częstych hospitalizacji. Zdobyła niewiele życiowych doświadczeń, bo albo przebywała w domu, albo leżała w szpitalu. Prawie w ogóle nie chodziła do szkoły, nie zdobyła żadnych kwalifikacji, jej życiowa zaradność jest w znacznym stopniu ograniczona. Maria wszystkiego, co wie i umie, nauczyła się od matki. Kiedy jej matka gotowała, Maria przyglądała się temu i mieszała w garnkach. Kiedy jej matka sprzątała dom, Maria chodziła za nią krok w krok ze środkami czystości i ściereczkami do kurzu. Kiedy do jej matki przychodzili znajomi, Maria z radością wkładała fartuszek i odgrywała rolę kelnerki. Rzadko wychodziła z domu i nie nawiązała żadnych bliższych znajomości poza kręgiem rodziny. To ojciec zaszczepił Marii miłość do futbolu. Kiedy tylko było to możliwe, zabierał ją na mecze. Maria co tydzień chodziła też razem z matką do kościoła. Były to jej jedyne regularne aktywności pozadomowe.

Maria jest jedynaczką. Jako dziecko nie miała zbyt wielu zainteresowań. W tamtym okresie nikt nie przywiązywał do tego wagi, ponieważ będąc oczkiem w głowie swoich rodziców, miała zapewnioną troskliwą opiekę i nigdy nie była sama. To, że taka sytuacja nie będzie trwać wiecznie, w pełni dotarło do rodziców Marii dopiero wtedy, gdy jej matka doznała udaru mózgu. Wróciła do zdrowia, ale to wydarzenie uświadomiło rodzicom Marii, że muszą zabezpieczyć przyszłość córki, gdy nie będzie już mogła na nich liczyć. Lokalni pracownicy społeczni zajmujący się osobami niepełnosprawnymi intelektualnie załatwili dla Marii miejsce w ośrodku dziennej opieki, a także znaleźli dla niej pracę, którą mogła wykonywać jako wolontariuszka. Rodzice Marii założyli dla niej fundusz i wyznaczyli nadzorujących go administratorów, żeby zapewnić córce środki do życia. Gdy Maria miała już prawie czterdzieści lat, jej matka doznała drugiego udaru mózgu, tym razem śmiertelnego. Przez pewien czas Maria i jej ojciec jakoś radzili sobie we dwójkę. Kiedy Maria miała czterdzieści dwa lata, zmarł jej ojciec.

Obecnie Maria mieszka sama w swoim rodzinnym domu. Dzięki zapobiegliwości rodziców ma opiekunkę, która odwiedza ją rano i wieczorem. Zazwyczaj jej dni wypełnione są takimi czy innymi zajęciami – chodzi do centrum dziennej opieki lub pracuje jako wolontariuszka. Jej ulubioną pracą jest witanie ludzi – czy to w supermarkecie, czy w zabytkowej rezydencji. Maria bardzo lubi wołać głośno „dzień dobry" do klientów sklepu i wręczać im koszyki. Nie zawsze potrafi zachować spokój, gdy ktoś nie odpowie na jej powitanie. Pewnego razu szła przez cały sklep krok w krok za klientem, który ją zignorował. Po tym incydencie straciła pracę, ale życzliwy pracownik społeczny interweniował w jej sprawie u kierownika sklepu i poprosił, by ten dał Marii jeszcze jedną szansę.

– Kiedy ktoś nie odpowiada na moje „dzień dobry", nie wolno mi nic powiedzieć – oznajmiła mi kiedyś Maria.

– Nie każdy jest tak przyjacielsko nastawiony jak ty, Mario. Musisz o tym pamiętać – odpowiedziałam.

– Mój opiekun z ośrodka powiedział, że niektórzy ludzie są zbyt zajęci, żeby powiedzieć „dzień dobry".

Według mnie Maria wprowadza wiele radości w życie innych ludzi. Niektórzy nie odpowiadają na jej powitanie, ale inni zatrzymują się na pogawędkę. Każdy, kto ją zna, wie, że zawsze można z nią porozmawiać o piłce nożnej. Przypuszczam, że przy wejściu do supermarketu, w którym pracuje, odbyło się już wiele ożywionych dyskusji na ten temat.

W wieku czterdziestu pięciu lat Maria miała swój pierwszy napad od trzydziestu lat. Przyjmowała leki przeciwpadaczkowe, odkąd była nastolatką. Próby ich odstawienia skutkowały kolejnymi napadami, lekarze doszli więc do wniosku, że powinna przyjmować je przez całe życie. W pewien poniedziałkowy poranek opiekunka Marii znalazła ją leżącą na podłodze salonu. Na jej ręce zobaczyła otarcie od łokcia aż po nadgarstek, którego nabawiła się, upadając na dywan. Maria odzyskała świadomość, kiedy opiekunka nią potrząsnęła, ale nie była w stanie powiedzieć, jak długo tam leżała. Zabrano ją do szpitala. Wyniki badań były prawidłowe. Okazało się jedynie, że ma bardzo niski poziom leków przeciwpadaczkowych we krwi. Lekarze obawiali się, że z powodu braku nadzoru w czasie weekendu Maria zapomina o przyjmowaniu leków.

W ciągu następnych miesięcy Maria doznała kolejnych ataków. Lekarz zwiększył jej dawkę leków. Opiekunka zaczęła przychodzić do niej także w weekendy i Maria w jej obecności przyjmowała tabletki. Ale napady nie ustępowały. Źródłem problemu nie było nieregularne zażywanie leków. Marię przyjęto w końcu na oddział wideotelemetryczny, żeby sprawdzić, co dokładnie dzieje się z nią w trakcie napadów.

Podczas pierwszej wizyty w szpitalu Maria spędzała większość dnia, stojąc w drzwiach swojego pokoju i zagadując pielęgniarki pracujące na oddziale. Przewody, które przypięto jej do głowy, żeby nagrać wzorzec aktywności fal mózgowych w trakcie ataku, były tak krótkie, że nie pozwalały kobiecie przechadzać się po korytarzu. Nawiązywała znajomości z innymi pacjentami, po prostu stojąc w drzwiach i zaczepiając ich. Wkrótce wiele osób zaczęło przychodzić do niej w odwiedziny.

Dzień przed planowanym wypisem Marii ze szpitala powiedziano mi, że poprzedniego wieczoru znaleziono ją leżącą na podłodze. Obejrzałam film, żeby zobaczyć, co się wydarzyło. Wieczór był dla Marii czasem, w którym niewiele się dzieje; personelu jest wtedy mniej, a pacjenci spędzają czas ze swoimi gośćmi. Maria spacerowała po sali, potem na krótko usiadła i oglądała telewizję. Po chwili podeszła do drzwi i zawołała coś do kogoś, kto jednak do niej nie podszedł. Była niespokojna. Zachowywała się w ten sposób przez jakąś godzinę. Potem wzięła stos magazynów i rzuciła go na podłogę.

Następnie podeszła do drzwi i zawołała: „Pomocy! Pomocy!", po czym ułożyła się ostrożnie na podłodze. Leżała nieruchomo z zamkniętymi oczami, ale nikt nie nadchodził. Po kilku minutach oczekiwania wstała i zrobiła to, co wcześniej – podeszła do drzwi, zawołała o pomoc i wróciła do wnętrza pokoju. Tym razem zanim położyła się na podłodze i zamknęła oczy, nacisnęła guzik, wzywający pielęgniarkę. Kiedy tylko usłyszała nadchodzące pielęgniarki, zaczęła się cała trząść. Pielęgniarki były jednak na tyle doświadczone, że szybko zdały sobie sprawę, że atak Marii nie wygląda na napad padaczkowy. Zaczęły ją uspokajać i tłumaczyć, że jest bezpieczna. Jedna z pielęgniarek uklękła obok leżącej Marii, zaczęła głaskać ją po ramieniu i zapewniać, że wszystko będzie dobrze. Kiedy Maria wciąż nie reagowała, odezwała się druga z pielęgniarek.

– Mario, niedługo zaczyna się mecz. Chyba nie chciałbyś tego przegapić.

Maria mocno zaciskała powieki, ale na jej ustach pojawił się lekki uśmiech.

– Dzisiaj gra David, prawda?

Pielęgniarka najwyraźniej doskonale znała swoją pacjentkę. Maria nie wytrzymała i uśmiechnęła się szeroko.

– Nie wiem, czy wygrają – dodała z powątpiewaniem pielęgniarka. – Ostatnio kiepsko im idzie.

Tego było już za wiele. Maria otworzyła oczy. – No pewnie, że wygrają! – zawołała.

Drgawki natychmiast ustąpiły. Maria wstała i wdała się w gorącą, szczegółową dyskusję na temat futbolu.

Z pomocą pielęgniarki zdołałam przekonać Marię, żeby porozmawiała ze mną na temat ataków. Jej prostoduszność sprawiła, że rozmowa ta skończyła się, zanim jeszcze na dobre się zaczęła. Z powodu doświadczanych w dzieciństwie napadów padaczkowych Maria nie była w stanie nawet rozważyć innych wyjaśnień jej obecnych dolegliwości niż padaczka. Nasza rozmowa została przerwana przez kolejny atak Marii. Drgawki nie ustępowały, dopóki nie wyszłam z pokoju.

Następnego dnia spotkała się z psychologiem. Było jednak jasne, że ograniczenia intelektualne Marii nie pozwolą jej zaangażować się w dyskusję na temat psychogennej natury ataków. Zaczęliśmy się więc zastanawiać, jak pomóc jej w inny sposób.

Skontaktowałam się z lekarzem Marii i z izbą przyjęć w pobliżu jej miejsca zamieszkania, żeby przekazać informacje o diagnozie. Zazwyczaj kiedy Maria dostawała napadu, była przewożona karetką do szpitala. Tam podawano jej leki, raz została nawet przyjęta na oddział intensywnej terapii, ponieważ jej drgawek nie udało się opanować lekami. Często w takich pełnych napięcia sytuacjach napady rzekomopadaczkowe są mylone z padaczką i pacjent jest poddawany leczeniu, które przynosi więcej szkody niż pożytku.

Narażało to Marię na skutki uboczne podawanych jej leków i potencjalnie śmiertelne komplikacje związane z intensywną opieką medyczną, na przykład infekcje układu oddechowego czy zakrzepy. Ataki Marii były zupełnie niegroźne, ich leczenie natomiast mogło pogorszyć jej stan zdrowia. Upewniając się, że wszyscy lekarze Marii wiedzą o przyczynach jej dolegliwości, mogłam mieć nadzieję, że poważnie się zastanowią, zanim podejmą jakąkolwiek interwencję medyczną, kiedy dojdzie do następnego ataku. Leczenie Marii powinno polegać na zapewnieniu jej miłości, uwagi i bezpieczeństwa.

Ponownie skontaktowaliśmy Marię z pracownikami opieki społecznej. Maria pracowała co prawda jako wolontariuszka i miała swoje zainteresowania, ale mimo to dużo czasu spędzała sama. Pracownik opieki społecznej znalazł dla niej „telefonicznych przyjaciół", ludzi, do których mogła zadzwonić wieczorami, gdy w jej domu było tak pusto i cicho. Dzieciństwo Marii było wypełnione miłością, jako osoba dorosła została sama; nie wiedziała też, w jaki sposób może wyrazić to, co czuje. Trudno doszukiwać się celowości w zachowaniu Marii po przyjęciu do szpitala. Przyczyną jej pierwszego napadu w dorosłym wieku, tak jak przypuszczał jej lekarz, była prawdopodobnie padaczka – a ściślej rzecz ujmując, pominięta dawka leku. To wydarzenie przywołało wspomnienia. Osamotniona Maria powtórzyła takie zachowanie z czasów dzieciństwa, które przynosiło jej wtedy pewnego rodzaju korzyści. Leżąc na ziemi, wróciła myślami do czasów, gdy doświadczała napadów jako mała dziewczynka. W takiej sytuacji zawsze przybiegała do niej matka.

Myślę o Marii zawsze wtedy, gdy czuję, że muszę sobie przypomnieć, iż nie ma jednego uniwersalnego sposobu leczenia zaburzeń psychosomatycznych. Szukanie remedium na tego typu zaburzenia to jak szukanie leku na brak szczęścia. Nie ma jednej odpowiedzi, bo nie ma jednej przyczyny. Czasami trzeba się domyślić, jakie korzyści osiąga chory dzięki chorobie i czego mu brakuje, a następnie postarać się zniwelować te braki. Jeśli dzięki chorobie pacjent nie jest samotny, należy zapewnić mu towarzystwo i choroba zniknie. Czasami przyczyną problemu są nieodpowiednie reakcje na sygnały wysyłane przez ciało – wtedy rozwiązaniem będzie nauczenie pacjenta prawidłowych reakcji i oduczenie go reagowania lękiem i unikaniem. Jeśli chorobę wywołało jakieś traumatyczne wydarzenie, należy się do niego odnieść i je przepracować. To żaden wstyd prosić o pomoc. Jeśli nie znajdujecie żadnego wytłumaczenia, żadne sposoby leczenia nie skutkują, porozmawiajcie z psychiatrą. Co macie do stracenia? Mamy tylko jedno życie, dlaczego nie spróbować takiego rozwiązania?

Wszyscy moi pacjenci to wyjątkowe jednostki. Wszyscy mają własną opowieść, własny zestaw problemów. Właściwe rozwiązanie będzie inne dla każdego z nich. Nawet jeśli objawy rozstroju nerwowego są bardzo podobne, to jego przyczyny mogą być zupełnie różne. Każdy pacjent uczy mnie czegoś ważnego, każdy przypomina mi, jak wiele muszę się jeszcze nauczyć. Jest jednak coś, co łączy ich wszystkich – wszyscy są zaskoczeni tym, co ich spotkało. Skoro neurolodzy wiedzą, jak bardzo rozpowszechnione są zaburzenia konwersyjne, dlaczego pacjenci są zdumieni, słysząc takie rozpoznanie? Jeśli objawy psychosomatyczne pojawiają się u różnych ludzi tak często, to dlaczego jesteśmy tak kiepsko przygotowani do radzenia sobie z nimi?

Przyjrzyjmy się ponownie tym statystykom: badania przeprowadzone w 2011 roku na terenie Niemiec wykazały, że 22% ludzi korzystających z usług podstawowej opieki zdrowotnej cierpi na zaburzenia psychosomatyczne. Brytyjskie badania, w których przyjrzano się niewyjaśnionym objawom medycznym zgłaszanym pracownikom poradni przyszpitalnych, udowodniły, że jest to zjawisko powszechne; w niektórych poradniach objawy takie zgłaszało aż 50% pacjentów. W pewnym norweskim badaniu zapytano dziewięciuset pacjentów lekarzy internistów, czy cierpią na którąś z następujących chorób: zatrucie amalgamatem, zespół jelita drażliwego, kandydoza, zespół chronicznego zmęczenia, fibromialgia, zatrucie elektromagnetyczne, nietolerancja pokarmowa. Zaburzenia te są uznawane albo za całkowicie niewyjaśnione, albo za wyjaśnione jedynie częściowo; w przypadku każdego z nich bardzo ważną rolę odgrywa komponent psychologiczny. Spośród osób badanych 40% uznało, że może cierpieć na przynajmniej jedną z tych chorób. W Stanach Zjednoczonych, gdzie ubezpieczenia zdrowotne są bardzo drogie, a system opieki zdrowotnej jest zorganizowany zupełnie inaczej niż w Wielkiej Brytanii, wśród pacjentów skierowanych do poradni leczenia padaczki 30% pacjentów to osoby z napadami rzekomopadaczkowymi – tyle samo co w Wielkiej Brytanii.

Pomyślcie o wpływie, jaki wywiera to na system opieki zdrowotnej: w 2011 roku wśród pacjentów trzech internistów z Londynu znalazło się 227 osób, u których rozpoznano zaburzenia z objawami somatycznymi; jedną z nich była Pauline. Wspomniane 227 osób to zaledwie 1% wszystkich pacjentów tych lekarzy, co potwierdza, że jest to rzadka dolegliwość. To właśnie te osoby odwiedziły placówki opieki specjalistycznej 1077 razy w ciągu jednego roku. Każda z nich spotkała się z swoim internistą 20 razy w ciągu roku i przeszła mnóstwo badań. Te 227 osób kosztuje Narodową Służbę Zdrowia (NHS) Wielkiej Brytanii ponad 500 000 funtów rocznie. Jeśli ekstrapolujemy te dane na populację całego Londynu, otrzymamy kwotę 115 milionów funtów rocznie. Te dane dotyczą wyłącznie Londynu i wyłącznie najpoważniejszych postaci zaburzeń psychosomatycznych. Nie mamy szacunków dotyczących ogromnej liczby ludzi, którzy przychodzą do swoich internistów z mniej poważnymi postaciami tego zaburzenia – prawdopodobnie jest to około 30% wszystkich pacjentów, jacy codziennie trafiają do internistów.

Jeśli zależy nam, aby sytuacja ta uległa zmianie, wszyscy musimy podjąć wysiłek. Lekarze nie powinni bać się diagnozować zaburzeń psychosomatycznych, powinni umieć stawić czoła tego typu problemom, powinni też okazywać swoim pacjentom więcej współczucia. Na studiach medycznych powinno się poświęcać więcej miejsca temu zagadnieniu, szkoły powinny dbać o jakość edukacji lekarzy. Osoby wykonujące zawody medyczne nie powinny lekceważyć pacjentów, u których zdiagnozowano takie zaburzenia. Oczywiście, taką diagnozę stawia się wtedy, gdy wyniki badań są prawidłowe i objawów nie da się wytłumaczyć żadną inną chorobą, ale nie oznacza to, że mamy prawo zapomnieć o cierpieniu i niepełnosprawności, jakie wiążą się z zaburzeniami psychosomatycznymi.

Zaburzenia psychosomatyczne, sprowadzone obecnie do rangi przypisu w podręcznikach medycznych, powinny być uznane za ważną kategorię zaburzeń – zaburzeń, które funkcjonują na własnych prawach. Przede wszystkim jednak społeczeństwo – opinia publiczna, *wy!* – nie powinno postrzegać objawów psychosomatycznych jako mniej „prawdziwych" niż te będące wynikiem innych chorób. Właśnie za to powinniśmy podziwiać Charcota. Pomimo wszystkich błędów, jakie popełnił, badał histerię z takim samym zainteresowaniem, jak choroby neurologiczne i przestrzegał przy tym tych samych rygorów naukowych. To jest zadanie dla nas wszystkich – kiedy spotykamy kogoś, czyja sprawność została poważnie ograniczona przez niewyjaśnione objawy medyczne, powinniśmy traktować go z takim samym szacunkiem, jak osoby cierpiące na choroby fizyczne.

Dopiero po dwudziestu latach poczułam, że zaczynam rozumieć zaburzenia psychosomatyczne. Wiedza o tym, że moje ciało może reagować w taki sposób na stres, w pewien dziwny sposób wydaje mi się pocieszająca. Jeśli moje ciało chce mi coś powiedzieć, słucham. Kilka lat temu złamałam kość w stopie i musiałam przez miesiąc nosić gips. Kiedy usunięto gipsowy opatrunek, zobaczyłam jak bardzo zniekształcona jest moja stopa. Przez dwa tygodnie kulałam i czekałam na poprawę. Wcześniej byłam sprawna, nie potrafiłam więc zaakceptować tak powolnego powrotu do zdrowia. Czyżby złamanie się nie zrosło? Umówiłam się na wizytę u mojego lekarza.

Lekarz wysłał mnie na prześwietlenie. Zrobiłam je rano, ale na wyniki musiałam poczekać aż do następnego dnia. Z fascynacją obserwowałam, jak moje objawy ewoluowały w ciągu tych dwudziestu czterech godzin. Poranna przechadzka do internisty zajęła mi jakieś dziesięć minut, ból nogi nie był wtedy zbyt nasilony. W ciągu następnego dnia czułam, jak moja noga słabnie. Coraz bardziej utykałam, a pod koniec dnia skakałam na jednej nodze, podpierając się jedynie czubkiem dużego palca chorej stopy dla utrzymania równowagi. Przed oczami wciąż miałam sugestywny obraz pękniętej na dwie części kości, której odsłonięte krawędzie rozdzielały się przy najmniejszym nacisku. Mimo że z trudem chodziłam, nie byłam przestraszona, ponieważ widziałam już takie przypadki wiele razy. Moje doświadczenie nie różniło się zbytnio od tego, o czym opowiadali mi pacjenci. Wiedziałam, że nie istnieje podwód, dla którego stan mojej stopy mógłby się tak szybko pogorszyć. Z jednej strony wiedziałam, że moje objawy nie mają sensu, z drugiej reagowałam tak samo jak moi pacjenci. Kiedy się dowiedziałam, że moje złamanie zrosło się bez komplikacji, szybko wyzdrowiałam – choć z trudem dokuśtykałam do gabinetu internisty, to do domu wracałam zupełnie normalnym krokiem.

Wiem, że objawy psychosomatyczne są odczuwane jak każde inne. Podejrzewałam, że moje objawy są właśnie takiej natury i to mnie uspokajało. Nie doświadczyłam nigdy wcześniej niepełnosprawności i nie byłam przyzwyczajona do bólu, ale moja wiedza medyczna podpowiedziała mi, co mogę odczuwać. Cały czas miałam nadzieję, że są to objawy psychogenne, ponieważ wiedziałam, że jeśli to się potwierdzi, odzyskam kontrolę nad własnym ciałem i wrócę do zdrowia. Nie czułam się zawstydzona moimi odczuciami.

Jeśli chcemy, żeby brano pod uwagę możliwość, że poważne choroby mogą mieć przyczyny natury psychogennej, musimy uwierzyć, że coś takiego jest możliwe. Musimy zdawać sobie sprawę, jak ciężki przebieg mogą mieć zaburzenia psychosomatyczne. Jeśli chcemy, aby były traktowane jak „prawdziwe" choroby, musimy zaakceptować władzę, jaką ma umysł nad naszym ciałem. Nie dziwią nas doniesienia o efekcie placebo, stosowaniu hipnozy zamiast znieczulenia, osiągnięciach psychologów sportowych, homeopatii, medycynie alternatywnej, rezultatach medytacji, dietach antyrakowych ani o wielu innych podobnych przykładach wpływu umysłu na ciało. Dlaczego trudniej nam uwierzyć w to, że umysł może odtworzyć objawy fizyczne? Jeżeli skutki oddziaływania umysłu na ciało mogą być pozytywne, to z pewnością mogą też być negatywne. Jedno jest pewne: ciągle mamy do czynienia z ludźmi, których niepełnosprawność ma przyczyny natury psychicznej. Jest to powszechny problem, który może dotknąć każdego – zarówno nas samych, jak i ludzi, których znamy i kochamy.

Jeśli społeczna percepcja zaburzeń psychosomatycznych ma się zmienić, każdy z nas powinien zaakceptować tę część siebie, która reaguje fizycznie na świat wokół nas. Może jeśli uświadomimy sobie, że pod wpływem uczuć i emocji zdarza nam się tracić kontrolę nad własnym ciałem, to z większym zrozumieniem przyjmiemy bardziej ekstremalne reakcje cielesne. Wszyscy somatyzujemy – czy się do tego przyznajemy, czy nie. Pomyślcie o śmiechu. Kiedy się śmiejemy, przepona kurczy się wielokrotnie, powietrze jest wypychane z płuc i wciągane z powrotem z dużą szybkością. Krtań także się kurczy, wydajemy z siebie rytmiczne dźwięki. Ściągają się mięśnie twarzy, otwieramy usta. Marszczy się skóra wokół oczu. Odchylamy głowę do tyłu. Czasami w śmiech angażuje się także reszta ciała. Chwytamy się za brzuch, pochylamy się do przodu, całe nasze ciało się trzęsie. Jeśli śmiejemy się wystarczająco intensywnie, w kanalikach łzowych pojawia się woda, która po chwili ścieka nam po policzkach. Przez chwilę ledwie możemy oddychać, nasz puls przyspiesza, a twarz czerwienieje. Co więcej, ta reakcja jest zaraźliwa. Im bardziej serdeczny jest nasz śmiech, tym więcej spojrzeń przyciągamy i tym więcej ludzi do nas dołącza. Inne osoby, nawet nie wiedząc, dlaczego się śmiejemy, uczestniczą w tym niezwykłym spektaklu objawów fizycznych.

Śmiech nie jest jedynie wyrazem wesołości; wywołuje go wiele różnych emocji. Śmiejemy się, bo coś jest komiczne, ale także dlatego, że czujemy się niekomfortowo w jakiejś sytuacji lub odczuwamy zażenowanie. Śmiejąc się, możemy też mieć negatywne intencje – śmiech może być przecież szyderczy. W większości przypadków śmiech to proces niekontrolowany, ale całkiem często mamy do czynienia z nieszczerym, wymuszonym śmiechem.

Nikt w pełni nie rozumie, co dokładnie dzieje się w mózgu, kiedy się śmiejemy. W śmiech angażuje się wiele obszarów mózgu, nie znaleziono w nim jednak żadnego *centrum śmiechu*. Bardzo prawdopodobne, że śmiech nie jest jednorodnym zjawiskiem. Różne rodzaje śmiechu są wywoływane przez różnego rodzaju bodźce i powstają w różnych częściach mózgu. Dlatego tak trudno pomylić szyderczy śmiech ze śmiechem z głębi serca; to powiązane, ale odmienne zjawiska.

Freud uważał, że śmiech, tak jak sny, może zdradzić nasze sekretne myśli. Wielu z nas zaśmiało się kiedyś, choć nie chciało tego zrobić. Jeśli ktoś obserwowałby nas w takim momencie, mógłby odgadnąć, o czym myśleliśmy. Śmiech często jest mimowolny. Jeśli przyjrzymy się temu, co nas śmieszy, możemy się nauczyć czegoś o sobie. Żarty pozwalają nam poruszać tematy tabu, a to wiele mówi o nas samych.

Śmiech pełni też funkcję terapeutyczną. Smutek albo stłumiony gniew może zostać przekształcony w śmiech, co zmniejsza wewnętrzne napięcie. Śmiech może odwrócić naszą uwagę od przykrych myśli. Kiedy odczuwamy lęk lub stres, stłumienie lub wyparcie tych odczuć i skupienie się na czymś, co nas bawi, może przynieść nam ulgę.

Śmiech może też być oznaką choroby. Niestosowny, niepohamowany śmiech często jest objawem wielu zaburzeń psychicznych i neurologicznych. Ludzie w manii śmieją się długo i hałaśliwie. Niestosowny śmiech może być także wynikiem uszkodzeń płata czołowego – mózg nie potrafi wtedy odróżnić sytuacji zabawnych od niezabawnych. Istnieje również pewien rodzaj padaczki, którego jedynym objawem są napady nieuzasadnionego śmiechu.

Z jaką łatwością przychodzi nam zaakceptowanie różnych aspektów śmiechu. Podsumujmy: śmiech to fizyczny wyraz emocji, który wpływa na całe nasze ciało, nie zawsze potrafimy go kontrolować, zapiera nam dech w piersiach, przyspiesza bicie serca, uwalnia napięcie, informuje innych o naszych emocjach, spełnia też wiele innych funkcji; nie do końca rozumiemy mechanizmy, jakie za nim stoją. Śmiech zajmuje najwyższe miejsce na drabinie objawów psychosomatycznych. Tymczasem traktujemy go jak zupełnie zwyczajną część ludzkiego doświadczenia. Teraz musimy sobie uświadomić kolejną rzecz: jeśli zdarza się, że tracimy przytomność ze śmiechu, to czy nie jest równie prawdopodobne, że ciało może zareagować w dużo bardziej niezwykły sposób na dużo bardziej niezwykłe bodźce?

// Podziękowania

Pragnę podziękować Kirsty McLachlan z David Godwin Associates, bez której ta książka nigdy by nie powstała. Dziękuję również Becky Hardie z Chatto & Windus, która nauczyła mnie wielu rzeczy i której ciężka praca przyniosła wspaniałe owoce.

Dziękuję moim rodzicom – którzy poświęcili tak wiele, żeby zapewnić swoim dzieciom dobre wykształcenie – i całej mojej rodzinie. Eithne, Aileen, Paul, Barry, Oscar, Aisling, Felix, Roisin, Ciara, Chloe, Daniel, Shaun – przyjmijcie moje podziękowania.

Szczególną wdzięczność jestem winna osobom, z którymi pracowałam i od których uczyłam się przez ostatnie dwadzieścia lat, a zwłaszcza neurologom i neurofizjologom ze szpitali w Meath i Adelaide oraz z dublińskiego Szpitala Św. Wincenta, którzy zainspirowali mnie do ruszenia w ich ślady. Dziękuję specjalistom leczenia padaczki z londyńskiego Szpitala Królewskiego, z Narodowego Szpitala Neurologicznego oraz z Towarzystwa Epileptologii. Specjalne słowa podziękowań kieruję do Jenny Nightingale, Adele Larkin, Vicki Kelmanson i Charliego Cockerella, dzięki którym mogłam rozwijać swoje zainteresowania w życzliwym i przyjaznym otoczeniu. Składam też podziękowania pracownikom oddziałów neuropsychiatrycznych z wielu różnych szpitali, którzy stanowią ogromne wsparcie zarówno dla moich pacjentów, jak i dla mnie.

Przede wszystkim jednak dziękuję moim pacjentom. Mam nadzieję, że dzięki tej książce inni ludzie będą lepiej rozumieli problemy, z jakimi się borykacie.

Indeks

A

AIDS, zob. HIV/AIDS
akupunktura 93
aleksytymia 250
alergie i nietolerancje pokarmowe 35–36, 213
Alice 181–187, 205–211
amnezja 101, 189–191
amok 212–213
Anna O., *zob.* Pappenheim Bertha
astma 27–28
azotan amylu 169

B

badania medyczne, niebezpieczeństwa 258–259
badanie uwagi selektywnej (eksperyment z niewidzialnym gorylem) 134–135
Beard George 239–240
Berger Hans 48–49
białaczka 160–167
bodźce spustowe
- a napady 48, 128
- a padaczka 10, 48
- a zaburzenia psychosomatyczne 192, 194–195, 196–197, 201, 284–289
- emocje jako 87

borelioza 227, 262
botulina 110–111
ból
- a zaburzenia psychosomatyczne 251
- a zaburzenia z objawami somatycznymi 25–26
- fibromialgia 230, 251
- jako powszechny objaw 16–17
- u chorujących na encefalopatię bólową 224–230
- *zob. także* ból w jamie brzusznej, ból pleców, ból w klatce piersiowej, ból twarzy, ból głowy, ból stawów, ból nogi

ból głowy 185–186, 252, 257–263
ból nogi 41, 43, 65
ból pleców 169–170
ból stawów 34–37, 182
ból w jamie brzusznej 37–39, 215–219, 287–288
ból w klatce piersiowej 186, 205–209
ból twarzy 194–195
Brenda 19–21
Breuer Josef 66, 191–196
Brouillet André 125

C

Camilla 267–281, 304–309
CAT, *zob.* tomografia komputerowa

CBT, *zob.* terapia behawioralno--poznawacza
CFS, *zob.* ME/CFS
Charcot Jean-Baptiste 125
Charcot Jean-Martin
a Freud 191–192
Janet 148–149
o bodźcach spustowych 284–285
o męskiej histerii 284–285
o podatności 281
podsumowanie poglądów na temat histerii 92–93, 123–130
choroba
a zaburzenia psychosomatyczne 30
definicja 28–29
jako podpora 219
korzyści z 293–297
choroba Parkinsona 126
choroba z perspektywy medycznej
a zaburzenia psychosomatyczne 30
definicja 29
choroby autoimunologiczne 181–182
choroby tarczycy 28
ciało migdałowate 198
ciąża 285
CT, *zob.* tomografia komputerowa
cukrzyca 69
czucie
indywidualna percepcja 220–221
utrata czucia 27
czynnościowe zaburzenia neurologiczne, *zob.* zaburzenia konwersyjne

D

Daniel 257–266
depresja
a ból w jamie brzusznej 287–288
a choroby mózgu 203–204
a IBS 251
a ME/CFS 237, 239
a płeć 293
a zaburzenia psychosomatyczne 35, 229–230, 284
objawy 248
diagnoza
a zaburzenia psychosomatyczne 18, 29–30, 66–67, 76–81, 94–100, 154–159
epilepsji 94, 299–301
odpowiedź pacjenta na 30, 105–133, 254–257, 275–281
terminy diagnostyczne 24–29
wpływ nieprawidłowej diagnozy na szanse powrotu do zdrowia 156–159
drgawki, *zob.* napady rzekomopadaczkowe, padaczka
drżenie 202–203
DSM, *zob.* *Podręcznik diagnostyczny i statystyczny zaburzeń psychicznych (DSM)*
dyskryminacja
ze względu na niepełnosprawność 278–279
ze względu na płeć 297–304
dysocjacja 150, 196–197, 281, 305–309
dystonia mięśni okrężnych oka 188–191
dystonia 105–117, 203–204
dzieciństwo
a podatność 283
a somatyzacja 287–289
dziedziczenie 282, 287

E

EBV, *zob.* wirus Epsteina-Barra
Eleanor 258–259
elektroencefalograf 48–53
Elisabeth, panienka 210
emocje
a aleksytymia 250
a świadomość 198
encefalopatia bólowa, *zob.* ME/CFS

F
fałszywe wspomnienia 101, 282
Fatima 76–81
fibromialgia 230, 251
Freud Zygmunt
o śmiechu 322
płeć chorych 290
podrażnienie nosa 91–21

G
Galen 9, 88, 199–200
geny 281
Glover Mary 88–89
głuchota 252
gniew 117–118
grisi siknis 212
Grosz Stephen 31
guzki 97

H
hipnoza
a fałszywe wspomnienia 101, 282
a histeria 100, 127–128, 148–149, 149–150, 191–195
hipochondria 257–266
Hipokrates 87
HIV/AIDS 24
hormony
a ME/CFS 247–248
a stres 200
humory, cztery 87–88
hysteria, *zob.* zaburzenia konwersyjne

I
IBS, *zob.* zespół jelita drażliwego
infekcje układu moczowego 33–34, 42
interferony 236–237

J
jajniki a histeria 128–129, 289
Janet Pierre 92, 148–150, 194, 196–197, 281–282, 285
Jo 298–304
Joan 168–169
Johnson Samuel 253
Judith 160–167, 169
Jung Carl 310

K
kandydoza 213
Kasandra (postać mitologiczna) 105
kaszel 193
katatonia 100–101
kompleks Edypa 282
kończyny, niedowład i zaburzenia czucia
a mózg 95–96, 203–204
a płeć 291
brak medycznego wyjaśnienia 201
jako objaw zaburzenia konwersyjnego 27
studium przypadku 39–40, 58, 66–86, 97–98, 102–104, 169–173, 175, 187, 193, 205–209
wywołane sugestią 150
kora nadnerczy 200
koro 212
kortyzol 200–201

L
leczenie
metaloterapia 128
odreagowanie 100–101, 150
w ujęciu historycznym 100–101, 128, 159
zob. także hipnoza, psychiatra
leki 100–101
lęk 98, 239, 284, 286, 287–288, 293
zob. także hipochondria
Linda 97–98
Liz 293–297
Lorna 215–219
Louyer-Villermay Jean-Baptiste 291–292

Ł
łechtaczka a histeria 290–291
łzy 10–11

M
macica a histeria 87, 90, 93, 182, 289–290
magnesy 128
Maine: skaczący Francuzi 212
Malezja 211–212
Maria 310–316
Mary 188–191, 211
masturbacja 289–290
Matthew 66–75, 93–94, 102, 154
ME/CFS (neurastenia) 221–250
a czynniki behawioralne 288
a fibromialgia 251
a IBS 251
a płeć 289
definicja 243–244
leczenie 253–254
pochodzenie terminu 242
przyczyny 244–248
statystyki 237
studium przypadku 221–239, 250, 252–254
w porównaniu do zaburzeń somatyzacyjnych 248–249
w ujęciu historycznym 239–243
wskaźnik wyzdrowień 245
media, wpływ 213
metaloterapia 128
migrena, *zob. także* ból głowy 252
Miskito, plemię 212
mózg
a zaburzenia psychosomatyczne 203–205
guzy 273–274
obszary mózgu a świadomość 179–180
rezonans magnetyczny 94, 95–96, 179–180, 204–205, 259
relacja z umysłem 203
tętniaki 258–259
MRI, *zob.* rezonans magnetyczny
mrowienie, *zob.* kończyny, niedowład i zaburzenia czucia
mutyzm 193, 195

N
nadwrażliwość na gluten 213
napady psychogenne, *zob.* napady rzekomopadaczkowe
napady rzekomopadaczkowe
a aleksytymia 250
a padaczka 132–133, 214, 310–316
a płeć 289, 291
a wykorzystywanie seksualne 196–197, 283
brak wyjaśnienia medycznego 201–202
diagnoza 47–53, 154–155
inne nazwy 254–257
statystyki 252–253
studium przypadku 19–23, 31–65, 118–123, 130–133, 160–167, 168, 187, 214–220, 267–281, 293–296, 297–316
typowy wzorzec 152–154
w odbiorze społecznym 275–279
w ujęciu historycznym 123–124
wskaźnik wyzdrowień 304
współczesne rozumienie 196
nerwica frontowa 290
neurastenia, *zob.* ME/CFS
neurologia
a dysocjacja 196–197
diagnozowanie zaburzeń konwersyjnych 96–97
dorobek Charcota 123–130
neuroplastyczność 204
niepokój o własne zdrowie, *zob.* hipochondria
nos 91–92
nowotwór złośliwy 182–187, 205–211
oczy
niemożność otworzenia 188–190
zob. także ślepota

oddziały wideo-telemetryczne 48–51
odreagowanie 99–102, 150
odruchy 73, 74, 90
omdlenia 11–12, 48, 50–51, 201
zob. także napady rzekomopadaczkowe
Orwell George 105
osobowość a podatność 283–284
osteopatia 93
oszustwo 134–176
oś HPA, *zob.* oś podwzgórze-przysadka-nadnercza
oś podwzgórze-przysadka-nadnercza 200–201

P
padaczka
a depresja 203
a napady rzekomopadaczkowe 132, 214, 310–316
a uwarunkowania genetyczne 299
a napady śmiechu 323
a rezonans magnetyczny 204–205
bodźce spustowe 10, 48
diagnoza i wyjaśnienie 94, 300–301
różne postaci 284–285
utrata przytomności a wzorzec aktywności fal mózgowych 51
zob. także napady rzekomopadaczkowe
pamięć 197–198
Pappenheim Bertha (Anna O.) 192–194, 196
paraliż
a mózg 95, 204
a płeć 291
brak wyjaśnienia medycznego 201
studium przypadku 66–86, 97–98, 102–104, 169–173, 175, 187, 193, 205–209
wywołany sugestią 150
Paryż: Hospice de la Salpêtrière 125–130, 148–149, 192, 290
Pauline 31–65, 154, 200
percepcja
zaburzenia percepcji 202–203
Peter 293–296
Pilowsky Issy 202
płeć
a podatność 289–293
dyskryminacja ze względu na płeć 297–304
podekscytowanie: objawy fizyczne 11–12
podrażnienie nosa 91–92
podrażnienie rdzenia kręgowego 91–93, 124
Podręcznik diagnostyczny i statystyczny zaburzeń psychicznych (DSM) 25, 196
podsumowanie poglądów na temat histerii 92–93, 192–197, 210
cytat 267
o bodźcach spustowych 284–285
o podatności 282
podświadomość 147–154, 193, 196–197, 214
polio 126
powrót do zdrowia 157–159, 245, 293–296, 304
problemy z oddychaniem 252
problemy z widzeniem, *zob. także* ślepota 188–189, 252
przeszczep szpiku 160–167
przysadka mózgowa 200
psychiatra
a napady rzekomopadaczkowe 56–65, 120–123, 132, 300–303
a paraliż czynnościowy 102–104
a ślepota 177–180
pochodzenie, *zob. także* terapia behawioralno-poznawcza 192–195
powiązania między podatnością a chorobami psychicznymi w przeszłości, 284
psychogenny: definicja 24

R
Rachel 221–239, 249, 253
rak piersi 182–187, 205–211
refleksologia 93
relacje partnerskie, toksyczne 280
rezonans magnetyczny (MRI) 94–96, 198–199, 204–205, 259
rumienienie się 11

S
Salpêtrière, *zob.* Paryż: Hospice de la Salpêtrière
schizofrenia 203
Scott 169–173, 175
Shahina 105–117
Shakespeare William 220
Shaun 118–123, 130–133
skupienie uwagi, trudności z 229
skurcze mięśni 105–117
Slater Eliot 156
somatyzacja 26
Stendhal 11
stwardnienie rozsiane
  a chorzy cierpiący na zaburzenia konwersyjne 66–75, 81–86
  a depresja 203
  badania 73–75, 94
  leczenie 236–237
  w ujęciu historycznym 126, 245
stwardnienie zanikowe boczne 126
symbolika objawów 194–195, 211
symulanci, *zob. też* udawanie 169–175

Ś
śledziona a histeria 92
ślepota 134–147, 176–180, 193
śmiech 321–323
świadomość 149, 194, 196, 197–198

T
telepatia 48–49
teoria choroby społecznej 201–202
teoria odruchu 91, 93, 124
teoria uwiedzenia 282
tętniaki 258–259
toczeń 182
tomografia komputerowa (CAT/CT) 94

U
udar mózgu 78
udawanie 134–176
układ nerwowy 199–201, 220–221
umysł
  a mózg 203
  podświadomość 147–154, 194, 196–197, 214
  świadomość 149, 194, 196–197, 197–198
uprawianie czarów 88–89
utrata doznań zmysłowych 204
  głuchota 252
  ślepota 134–147, 176–180, 193
utrata przytomności, *zob.* napady rzekomopadaczkowe; omdlenia
uwaga 197–198

W
Weira Mitchella terapia spoczynkowa 240–241
Whytt Robert 181
wirus Epstiena-Barra (EBV) 243
Wittman Blanche 123–128
wodowstręt 193
współodczuwanie 88, 199–200
wykorzystywanie seksualne i napaść seksualna 196–197, 282–283, 285, 288, 292
wysypka skórna 181, 252
wysypka, *zob.* wysypka skórna
wywiady z pacjentami, którym podano amobarbital 100

Y
Yvonne 134–147, 154, 176–180

Z

zaburzenia dysocjacyjne, *zob.* zaburzenia konwersyjne
zaburzenia konwersyjne (histeria)
a choroby fizyczne 27–28
a społeczne reakcje 276–279
doświadczenie autorki 319–320
definicja 27, 53–55
mechanizm 182, 188, 191–219
pochodzenie pojęcia 194–196
w ujęciu historycznym 87–93, 123–130, 147–150, 191–196, 281–282, 289–290
współczesne rozumienie 196–197
zaburzenia odżywiania 57, 193, 195
zaburzenia psychosomatyczne
a choroba z perspektywy medycznej i choroba z perspektywy chorego 329–330
definicja 13–14, 24
podatność 281–293
podświadome powody pozostawania chorym 293–297
statystyki i koszty 14, 15–16, 317–318
terminy medyczne, klasyfikacja 24–29
typowe objawy 16–17
zaburzenia z objawami somatycznymi
a choroby fizyczne 27–28
definicja 25–26
przejściowe 250, 252
zaburzenia związane z zachowaniami w chorobie 202–203, 288–289
zaburzenie pozorowane, *zob.* zespół Munchausena
zakłady dla obłąkanych 88–89, 125–130
zapalenie układu limbicznego 133
zaprzeczanie 177–133
zespoły uwarukowane kulturowo 211–213
zespół jelita drażliwego (IBS) 251, 288–289
zespół Munchausena 160–169, 173–174, 175–176
zespół przewlekłego zmęczenia, *zob.* ME/CFS
zmęczenie
a choroby tarczycy 28
a toczeń 182
jako powszechny objaw 16–17
przewlekłe 252
subiektywność zmęczenia 221–223
zob. także ME/CFS
zwolnienie z pracy 285

Ż

żołądek a histeria 90

Redaktor inicjujący
Barbara Sikora

Redaktor prowadzący
Jadwiga Makowiec

Adiustacja językowo-stylistyczna
Renata Włodek

Korekta
Alicja Dziura

Skład i łamanie
Hanna Wiechecka

Wydawnictwo Uniwersytetu Jagiellońskiego
Redakcja: ul. Michałowskiego 9/2, 31-126 Kraków
tel. 12 663-23-80, 12 663-23-82, fax 12 663-23-83